神经内科学
基础与实践

主编 王一帆 陈 军 钟 伟 等

河南大学出版社
HENAN UNIVERSITY PRESS

·郑州·

图书在版编目（CIP）数据

神经内科学基础与实践 / 王一帆等主编 . — 郑州 : 河南大学出版社 , 2020.1
ISBN 978-7-5649-4117-8

Ⅰ . ①神… Ⅱ . ①王… Ⅲ . ①神经系统疾病 – 诊疗 Ⅳ . ① R741

中国版本图书馆 CIP 数据核字 (2020) 第 023615 号

责任编辑： 林方丽
责任校对： 聂会佳
封面设计： 卓弘文化

出版发行： 河南大学出版社
　　　　　地址：郑州市郑东新区商务外环中华大厦 2401 号
　　　　　邮编：450046
　　　　　电话：0371-86059750（高等教育与职业教育出版分社）
　　　　　　　　0371-86059701（营销部）
　　　　　网址：hupress.henu.edu.cn
印　　刷： 广东虎彩云印刷有限公司
版　　次： 2020 年 1 月第 1 版
印　　次： 2020 年 1 月第 1 次印刷
开　　本： 880mm×1230mm　1/16
印　　张： 12.75
字　　数： 413 千字
定　　价： 78.00 元

（本书如有质量问题，请与河南大学出版社营销部联系调换）

编 委 会

前　言

　　神经内科疾病的患病率及病死率日趋上升，引起医学界的高度重视。近年来，随着医学科学的发展，神经内科疾病的诊断、治疗日益更新，新的理论和技术不断出现，日新月异。随着国内外研究的进展以及一系列治疗指南的出台，神经系统疾病的诊断和治疗在国际范围内日趋规范化。但目前全面系统介绍神经内科的书籍并不多见，因此，我们在参考近年来国内外相关文献资料的基础上，编写了此书。

　　本书简单地介绍了神经内科疾病的诊断方法、检查方法及近年来诊疗的新技术和新方法，较全面地介绍了神经内科常见疾病和多发病的病因、临床表现诊断与鉴别诊断治疗，侧重于神经内科疾病的诊断和治疗，对少见病则仅略做出介绍，以便突出重点。

　　本书在编写过程中，以临床实践经验为基础，充分结合学科发展现状，内容全面翔实，深入浅出，结构清晰、明确，实用性较强，以便临床医生与实践更好地结合，从而使临床诊断和治疗更加规范、合理、科学。

　　鉴于本书编写人员较多，编写风格不尽一致，资料的选择和观点的阐述可能因实践经验的不同而存在差异，且时间有限，书中可能存在不足之处，望广大读者提出宝贵意见，以便再版时修正。

编　者
2020 年 1 月

目 录

第一章

神经系统疾病诊断概论

第一节　采集病史

一、意义和要求

（一）意义

诊断疾病的基础是准确而完整地采集病史。起病情况、首发症状、病程经过和目前患者的临床状况等全面、完整的病情资料配合神经系统检查，基本上能初步判定病变性质和部位。进一步结合相关的辅助检查，运用学习的神经内科学知识能做出正确的诊断，并制定出有效的治疗方案。

（二）要求

遵循实事求是的原则，不能主观臆断、妄自揣度，要耐心和蔼、避免暗示、注重启发。医师善于描述某些症状，分析其真正含义，如疼痛是否有麻木等，患者如因精神症状、意识障碍等不能叙述病史，需知情者客观地提供详尽的病史。

二、现病史及重点询问内容

现病史是病史中最重要的部分，是对疾病进行临床分析和诊断的最重要途径。

（一）现病史

1. 发病情况

发病情况如发病时间、起病急缓、病前明显致病因素和诱发因素。

2. 疾病过程

疾病过程即疾病进展和演变情况，如各种症状自出现到加重、恶化、复发或缓解甚至消失的经过，症状加重或缓解的原因，症状出现的时间顺序、方式、性质，既往的诊治经过及疗效。

3. 起病急缓

起病急缓为病因诊断提供基本的信息，是定性诊断的重要线索，如急骤起病常提示血液循环障碍、急性中毒、急性炎症和外伤等；缓慢起病多为慢性炎症变性、肿瘤和发育异常性疾病等。

4. 疾病首发症状

疾病首发症状常提示病变的主要部位，为定位诊断提供了依据。

5. 疾病进展和演变情况

疾病进展和演变情况提供正确的治疗依据和判断预后。

（二）重点加以询问

1. 头痛

头痛是指额部、顶部、颞部和枕部的疼痛，询问病史应注意。

（1）部位：全头痛或局部头痛。

（2）性质：如胀痛、隐痛、刺痛、跳痛、紧箍痛和割裂痛等。

（3）规律：发作性或持续性。

（4）持续时间及发作频率。

（5）发作诱因及缓解因素：与季节、气候、头位、体位、情绪、饮食、睡眠、疲劳及脑脊液压力暂时性增高（咳嗽、喷嚏、用力、排便、屏气）等的关系。

（6）有无先兆：恶心、呕吐等。

（7）有无伴发症状：如头晕、恶心、呕吐、面色潮红、苍白、视物不清、闪光、复视、畏光、耳鸣、失语、嗜睡、瘫痪、晕厥和昏迷等。

2. 疼痛

问询与头痛类似内容，注意疼痛与神经系统定位的关系，如放射性疼痛（如根痛）、局部性疼痛，或扩散性疼痛（如牵涉痛）等。

3. 抽搐

问询患者的全部病程或询问了解抽搐发作全过程的目睹发作者。

（1）先兆或首发症状：发作前是否有如感觉异常、躯体麻木、视物模糊、闪光幻觉、耳鸣和怪味等，目击者是否确定患者有失神、瞪视、无意识言语或动作等。

（2）发作过程：局部性或全身性，阵挛性、强直性或不规则性，意识有无丧失，有无舌咬伤、口吐白沫及尿失禁等。

（3）发作后症状：有无失眠、头痛、情感变化、精神异常、全身酸痛和肢体瘫痪等，发作经过能否回忆。

（4）病程经过：如发病年龄，有无颅脑损伤、脑炎、脑膜炎、高热惊厥和寄生虫等病史；发作频率如何，发作前有无明显诱因，与饮食、情绪、疲劳、睡眠和月经等的关系；既往治疗经过及疗效等。

4. 瘫痪

（1）急缓。

（2）瘫痪部位（单瘫、偏瘫、截瘫、四肢瘫或某些肌群）。

（3）性质（痉挛性或弛缓性）。

（4）进展情况（是否进展、速度及过程）。

（5）伴发症状（发热、疼痛、失语、感觉障碍、肌萎缩、抽搐或不自主运动）等。

5. 感觉障碍

（1）性质：痛觉、温度觉、触觉或深感觉缺失，完全性或分离性感觉缺失，感觉过敏，感觉过度等。

（2）范围：末梢性、后根性、脊髓横贯性、脊髓半离断性。

（3）发作过程。

（4）感觉异常：麻木、痒感、沉重感、针刺感、冷或热感、蚁走感、肿胀感、电击感和束带感等，其范围具有定位诊断价值。

6. 视力障碍

（1）视力减退程度或失明。

（2）视物不清是否有视野缺损、复视或眼球震颤；应询问复视的方向、实像与虚像的位置关系和距离。

7. 语言障碍

语言障碍如发音障碍，言语表达、理解、阅读和书写能力降低或丧失等。

8. 睡眠障碍

睡眠障碍如嗜睡、失眠（入睡困难、早醒、睡眠不实）和梦游等。

9. 脑神经障碍

脑神经障碍如口眼歪斜、耳鸣、耳聋、眼震、眩晕、饮水呛咳、构音障碍等。

10. 精神障碍

精神障碍如焦虑、抑郁、惊恐、紧张等神经症，偏执及其他精神异常等。

三、既往史

既往史指患者既往的健康状况和曾患过的疾病、外伤、手术、预防接种及过敏史等，神经系统疾病着重询问如下内容。

（一）感染

是否患过流行病、地方病或传染病，如脑膜炎、脑脓肿、脑炎、寄生虫病和上呼吸道感染、麻疹、腮腺炎或水痘等。

（二）外伤及手术

头部或脊柱有无外伤、手术史，有无骨折、抽搐、昏迷或瘫痪，有无后遗症状等。

（三）过敏及中毒

有无食物、药物过敏及中毒史，金属或化学毒物如汞、苯、砷、锰、有机磷等接触和中毒史，有无放射性物质、工业粉尘接触和中毒史。

（四）内科疾病

有无高血压、糖尿病、动脉硬化、血液病、癌症、心脏病、心肌梗死、心律不齐、大动脉炎和周围血管栓塞等病史。

四、个人史

详细了解患者的社会经历、职业及工作性质，个人的生长发育情况，母亲妊娠时的健康状况，生活习惯与嗜好（烟酒嗜好及用量、毒麻药的滥用情况等），婚姻史及治疗史，饮食、睡眠的规律和质量，右利、左利或双利手等；妇女需询问月经史和生育史。

五、家族史

询问家族成员有无患同样疾病，如进行性肌营养不良症、癫痫、橄榄核脑桥小脑萎缩、遗传性共济失调症、周期性瘫痪、肿瘤、偏头痛等。

第二节　神经系统疾病诊断原则

临床医师通过周详的病史采集、细致的全身和神经系统检查以及有关的辅助检查后，根据收集来的资料，进行全面的综合分析，方可对疾病做出初步诊断。神经系统疾病的诊断原则应当包括：确定诊断方向（定向诊断）、明确病变部位（定位诊断）、弄清病变性质和原因（定性诊断）。只有完成了这一过程，才能制定出全面、妥善的治疗措施。

一、定向诊断

确定某种疾病是否为神经系统疾病或病变是否主要累及神经系统是神经科医师首先需要解决的问题。及时进行定向诊断，有利于患者尽快得到恰当的处理。因为许多神经系统症状是由其他系统疾病所引起的，例如，头痛可能为眼科或耳鼻喉科疾病所诱发，短暂的意识障碍可能为肝性脑病的表现等。另外，神经系统的疾病也可能以其他系统或器官的症状作为主诉，如吉兰－巴雷综合征常以四肢乏力为首发症状到内科就诊，重症肌无力的复视常到眼科就诊等。实际上，心血管、呼吸、内分泌等内、外、妇、儿科疾病常合并有神经系统损害；还有些疾病，如骨、关节、周围血管、结缔组织等疾病，其症状也可类似神经系统疾病。因此，临床医师确定神经系统疾病诊断时，要强调整体观念，避免只重视局部而忽视整体的片面观点，要全面了解病情和病损可能累及的器官和系统，确定诊断方向，这样才能做出正确的诊断，才能够抓住主要矛盾，进行及时处理。

二、定位诊断

根据临床上所表现的神经症状和体征，结合神经解剖、生理和病理等方面的知识，常可确定神经病变所在的部位。神经系统的病变部位根据其病损范围可分为局灶性、多灶性、弥漫性及系统性病变四类。局灶性病变指只累及神经系统的一个局限部位，如面神经炎、尺神经麻痹、脊髓肿瘤等。多灶性（播散性）病变系指神经损害分布在两个或两个以上的部位或系统，如多发性硬化常常在视神经、脊髓、脑部等部位有多发病灶，急性播散性脑脊髓炎可在脑及脊髓出现多处分散的病灶。弥漫性病变常呈弥漫或对称性分布，其临床表现多种多样，受侵部位的次序也无规律，因此诊断时可根据较广泛的症状和体征做出弥漫性病变的定位，如病毒性脑炎、中毒性脑病等。系统性病变是指某些传导束或神经功能系统（锥体束、后索、脊髓丘脑束等）的细胞或纤维的变性，如肌萎缩性侧索硬化，其病变有选择性地累及脊髓前角细胞、脑神经的运动神经核及锥体束等。

在分析病变的分布和范围之后，还需进一步明确其具体部位，如病变是在中枢（脑、脊髓）还是在周围神经；病变在脑部或脊髓哪一个节段上；对于颅内病变，应分析病灶在脑膜还是脑实质；在脑内还应进一步判断在哪一个部位。对于椎管内的病变，在定位诊断时应力求确定病灶的上界、下界、髓内、髓外、硬膜内、硬膜外。如为脑神经损伤，应确定是核上病变、核性病变抑或核下病变；周围神经病变则应判明是根性病变、神经丛病变还是神经干病变等。现将大脑、脑干、小脑、脊髓以及周围神经病变的主要特点分述于下。

（一）大脑病变

大脑病变临床主要表现有意识和精神活动障碍、失语症、失认症、偏瘫、癫痫发作、偏身感觉障碍、偏盲等。各脑叶病变亦有各自不同的特点，如额叶损害主要表现为随意运动障碍、局限性癫痫、运动性失语、智能障碍等症状，顶叶损害主要为皮质型感觉障碍，颞叶损害主要表现为精神症状、精神运动性癫痫、感觉性失语等，枕叶损害主要表现为视野缺损及皮质盲。此外，还可出现各种锥体外系症状。

（二）脑干病变

一侧脑干病变多表现有交叉性运动障碍或交叉性感觉障碍，其病变的具体部位是根据受累脑神经临床表现来判断的。脑干两侧或弥漫性损害时常引起双侧多数脑神经和双侧长束症状。

（三）小脑病变

小脑蚓部损害主要引起躯干的共济失调，小脑半球损害则引起同侧肢体的共济失调。

（四）脊髓病变

脊髓病变一般以横贯性损害较多见，表现为双侧运动障碍（截瘫或四肢瘫）、传导束型感觉障碍和自主神经功能障碍症状（二便障碍）。

（五）周围神经病变

由于脊神经是混合神经，受损时在其支配区有运动、感觉和自主神经障碍的症状和体征。运动障碍为下运动神经元性瘫痪。

（六）肌肉病变

病变损害肌肉（如进行性肌营养不良症）或神经－肌肉连接点时，可出现运动障碍，表现为下运动神经元瘫痪、无感觉障碍。

三、定性诊断

定性诊断是建立在定位诊断基础上的，将年龄、性别、病史特点、体征以及各种辅助检查结果结合在一起进行分析。病史中特别要重视起病情况和病程特点这两方面的资料。一般而言，当急性发病，迅速达到疾病的高峰，应考虑血管病变、急性炎症、外伤及中毒等。当发病缓慢、逐渐恶化、病程中无明显缓解现象，则多为肿瘤或变性疾病；呈间歇发作性发病形式，则多为癫痫、偏头痛或周期性瘫痪等。当病程中出现缓解与复发交替发病，常为多发性硬化的表现。现将神经系统几类主要疾病的临床特点列述于下。

（一）脑血管病

脑血管病起病急骤，症状可在几秒、几分、几小时或几天内达到高峰，多见于中老年人，既往常有高血压、动脉粥样硬化、心脏病、糖尿病及高脂血症等病史者。神经症状中以偏瘫较多见。如年轻患者突然头痛、出现脑膜刺激症状者，多为脑动脉瘤或血管畸形破裂引起的蛛网膜下腔出血。

（二）感染性疾病

感染性疾病起病呈急性或亚急性，病情多于数日、少数于数周内达高峰。神经系统症状较广泛弥散，常伴有全身感染中毒的症状。有针对性地进行微生物学、血清学、寄生虫学及脑脊液等有关检查可进一步明确感染的性质和原因。

（三）外伤

外伤多有明显外伤史，呈急性起病。但也有外伤较轻、经过一段时间以后发病的，如慢性硬膜下血肿。要详细询问外伤经过，以区别其是否先发病而后受伤，如癫痫发作后或脑卒中后的头部外伤。X线及CT（计算机体层摄影）检查有助于诊断。

（四）肿瘤

肿瘤起病缓慢，病情呈进行性加重。但某些恶性肿瘤或转移瘤发展迅速，病程较短。颅内肿瘤除常有的局部定位症状外，尚有颅内压增高的征象。脊髓肿瘤时，可出现逐渐进展的脊髓压迫症状和脑脊液蛋白增高。X线、同位素扫描、超声波检查等有助于发现转移瘤原发病灶。

（五）变性

变性起病及病程经过缓慢，呈进行性加重，有好发的年龄段，其病理改变有系统性，如肌萎缩性侧索硬化、遗传性共济失调等。过去曾将多种原因不明的慢性进行性神经系统疾病归为变性病，由于检测手段的进展，已将其中的一些疾病逐渐确定与代谢障碍、遗传、慢性病毒感染以及免疫异常等有关。

（六）其他

其他有中毒、代谢和营养障碍、遗传性疾病等。神经系统中毒性疾病可呈急性或慢性发病，其原因有化学品、毒气、生物毒素、食物及药物中毒等，诊断中毒时必须结合病史调查及必要的实验室检查方能确定。代谢和营养障碍发病缓慢，病程较长，在全身症状的基础上出现神经症状。某些代谢和营养障碍常引起较固定的神经症状，如维生素 B_{12} 缺乏常发生多发性神经炎、Wernicke 脑病，维生素 B_1 缺乏发生亚急性联合变性，糖尿病引起多发性神经病等。神经系统遗传病多于儿童及青年期发病，家族中可有同样疾病，其症状和体征繁多，部分具有特征性症状，如先天性肌强直症出现的肌强直、肝豆状核变性出现的角膜色素环等，为这些疾病的诊断提供了重要依据。

四、临床思维方法

神经科领域是整个医学领域的重要组成部分，其本身也必然符合医学科学发展的一般规律，同时神经科又因其发展的特殊性而有别于其他医学学科，因此，建立符合神经科本身特点的临床思维方法对神经科疾病的诊断治疗至关重要。所以神经科医师应有意识地锻炼自己的临床思维过程，使之科学合理，更加符合神经科的内在规律。

具体来讲，神经科医师宜按如下几个步骤进行临床思维的培养锻炼。①进行详细的问诊、查体以及实验室检查，获取可靠的翔实的临床资料，为进一步临床工作打下基础。②利用所学的神经科基础知识，明确患者的症状与体征，如"三偏征""脑膜刺激征""失语"等，首先进行症状诊断的临床思维。③将上述症状汇总分析，利用神经解剖学、生理学的基础知识，尽可能合理地解释出病变的部位，例如："三偏征"常定位于内囊病变，"脑膜刺激征"常定位于脑膜病变，"失语"常定位于皮质语言中枢病变，等等，进行定位诊断的临床思维。④根据病变的部位、临床的病史与体征以及相关的实验室检查结果，最终分析判断疾病的病因，即为定性诊断的思维过程。⑤明确疾病性质后，可根据疾病的性质、部位、患者的综合状态，等等因素评估疾病对患者本身生理功能、心理状况、社会适应能力等方面的影响，评定患者的预后，这一过程就是功能诊断的思维过程。

上述培养神经科临床思维的过程绝不是一成不变的教条，要始终把握"具体问题具体分析"的总原则。

在临床中，神经科医师要善于抓住疾病的主要矛盾，透过现象抓住其本质特征，这也是一个需要长期锻炼的过程。有些神经系统综合征是由于本系统疾病造成的，而有时相同的综合征则可能由于系统以外的疾病因素造成。例如，昏迷的患者，查MRI（磁共振成像）有时仅见底节区的个别腔隙性脑梗死，再加上一侧锥体束征，即不假思索地按血管病处理，这种做法是不可取的。而有的医师善于使用矛盾分析的方法，抓住主要矛盾。对昏迷患者的神经影像学检查是完全必要的，但必须要客观判定检查结果：个别的腔隙性脑梗死灶能否成为昏迷的病因？一侧锥体束征是否可用腔隙性脑梗死解释？昏迷是否还有别的原因？因此，这位医师在分析病情之后，急查血糖、渗透压、胸片等，发现患者高渗、血糖增高，即按糖尿病高渗昏迷处理，患者很快痊愈。从本质上讲，临床思维的过程就是认识矛盾的过程，也是抓主要矛盾的过程，总的来说就是矛盾分析。

对疾病的认识还是一个实践过程，同时疾病也是一个不断发展变化的过程，医师的检查技巧、患者的状态、疾病所处的不同时期等因素均影响着医师对病情的判定，所以，一次或几次体格检查、实验室检查的结果不是一成不变的，因此临床医师对疾病的掌握应通过"实践 – 认识 – 再实践 – 再认识"的过程获得。有效的治疗依赖于正确的诊断，而正确的诊断来自对症候的识别和分析。例如，真性眩晕和假性眩晕，部分性癫痫持续状态的异常运动与锥体外系疾病的运动异常，Honer's征与动眼神经不全麻痹等，任何两者间的混淆均可导致完全不同的诊疗结果。因此，仔细观察病情变化，反复查体以明确疾病症候是十分必要的。有人甚至说再次体格检查是对神经系统疑难病症的一种最可靠的诊断方法。

第一节　失语症检查法

失语症（aphasia）是指大脑言语功能区、补充区及其联系纤维的局部损伤，导致出现口语和（或）书面语的理解、表达过程的信号处理受损的一类言语障碍。临床上表现为获得性言语功能减退甚至丧失。95%以上的右利手及多数左利手其大脑优势半球位于左侧。优势半球外侧裂周围病变通常会引起言语（speech）及语言（language）障碍。远离该半球言语中枢的病变引起言语、语言障碍的可能性不大。因此，左侧外侧裂周围动脉分支血供障碍引起的脑盖及脑岛区损伤所致的语言功能（包括发音、阅读及书写）失常称为失语（aphasia）。失语诊断需与精神病、意识障碍、注意力减退及记忆障碍引起的言语障碍及非失语性言语障碍，如构音不良、先天性言语障碍、发音性失用及痴呆性言语不能相鉴别。

一、失语的分类

根据大脑白质往皮质的传入及传出系统病变将失语分为运动性失语（motor aphasia，MA，与额叶病变有关）、感觉性失语（sensory aphasia，SA，与外侧裂后部病变有关）、传导性失语（conductive aphasia，CA，介于额叶与外侧裂后部之间的病变）。除了病变部位以外，失语的分类还与患者的言语表达、理解及复述功能有关。以下为国际上病变部位和临床特点的分类。

（1）外侧裂周围失语综合征，包括运动性失语、感觉性失语、传导性失语。

（2）经皮质性失语（或称分水岭带失语综合征），包括经皮质运动性失语、经皮质感觉性失语、经皮质混合性失语。

（3）皮质下失语综合征，包括丘脑性失语、基底核性失语、Marie's四方空间失语。

（4）命名性失语。

（5）完全性失语。

（6）失读。

（7）失写。

二、失语的检查

失语检查的目的是通过系统、全面的语言评定来发现患者是否具有失语症并评定其程度，对区分失语类型、判断失语转归，进一步确定失语治疗方案意义重大。在临床上，需耐心反复练习方能熟练；在做失语诊断时需慎重，因其与检查技巧等诸因素有关。失语检查时应注意以下方面。

（一）评定注意事项

（1）安静的环境，避免干扰。

（2）保持谈话主题，避免话题转换。

（3）言语简练、准确，避免表达含糊、简单。

（4）容许患者停顿、思考（给其充分的时间）；当患者出现理解困难时，应该：①换一种表达方式。②改变回答形式（如将回答问题改为仅以"是"或"不是"回答）。③交谈中经常辅以非言语方式，如表情、手势。④给自己时间，以正确理解患者言语及非言语信息。⑤检查者出现理解不清时，重复问患者。⑥当患者出现与话题完全无关的表达（奇语、自语）时打断患者。

（二）评定内容

各类失语症的测查主要针对听、说、读、写四个方面做出评价，包括表达、理解、复述、命名、阅读及书写六项基本内容。口语表达和听理解是语言最重要的两个方面，应视为评定的重点。

1. 表达

传统的失语检查法应该均从谈话开始，如要求患者讲发病经过，在谈话过程中，注意患者说话是否费力、音调和构音是否正常、说话句子长短、说出的话是多还是少、能否表达其意。这对失语诊断十分重要。因此，要求对其做录音记录。需描述的内容有：

（1）音韵障碍，如语调、发音速度、重音改变等，仔细描述音韵，将有助于错语的判断。

（2）语句重复，如赘语（perseveration）、回声现象（echolalia），对特定内容语句重复的描述将有助于失语诊断及预后的判断。

（3）错语：需说明患者的错语形式，是语音性错语（如桥、聊）还是语义性错语（如桌子、椅子），是否存在新语或奇语。

（4）找词困难：为失语患者最常出现的症状，其结果是患者出现语义性错语（semantic paraphasia），如以近义词替代目标词（如桌子、椅子），称为近义性语义错语；或以不相干性词代替目标词（如桌子、花），称为远义性语义错语；其他找词困难的表现为语句中断、语句转换（如"您知道我说的意思……"）、语句重复或持续现象；过多错语的后果为奇语（jargon）。

（5）失文法现象：在语句层面出现的语法错误称为失文法（agrammatism），如"电报性言语"（患者省略功能词——副词、助词等，而仅以名词、动词表达，如"头痛、医生……"）；或文法错用（paragrammatism），即语句中功能词过多或错用。

2. 理解

理解包括对词、句朗读的理解，典型的检查方法是患者对口头指令的反应，让患者从图中选择检查者发音的意思，可从简单地指一物开始，继而指不相关的几件物，还可说某一物的功能让患者指出该物。行动无困难者还可让患者做一系列动作，也可采用是（否）问题。在临床上检查失语时，需注意避免常用命令词"将眼睛闭上""将口张开"或"将舌头伸出来"，因为患者可以完成指令的正确性会因检查者无意识的暗示动作而具偶然性。

检验患者对句子的句法结构的理解程度需通过专项测试（Achener Aphasic test）。

3. 复述

检查复述能力对于急性期语量减少的患者特别重要，因为复述能力保留较好者一般其预后较好。复述可在床边检查，且容易判断其功能是否正常。检查者可从简单词开始，如数字、常用名词，逐渐过渡到不常用名词、一串词、简单句、复杂句等，无关系的几个词和文法结构复杂的句子。很多患者准确重复有困难，甚至单个词也不能重复。不能重复可能是因为患者说话有困难，或者是对口语理解有困难。但有些患者的复述困难比其口语表达或理解困难要严重得多。复述困难提示病变在优势半球外侧裂周围，如 Broca 区、Wernicke 区及二区之间的联系纤维。有些患者尽管自发谈话或口语理解有困难，但复述非常好。一种强制性的重复检查者说的话称模仿语言。完全的模仿语言包括多个短语、全句，以致检查者说出的不正确句子、无意义的字、汉语均可模仿。模仿语言可以是患者只能说的话，有些患者在模仿语言后又随着说出一串难以理解的话。显然，患者自己也不知自己在说什么。大多数模仿语言患者有完成现象，如检查者说一个未完成的短语或句子，患者可继续完成，或一首诗、儿歌由检查者开始后，患者可自动接续完成。有些患者重复检查者说的词或短语时变成问话的调，表明他不懂这个词或短语。模仿语言最常见于听理解有困难的患者。以复述好为特点的失语提示病变在优势半球边缘带区。

4. 命名

命名检查包括八个方面。

（1）听患者谈话，从谈话中看有无命名问题。

（2）判断患者对看见的物品命名的能力，以现有环境中患者熟悉的物品为主要对象，如表、窗户、被子等。

（3）判断患者摸物品命名的能力，患者存在视觉失认时可给予语句选择，如"草是什么颜色""用什么点烟"等。

（4）检查通过听刺激命名的能力，如用钥匙撞击出现的响声。

（5）判断患者对躯体部位的命名能力，如大拇指、肩、手腕等。

（6）检查者口头描述物品功能让患者说出其名称；患者出现命名困难时可给予提示，如命名"手表"，将口形做成"手"的发音状，如"这是 sh……"，也可将音头拼出如"这是手……"。

（7）列出某一类别的名称的能力（列名）。

（8）检查命名能力注意除常用名称外，还应查不常说的物品一部分或身体一部分，如表带、肘、耳垂等的命名。单纯命名性失语定位困难，必须结合其他语言功能检查及神经系统体征。

命名不能有三种情况及不同病灶部位：

（1）表达性命名不能：患者知道应叫什么名称，但不能说出正确词，可接受语音提示。病灶大多在优势半球前部，即 Broca 区，引起启动发音困难，或累及 Broca 区纤维，产生过多语音代替。

（2）选字性命名不能：患者忘记了名称，但可描述该物功能，语音提示无帮助。但可从检查者提供的名称中选出正确者，此种命名不能的病变可能在优势半球颞中回后部或颞枕结合区。

（3）词义性命名不能：命名不能且不接受提示，亦不能从检查者列出的名称中选出正确者。实际上患者失去词的符号意义，词不再代表事物，其病变部位不精确。但最常提出的部位为优势半球角回，角回与产生选字性命名不能的皮质区接近，临床上两种命名不可能混合出现，但纯粹型亦分别可见。

5. 阅读

阅读障碍称失读，由于脑损害导致对文字（书写语言）的理解能力丧失或有障碍，要注意读出声与理解文字是不同的功能。失读指对文字的理解力受损害或丧失。有说话障碍者不能读出声，但能理解。阅读检查较容易，让患者读卡片上的字或句，并指出其物或照句子做，如此水平可完成则让患者读一段落，并解释。不完全阅读障碍可表现为常用字保留较好，名词保留较好，不常用字不能理解。临床上鉴别失语较为简单的方法为 Token 检测。

6. 书写

书写检查为专项检查，对患者做听写检查时主要会出现四方面的表现。

（1）结构性失认：患者对字空间结构失认，故此为结构性失用，而非失语。

（2）音韵障碍：患者将音韵写错。

（3）词错写：患者将词写错。

（4）严重病例：常会出现书写中断或音节持续书写或自动症的表现。

（三）评定工具

失语症的评估国内外有很多不同的工具，主要分为床边筛选测查和综合性成套测查。此外，还有一些评定交流功能的测查及针对性的失语测查，如针对听理解的 Token 测查、针对双语患者的双语失语测验等。以下介绍几种国内外常用的失语评定方法。

1. 波士顿诊断性失语检查

波士顿诊断性失语检查（Bosten diagnostic aphasia examination，BDAE）是由美国波士顿退伍军人管理局医院、波士顿大学失语症研究中心、波士顿大学医学院的 Harold Gooldglass 和 Edith Kaplan 在 1972 年编制发表的，是目前英语国家普遍采用的标准失语症检查法，许多国家都据此修改应用或作为蓝本制定本国的诊断试验。此检查由 27 个分测验组成，分为对话和自发言语、听觉理解、言语表达、书面语理解、书写等五大项。还附加一组评价顶叶功能的非言语分测验，包括计算、手指辨认、左右辨认、时间辨认和三维木块图测查等。

2. 汉语标准失语症测查

汉语标准失语症测查（China rehabilitation research center aphasia examination，CRRCAE）是中国康复

研究中心以日本的标准失语症检查为基础，按照汉语的语言特点和中国人的文化习惯编制而成的。检查法于 1990 年编制完成。检查内容包括两部分：第一部分是通过患者回答 12 个问题以了解其言语的一般情况；第二部分由 30 个分测验组成，分为 9 个大项，包括听理解、复述、说、出声、阅读理解、抄写、描写、听写和计算。

3. 汉语失语症成套测验

汉语失语症成套测验（aphasia battery of China，ABC）是由北京大学医学部神经心理教研室参考波士顿诊断性失语检查和西方失语症成套测验，结合我国国情及临床修改编制而成的，1988 年开始用于临床，已进行了信度和效度检验。

4. Token 测验

Token 测验由 Renzi 及 Vignolo 在 1962 年提出，DeRenzi 和 Faglioni 于 1978 年将原始检查缩减一半，设立了 36 个条目的短版 Token 测验，是一项专门针对失语症患者理解障碍的较为常用及有效的评定方法。

第二节　智能、失认、失用检查法

一、智能检查

智能是人们运用以往的知识和经验进行智慧活动，解决实际问题的能力。智能的高低与年龄、文化水平及生活经历有关。对患者智能的检查需从患者的理解、记忆、逻辑思维以及对日常生活常识的掌握上来评价，常需要家属提供病史和描述患者的活动，并结合神经系统检查和选择性特殊检查等结果。

（一）智能检查项目

1. 一般常识

应根据受教育情况和生活经历及工作性质进行提问。例如：现在我们国家主席和总理是谁？国庆节和劳动节是哪一天？和我们最近的东邻和北邻是哪个国家？一年有几季、有几个月、有多少天？农民种麦、割麦是什么时间？苹果熟了为什么掉在地上？等等。

2. 理解判断能力

通过提问的方式了解患者的理解、判断、分析、综合和抽象概括能力。如问：愚公移山是什么意思？黄鼠狼给鸡拜年是什么意思？鸟语花香是什么意思？牛和羊有何相同和不同？轮船为何能在江海里行驶？等等。

3. 计算力

计算力的检查可用笔算，但主要是心算。心算不但可以测定其计算力，还能较好地反映其思维的灵活性、记忆的保存能力和注意力是否集中。可用"100 - 7"的方法递减下去，直到剩 2 为止。也可用其他方法测定计算力，如 15 + 17=？1 元 2 角 5 分买一尺布，10 元钱能买几尺布？等等。检测时应注意计算的速度和错误。

4. 记忆力

记忆力包括以下几个方面。

（1）即刻回忆：在短时间内完全准确地保存少量信息的能力称即刻回忆，常以测数字广度来评定。

（2）记住新材料的能力：亦称近事记忆或短时记忆。一个简单的方法是将自己的名字告诉患者，几分钟后让患者回忆此名字，亦可提出三或四个不相关的词，如"紫红色、大白菜、图书馆、足球场"，让患者复述出来，然后在进行其他检查 5 ~ 10 min 后，要求患者回忆这些词。

（3）回忆过去记住过的知识的能力：即远事记忆或长期记忆，此功能对于不同文化层次的患者难以判断，因为检查者不知道患者过去已熟悉的知识有哪些。可以问一些常识性的问题，如涉及政治、个人历史等的问题。

（4）名称。

（5）虚构：患者对普通问题给予古怪的或不正确的回答称虚构，如对星期几或日期回答不正确、对方向问题回答错，或说出最近并未发生过的个人活动。

（6）健忘：是启动回忆的问题，而不是记住新知识的问题，每个人都有健忘趋势，且随正常年龄增长而加重。

通过以上检查发现患者有智力缺陷时，有条件的单位还可以利用各种智力测验，如 Wechsler 成人智力量表（WAIS）等，具体测定患者的智力水平。

（二）智能检测注意事项

1. 意识状态

智能检查首先需判断患者的精神状态，第一步就是要仔细检查患者在被检查时的意识水平，这包括与脑干网状激动系统有关的醒觉状态和大脑皮质功能有关的意识内容两部分，其次是记录检查时患者意识水平的状态及其波动。一般观察通常就能够确定醒觉异常，但对醒觉意识错乱状态定量则需要正规测验。数字广度是最常用的检查方法：检查者按每秒钟一个字的速度说出几个数字，立即让患者重复，如能复述数字达 7 个 ±2 个则认为正常，不能重复 5 个或 5 个以下数字的患者即有明显注意力问题。另一个方法是"A 测验"，这是一种简单的持续进行的试验。检查者慢慢地无规律地说英文字母，要求患者在每说到"A"时作表示。30 s 内有一个以上的遗漏即表明有注意力不集中。

2. 精神状况与情绪

描述当时患者的精神状况及情绪情况有助于对智能评定结果的判定，常需要通过直接与患者接触和询问家属及护理人员，来了解患者如何度过一天，以及吃和睡的情况，患者的一般行动和精神状态如何（如患者是整洁的还是很肮脏的，对待他人的行为如何，患者对周围事情的反应是否正常，有无大小便失禁等）。情绪状况包括患者内在情感和主观情感，也可反映患者的人格特点。可以问患者"你内心感受如何"，或者"你现在感觉怎么样"。提问包括患者现在或过去产生过的自杀念头及实施的行为方式，抑郁是常见的心境障碍，可用"症状自评量表（SCL-90）"来检测。

3. 言语功能

此见失语检查部分。

4. 视空间功能

此为脑的非口语功能之一。最基本的测验是临摹图画的能力，平面图和立体图都要画，也可让患者画较复杂的图画，判断患者是否存在"疏忽"（neglect）。

二、失认检查

失认症是患者不能认识物体的本质，主要包括视觉失认、听觉失认、触觉失认、空间失认及体象障碍等。

1. 视觉失认

视觉失认有以下几种情况。

（1）对常用物件的失认：让患者辨认室内常用物件，看能否讲出这类常用物件的名称、性质和用途。

（2）对各种符号的失认：患者能否认出标点符号、英文字母、数字符号、音乐符号等。

（3）颜色的失认：患者能否说出室内各种物件的颜色，可让患者将各种颜色进行同色归类；亦可展示连续排列的各种颜色，让其指名并写出各种颜色的名称。

（4）对人的失认：让患者辨认家人或医护人员，也可让患者从照片中认出他所熟悉的人。

（5）对情景的失认：给患者看一段幻灯片或连环画，让其讲出某些内容和情景。

2. 听觉失认

听觉失认包括对一般声音的失认和对音乐的失认。

（1）对一般声音的失认：让患者闭目，观察患者能否分辨各种非语言性声音，如茶杯的碰撞声、铃声、敲桌声、脚步声等。

（2）对音乐的失认：对有一定音乐知识的患者，唱一支歌或放一段音乐，让患者说出是什么音乐或歌曲、是什么乐器的声音等。

3. 触觉失认

检查触觉失认时，让患者闭目，然后将一些常用的物品，如钢笔、钥匙、手表、硬币等，分别置于患者手中，让患者辨别手中物品的名称。

4. 空间失认

空间失认又称视觉性空间定向障碍，主要表现为患者不能正确认识他与环境中其他事物在空间的位置关系，不能正确估计两物之间的距离。如在不同位置放两个茶杯，让患者估计何者离其近。可以让患者绘出住室内家具摆设的方位是否正确，也可让患者讲述住室方位定向与邻居住房之间的位置关系。通过观察患者对病室、床铺、厕所等定向情况检查其有无空间失认。

5. 体象障碍

体象障碍是指患者对身体的认识，对身体各个部位及在一定时间内对各部位置之间关系的认知发生障碍。

（1）身体空间的失认：检查时让患者指出自己身体的部位或医师相应的部位，以观察是否有自体部位的失认症。亦可令患者画一人像或将画有人体的硬纸片肢解开后拼凑成一个完整的人形，了解他对身体各部位的概念。

（2）左 – 右定向的失认：检查时患者可指出身体的左右部分，如让患者伸出右手、用左手摸其右耳。观察患者能否指出医师的左右手，或指出位于其身体左右的物体等，以了解有无左右定向障碍。

（3）手指失认症：检查时让患者指出并称呼自己或他人伸出的手指的名称。

（4）半侧身体失认症和一侧躯体忽略症：通过观察梳头、穿衣、脱鞋或洗澡等日常生活动作，观察患者是否忽略了其身体的一半，了解患者是否否认一侧肢体是自己的。

（5）病感缺失：询问偏盲或偏瘫的患者是否有偏盲或偏瘫，以了解患者是否有偏瘫否认症或病感缺失，截肢患者是否有幻肢症状的出现。

三、失用检查

失用（apraxia）为患者在运动、感觉及反射正常时出现不能完成病前能完成的熟悉动作的表现。

1. 结构性失用检查

优势半球顶、枕交界处病变时，患者不能描绘或拼搭简单的图形，常用 Benton 三维检查。

2. 运动性失用

运动性失用发生于优势半球顶、枕交界处病变时，常用 Goodglass 失用评定法。

（1）面颊：吹火柴、用吸管吸饮料。

（2）上肢：刷牙、锤钉子。

（3）下肢：踢球。

（4）全身：正步走、拳击姿势。

评定：正常——不用实物也能完成；阳性——必须有实物方能完成大部分动作；严重——给予实物也不能完成动作。

3. 意念性失用

优势半球缘上回、顶下回病变时，患者对精细动作的逻辑顺序失去正确判断。检查时让患者按顺序操作，如"将信纸叠好，放入信封，封上"，患者表现为不知将信与信封如何处置。

4. 穿衣失用

右顶叶病变时，患者对衣服各部位辨认不清楚，不能穿衣，或穿衣困难。必须确定患者是否有过分的穿衣或脱衣困难，特别是要注意患者有无趋向身体一侧穿衣和修饰，而忽视另一侧（一侧忽视）；在穿衣时完全弄乱，胳膊或腿伸错地方，不能正确确定衣服方位（视空间定向障碍）；或者有次序问题，为视空间失认的一种表现。

5. 意念运动性失用

意念运动性失用因缘上回、运动前区及胼胝体病变所致，患者不能执行口头指令，但能下意识做一些熟悉的动作，检查时可让患者做模仿动作，如检查者做刷牙动作，让患者模仿，或让患者"将手放在背后，并握拳"。不能完成者为阳性。

6. 额叶功能

额叶功能检查包括以下两个方面。

（1）连续动作：当额叶病变时，运动失去有效的抑制，患者用手做连续动作的能力下降，不能顺利、流畅地完成"拍、握拳、切"等动作。亦可让患者敲简单节律，看患者重复的能力，完成做 – 不做测验（当检查者敲一下时，患者敲两下；检查者敲两下时，患者不敲）。

（2）一笔画曲线：当额叶病变时，运动失去有效的抑制，患者一笔画会出现偏差。

四、临床上常用的痴呆评定量表

痴呆是一个复杂的综合征，是获得性的大脑皮质高级功能的全面障碍。早期痴呆患者，标准的智力测验和记忆测验仍是首选。而在中、重度痴呆患者评定时，由于病情的进展无法完成复杂的成套测验，或在初步筛选时为了减少临床工作的压力，应考虑选用短小、简便的测验。以下介绍几个国内外最广泛应用的测验。

1. 简易精神状况检查法

1975 年，简易精神状况检查法（MMSE）由 Folstein 等编制，有良好的信度和效度，简单易行，主要使用对象为老年人，国外已广泛采用。测验包括 20 题、30 项，答对 1 项计 1 分，不答或答错计 0 分。修订后内容如下：

（1）定向力：共 10 项。

现在是哪一年？

现在是什么季节？

现在是几月份？

今天是几号？

今天是星期几？

你能告诉我现在我们在哪个省、市吗？

你住在什么区（县）？

你住在什么街道？

这儿是什么地方？

这里是几层楼？

（2）记忆力：包括 3 项。现在我要说三样东西的名称，在我讲完之后，请你好好记住这三样东西，因为等一下我要再问你：皮球、国旗、树木。请你把这三样东西说一遍（检查者只说一遍，受试者无须按顺序回忆，回答出一个算一项）。

（3）注意力和计算力：包括 5 项。现在请用从 100 减去 7，然后用所得的数目再减去 7，如此一直计算下去，把每一个答案都告诉我，直到我说"停"为止（连减 5 次，每减一次算一项，上一答案错误，而下一答案正确，算正确）。

（4）回忆：包括 3 项。请你说出刚才告诉你的三样东西，每样计 1 分。

（5）语言：包括 9 项。

（出示手表）请问这是什么？

（出示铅笔）请问这是什么？

现在我要说一句话，请你清楚地重复一遍，这句是"四十四只石狮子"（检查者只说一遍，受试者需正确复述，吐字准确方算对）。请你照着这张卡片所写的去做（出示写了"闭上你的眼睛"的纸）。

我给你一张纸，请你按我说的去做："用你的右手拿这张纸，用双手把纸对折起来，放在你的左腿上"（每个动作算一项，共 3 项）。

请你说一句完整的句子（要求有意义、有主语和谓语）。

（出示两个等边五角形交叉的图案）这是一张图，请你在同一张纸上照样把它画出来。

本测验的划界分，原作者提出为 ≤ 24 分。我国张明园等发现，测验成绩与文化程度密切相关，提出根据文化水平来划分：文盲 ≤ 17 分；小学 ≤ 20 分；初中及以上 ≤ 24 分。

2. 修订的长谷川痴呆量表

1974 年，修订的长谷川痴呆量表（HDS-R）由日本学者长谷川（Hasegawa）编制。该量表评分简单，不受文化程度影响，有较高的敏感性和特异性，是筛选老年性痴呆较理想的工具。总分 30 分，划界分为 22 分，见表 2-1。

表 2-1　HDS-R 项目及评分

项目内容	评分
（1）您多大年龄？（±2 岁）	0　1
（2）现在是哪年？	0　1
哪月？	0　1
哪日？	0　1
星期几？	0　1
（3）这是什么地方？（5 秒内回答正确给 2 分）	0　2
"医院" "办公室" 正确选择给 1 分	0　1
（4）即刻回忆 3 个单词，每个 1 分	
A.　a. 樱花　b. 猫　c. 无轨电车	0　1　2　3
B.　a. 梅花　b. 狗　c. 汽车	
（每次测验用上述一种形式）	
（5）100 减 7 等于多少？	0　1
再减 7 等于多少？	0　1
（6）倒说数字 6-8-2，3-5-2-9（各 1 分）	0　1　2
（7）回忆问题（4）中的 3 个单词	a. 0　1　2
每一个正确回答给 2 分	b. 0　1　2
提示后正确回答给 1 分	c. 0　1　2
（8）出示 5 种物品（烟、火柴、钥匙、手表、钢笔）	
然后收起，要求患者回忆，每个 1 分	0　1　2　3　4　5
（9）说出尽可能多的蔬菜品种，如超过 10 秒钟	
不能说出下一个，即终止	
在说出 5 种后，每说一种给 1 分	0　1　2　3　4　5

3. 日常生活活动能力

日常生活活动能力（ADL）是国外常用评定躯体功能状况的指标，特别在老年医学中应用广泛，具有实际意义和可行性，反映病变的严重程度，可以作为诊断及疗效观察的指标之一。评定条目包括基本生活能力（吃饭、穿衣、洗漱、上下床、室内走动、上厕所、大小便控制及洗澡等）和操作性能力（如购物、做饭、一般轻家务、较重家务、洗衣、剪脚趾甲、服药、管理个人钱财、使用电话、乘公共汽车、在住地附近活动、独自在家等）。评定方法是每项活动完全自理为 0 分、有困难需帮助为 1 分和需人完全照顾为 2 分。

4. Hachinski 缺血指数量表

血管性痴呆起病迅速，呈阶梯性变化，并有明显的局灶性神经系统体征，常与 Alzheimer 病混合发生。两者有时鉴别十分困难。临床上常用 Hachinski 缺血指数量表做鉴别筛查。

第三节　前庭功能检查法

前庭功能检查是根据前庭系统病变时所产生的一系列症状，或以某些方法刺激前庭系统，观察其诱发的眼震、倾倒、眩晕和自主神经系统反应，以查明病变性质、程度和部位，亦用以协助诊断颅内的病变，也用于特殊从业者的选择或锻炼前的参考。常用检查方法如下。

一、自发现象检查

1. 自发性眼球震颤

在无诱发因素的情况下眼球出现的一种持续的、不随意的、节律性的往返运动，称自发性眼球震颤（spontaneous nystagmus），简称眼震，是前庭功能紊乱的主要体征之一，一般属病理性，可出现于前庭系周围性病变、中枢性病变以及某些眼病。前庭性眼震由慢相和快相组成。慢相为前庭受刺激引起的转向一侧的较慢的眼球运动。快相为继慢相之后发生的中枢矫正性眼球运动，使眼球迅速返回其原始位置。由于快相便于观察，故以其快相作为眼震方向。

Frenzel 眼镜试验：为诊断自发性眼球震颤的方法。在双颞部置一个光源，将双侧眼球置于光源下，通过放大镜使得自发性震颤能被观察到，检查在暗室中进行。

2. 误指试验（Barany's 指误试验）

患者被要求用手指指向固定的目标（如将检查者手指置于患者肩胛骨高度，让其睁眼指准后，闭眼重复）。检查可在站立时进行，也可在平卧时进行；单臂及双臂均可。

3. 自发性偏倒

自发性偏倒包括以下三个试验。

（1）闭目直立试验：又称昂白试验（Romberg's test）。受检者直立，两脚并拢，双上肢下垂，闭目直立，维持 30 s，亦可两手于胸前互扣，并向两侧牵拉，观察受检者有无站立不稳或倾倒。前庭周围性病变时，躯干倾倒方向朝向前庭破坏的一侧，与眼震慢相方向一致；中枢性病变时，躯干倾倒方向与眼震慢相不一致。

（2）Unterberger-Tret 试验：将患者置于暗室中，嘱其闭眼。双臂平举，原地踏步。杂音及一侧的光线可影响试验。下肢应尽量抬高（大腿约抬至水平），试验持续时间不应少于半分钟。患者旋转走动，无位置偏移。

（3）手臂固定试验：嘱患者闭眼，将双臂前伸站立，异常时患者的手臂均向同一侧偏向。

二、诱发现象检查

1. 旋转试验

旋转试验（rotatory test）的机制和方法如下。

（1）机制：使半规管的内淋巴液发生流动以刺激壶腹嵴诱发前庭反应，这是半规管功能检查的基本原理。一般以诱发性眼震的特点作为判断的标准。

（2）方法：患者坐于旋转椅上，头固定于前倾 30° 位，使外半规管呈水平位置，以每 2 s 一圈的速度做向右（顺时针）或向左（逆时针）方向旋转 10 圈后突然停止，嘱患者两眼向前凝视，观察眼震。在顺时针方向旋转后，发生向左的眼震；而逆时针旋转后则为向右的眼震，两次检查至少间隔 5 min。正常者眼震持续时间平均为 30 s（15 ~ 45 s），两侧相差不超过 5 s。由于上（后）半规管检查后可引起严重反应，故临床少用。

2. 冷热水试验

冷热水试验（变温试验，caloric test）是通过温度刺激半规管来诱发和观察前庭反应的检查方法。

（1）微量冰水法：方法简便易行。受检者仰卧，头倾向一侧，受试耳向上。向外耳道内注水 0.2 mL，20 s 后将冰水倾出，头恢复正中位，并抬起 30°，使外半规管位于垂直位，观察眼震，出现反应后，休息 3 ~ 5 min 后以同样方法检查对侧。如无眼震则用 0.4 mL，仍无眼震用 0.8 mL，再无眼震可用冰水 2 mL。正常人 70% 对 0.2 mL 冰水即有反应，0.4 mL 冰水则全部正常人都可引出向对侧的水平性眼震。如果需要 0.8 mL 或 2 mL 才能引出眼震，则提示前庭功能减退。2 mL 以上无反应，则为前庭功能丧失。

（2）交替冷热试验（alternate bithermal caloric test，Hallpike caloric test）：此法反应小，无痛苦，较准确，并能指出眼震的优势偏向。仰卧，头抬高 30°，吊桶悬挂于患者头部上方 60 cm 处，内盛 30℃ 冷水，桶下接皮管和特制橄榄头。橄榄头内径为 4 mm，其外壳有回水槽，将橄榄头放入外耳道，并将冷水灌注外耳道后 40 s 即停止（注水量为 250 ~ 500 mL），同时嘱患者注视正前上方，观察眼震方向和反应时间。反应时间计算为自灌注开始起到眼震停止为止。休息 5 ~ 10 min 再检查对侧。然后用 44℃ 热水如上法测试两耳。

①正常反应：冷水和热水试验，两侧外半规管，其每侧的眼震持续时间相等。方向相同的眼震（如右耳热水试验与左耳冷水试验均为向右的眼震），其持续时间相等。正常眼震持续时间冷水试验约 2 min，热水约 1 分 40 秒。

②半规管轻瘫（canal paresis，CP）：即一侧冷、热水两种试验的眼震持续时间之和低于另一侧，表示半规管功能低下甚或消失。其相差值须在 20% 以上（大于 40 s）始有诊断价值。

3. 眼震电图描记

利用皮肤电极和电子技术记录眼球运动的描记称眼震电图描记（electronystagmography，ENC），所得的图形称眼震电图。它是目前研究眼球运动的一种比较精确的方法，利用它可对前庭功能检查方法（如位置性眼震试验、旋转试验和冷热试验等）进行记录和分析，以鉴别受检者前庭功能正常或异常，确定病变的部位。它的原理是利用角膜（正电位）与视网膜（负电位）之间存在的电位差在眼球周围形成的电场。眼球运动时周围的电场随之发生变化，置于眼球周围的皮肤电极就能导出这种电场的变化，通过放大器传给记录装置，即可记录到眼震电图。分析眼震电图的主要参数是眼震的慢相角速度和持续时间。

三、各种检查的意义

1. 周围性眩晕表现

表现有以下几种情况。

（1）眼震出现时常限于一种头位，且多患耳向下，持续时间短（一般 10 s 左右），眼震多为水平性，伴有的眩晕和眼震强度相一致。

（2）Romberg 征倾倒，行走偏向病灶侧。

（3）Unterberger-Tret 试验偏向病灶侧（50 步后至少偏向 45°）。

（4）手臂固定试验偏向病灶侧。

（5）Barany 示指试验手臂偏向病灶侧（手臂高的一侧指向目标，在闭眼时自上而下缓慢垂直指向目标）。

（6）Caloric 试验反应性减低或消失。

2. 中枢性眩晕

与周围性眩晕表现不同，其症状常常分离，如双臂向相反方向偏向，或快速眼球震颤成分伴旋转性眼球震颤。诊断标准如下：

（1）多种头位均可出现眼震，持续时间较长（30 s 以上）。

（2）特殊情况下可见垂直性眼球震颤。

（3）特殊情况下可见旋转性眼球震颤。

（4）特殊情况下可见分离性眼球震颤。

（5）反向性前庭综合征，即表现与迷路综合征相悖的症状。

（6）可以发现脑干病变的症状，如眼肌麻痹。

一般冷热水试验或旋转试验是由耳鼻喉科医师进行检查的。若神经科医师欲做快速检查，可以将患者平卧，躯体（包括头部）抬高30°；或让患者取直立坐位，头部向后仰60°，将室温100～200 mL 的水或5～10 mL冰水灌注左耳，通常可诱发慢相向左、快相向右 的水平性眼球震颤。患者向左倾倒，并出现恶心和眩晕。若此反应缺如，则说明前庭反应性差，脑干与迷路间的通路中断。

第四节　昏迷患者神经系统检查法

昏迷患者由于意识丧失，不能合作，因而不能进行满意的体格检查，包括神经系统检查，对诊断和处理增加了困难，下面我们介绍昏迷患者特殊的检查方法和临床意义。

一、眼部体征

（一）眼睑
昏迷患者肌肉松弛，常呈半睁半闭状，与癔症性假性昏迷患者的双眼睑紧闭有本质上的区别，后者是一种有意识的随意肌活动。

（二）眼球位置和运动
（1）两眼球向上或向下凝视，常提示中脑四叠体附近的病变，如丘脑出血。

（2）分离性眼球运动，一侧眼球向上而另一侧眼球向下，常见于小脑病变引起的昏迷。

（3）双眼球固定偏向一侧，常提示该侧额中回后端或另一侧脑桥有破坏性病变。

（4）双眼球呈钟摆样活动，常由脑干病变所致，如脑桥肿瘤或出血。

（5）两眼球浮动，当浅昏迷时可见眼球水平或垂直性自发性浮动，以水平浮动多见，说明昏迷尚未达到中脑功能受抑制的深度，少数情况下见于脑桥病变。

（6）一侧眼球固定、瞳孔扩大，又伴球结膜水肿、高热者，则为海绵窦血栓静脉炎。

（7）反射性眼球运动，昏迷患者由于眼球自发性侧向运动消失或受限时，可利用反射性眼球运动的检查来测定侧视及垂直运动的范围。转头试验：将昏迷患者的头水平地分别向两侧转动，注意观察两眼球运动，可见两眼球很快地协同转向对侧。此反射由迷路、前庭、侧视中枢、内侧纵束、眼球运动神经与眼肌参与。正常人此反射受大脑皮质的适应性抑制而无反应或反应不明显；当皮质功能低下（昏迷）、两侧额叶或弥漫性大脑半球病变时可出现，随着昏迷的加重此反射又消失。头仰试验：正常人在头屈向前时眼球向上仰视，头向后仰时眼球向下，这一反射由颈肌本体感觉、前庭系统及脑干的垂直凝视中枢（丘脑底部的后连合）来完成。此反应障碍主要病损见于丘脑及丘脑底部，如出血、肿瘤。

（三）瞳孔
观察昏迷患者的瞳孔大小、形态和位置的两侧对称性及对光反射都是很重要的，这些对确定神经系统损害的部位、程度及性质很有帮助。

（四）角膜反射
角膜反射是判断昏迷深浅的重要标志之一，如果角膜反射消失，那么说明昏迷较深。

二、脑膜刺激征

昏迷患者都必须检查脑膜刺激征，这有助于昏迷病因的诊断。

（1）脑膜刺激征阳性，包括颈项强直、Kerning征和Brudzinski征阳性，见于脑膜炎、蛛网膜下腔出血和脑出血。

（2）颈项强直明显，而Kerning征和Brudzinski征不明显或为阴性，提示有枕骨大孔疝的可能性。

（3）急性脑血管意外的患者，偏瘫侧Kerning征可不明显。

（4）婴幼儿患者的脑膜刺激征判断困难，前囟膨出可做参考。

（5）深度昏迷时，脑膜刺激征往往可以消失。

三、面瘫

一侧面瘫时，可见面瘫侧鼻唇沟变浅、口角低垂、眼裂增宽，在呼气时面颊鼓起，吸气时面颊陷塌。如果压迫眼眶，正常侧出现面肌收缩，则体征更为明确。检查者欲掰开患者眼睑时，麻痹侧无阻力，正常侧可有阻力。根据上述检查，属周围性面神经麻痹，则要考虑小脑脑桥角或脑桥病变，中枢性面神经麻痹则为脑桥以上的锥体束损害，可见于脑血管病变和颅内占位性病变。

四、肢体瘫痪

昏迷患者运动功能的检查方法：

（1）压迫患者的眶上切迹，若发现有面神经麻痹，则可能有偏瘫，并观察患者能否以手来反抗，瘫痪上肢则无此反应。

（2）用针或棉签刺激患者的足心或手心，瘫痪肢体不能躲避。

（3）瘫痪的肢体在病变的早期肌张力减低，随后肌张力增高。

（4）瘫痪的下肢呈外旋位。

（5）抬高肢体后瘫痪的肢体呈软鞭样下落。

（6）将肢体放于不自然位置，正常肢体可逐渐移至自然位置，瘫痪肢体则无此反应。

（7）将两下肢被动屈膝呈 90° 竖立位，放手后瘫侧下肢很快落下，且倒向外侧。

（8）偏瘫侧肢体早期腱反射减低，随后腱反射增高，而深昏迷时腱反射都消失。

（9）偏瘫侧肢体可能引出病理反射；随着昏迷加深，健侧也可引出；而深昏迷时双侧均不能引出病理反射。昏迷患者的肢体瘫痪，如果为偏瘫，多系急性脑血管病，如内囊出血。交叉性瘫痪，即一侧脑神经麻痹和对侧肢体偏瘫，为脑干病变，如脑干肿瘤等。四肢痉挛性瘫痪，见于高颈段脊髓病和颅脊部病变。双下肢截瘫见于急性播散性脑脊髓炎、上矢状窦血栓形成和恶性肿瘤向脑与脊髓转移。

第三章

头痛

第一节 紧张性头痛

紧张性头痛以前曾被称为肌肉收缩性头痛、应激性头痛、特发性头痛及心因性头痛，是一种慢性隐源性头痛，其发病机制尚不完全清楚。目前认为是由多因素，如精神因素、姿势不良，或头颈部其他疾病引起，是最常见的一种头痛类型。

一、临床表现

其临床特点是头痛发作频率高，经常天天痛，多为双侧痛，部位无明显界限，多在额颞部、枕部，严重者整个头部甚至牵涉到颈肩部。性质为钝痛、胀痛，头部有压迫感、紧束感。

不伴恶心、呕吐，及视觉前驱症状。对日常活动无明显影响。有的患者伴有精神紧张、抑郁或焦虑。检查除偶然有肌肉痉挛或颈后肌压痛外，无其他异常发现。在临床上可分为发作性紧张性头痛和慢性紧张性头痛两型。发作性紧张性头痛的疼痛部位多在后颈部，主要与附着在颅骨的肌肉长时间收缩有关；而慢性紧张性头痛几乎天天痛，多是双侧弥散性痛，常伴有抑郁或焦虑，每月头痛天数超过 15 d。

二、诊断

紧张性头痛的诊断某种程度上是排除诊断，需要排除其他原因引起的头痛。

三、治疗

治疗可用抗抑郁或抗焦虑剂，如百忧解、黛安神，以及安定剂；抗炎止痛药，如阿司匹林、对乙酰氨基酚、吲哚美辛（消炎痛）、布洛芬、萘普生。

第二节 丛集性头痛

丛集性头痛曾称 Horton 头痛、偏头痛样神经痛（睫状神经痛），是原发性神经血管性头痛之一，为较罕见的头痛类型。其特点为密集（群集、丛集）短暂而成串的剧烈锐痛或爆炸样头痛发作，丛集期持续数周至数月，好发于男性，无家族遗传史。

一、发病机制

发病机制仍不清楚，可能与偏头痛相同，也属原发性神经血管性头痛。与偏头痛不同之处为丛集性头痛的病灶位于下丘脑灰质中，由其调控生物钟的神经元功能发生紊乱所致。

二、临床表观

发病年龄为 20～50 岁，平均 30 岁；主要见于男性，男女之比为（4～5）：1。头痛常突发于凌晨或午睡时，先局限于一侧眶周、球后，可向额、颞、下颌放射，甚至扩展至枕、颈部，呈深部爆炸样剧痛。常伴有同侧眼结合膜充血、流泪、流涕、鼻塞，以及 Horner 综合征，无恶心、呕吐。一次发作持续 15 ~ 180 min（一般为 30 min 左右）。发作频度不一，可隔日一次或一日数次。这种成串的头痛发作可连续几周至几个月（一般为 2 周至 3 个月）。在此丛集发作期内，头痛发作十分规律，如每次发作的部位、时间和持续时间几乎固定不变。

在丛集期后，可有较长的间歇期。其复发时间也十分规律，如有的患者好在每年的春季或（和）秋季发病。在丛集期，饮酒或血管扩张药可诱发头痛发作。间歇期两者均不会诱发头痛发作。

三、诊断

目前尚无一种仪器或实验室检查可作为诊断丛集性头痛的依据，故其诊断主要根据临床表现。按 2004 年国际头痛学会的头痛分类法，丛集性头痛必须符合下述标准，且须注意与偏头痛等进行鉴别。

（1）至少有以下特点的发作 5 次。

（2）重度单侧眼眶、眶上及（或）颞部疼痛，若不治疗可持续 15 ~ 180 min。

（3）头痛侧至少伴随以下症状之一：结合膜充血、流泪、鼻塞、流涕、前额及面部出汗、瞳孔缩小及（或）眼裂变窄、眼睑水肿。

（4）辗转不安或激动（因剧痛）。

（5）发作频度隔日 1 次至每日 1 ~ 8 次。

四、治疗

因本病头痛发作时间十分短暂，一般药物治疗也难以奏效，故多在丛集期之初就应采用药物进行预防性治疗。一线预防药为盐酸维拉帕米（异搏定）缓释片（60 ~ 120 mg 口服，每日一次）和碳酸锂（300 ~ 900 mg/d，分 2 次口服），二线预防药为丙戊酸钠（500 mg/d，分 2 次服）。在丛集期开始或在发作高峰期，可给予小剂量及短程皮质类固醇治疗，如地塞米松（2 ~ 4 mg，每日 1 ~ 2 次）、泼尼松（20 mg，每日 1 ~ 2 次）等。但均须注意其禁忌证和毒副作用的防治。此外，在间歇期不允许给予预防药物。

第三节 偏头痛

偏头痛是反复发作的一侧搏动性原发性头痛；西方国家的患病率为 10%，仅次于紧张性头痛；女性多见。

一、病因与发病机制

对此主要有 3 种学说。

（1）血管学说：认为颅内血管先收缩产生先兆，继之颅外血管剧烈扩张、血流瘀滞而头痛。

（2）神经血管学说：认为下丘脑和边缘系统的功能障碍与偏头痛的前驱症状有关，先兆及头痛的发生均与神经元功能障碍继发血管改变有关。先兆期脑血流（CBF）降低从枕叶皮质向前扩散，头痛开始后 CBF 增加，并持续到头痛缓解。中脑的中缝背核可能是偏头痛的发生器，其发作与该区被激活和三叉神经末梢受到刺激有关，三叉神经末端释放化学物质如 P 物质，导致局部炎性反应和血管舒张，激发头痛。

（3）神经递质学说：5-HT 在偏头痛的发生中具有重要的作用，中脑 5-HT 神经元受到刺激可以出现 CBF 的增加，偏头痛发作中血浆 5-HT 水平降低，以上均提示 5-HT 与偏头痛有关。儿茶酚胺、组胺、血管活性肽、前列环素和内源性阿片物质等亦有可能与偏头痛有关。

二、临床表现

偏头痛的分类：①有先兆的偏头痛。②无先兆的偏头痛：有典型先兆性偏头痛、有典型先兆非偏头痛性头痛、无头痛的典型先兆、家族性偏瘫性偏头痛（FHM）、散发性偏瘫性偏头痛、基底型偏头痛。

③其他类型偏头痛：通常为偏头痛前驱症状的儿童周期性综合征、视网膜性偏头痛、偏头痛并发症、可疑的偏头痛。

大多数偏头痛发生在儿童和青年期，女性：男性为 4：1。10% 的患者有先兆。临床症状如下。

（1）前驱症状：在偏头痛发作前一天或数天，有些患者会有一些异常现象，如怕光、怕吵、情绪不稳定、困倦等。

（2）先兆症状：主要是视觉症状，如眼前闪光、冒金星、水波纹、城垛形、视野缺损等，持续约 20 ~ 30 min。有少许患者只有先兆而不头痛。

（3）头痛症状：在先兆症状消失后出现剧烈头痛，单侧、搏动性、中等或重度搏动性或烧灼性头痛，逐渐蔓及一侧头部或全头，伴恶心、呕吐、畏光、畏声，持续 4 ~ 72 h。患者愿意在黑屋子内休息，睡觉后大多数患者能缓解，日常活动时加重。

（4）头痛后期：发作中止后，患者感到疲劳、无力、烦躁、注意力不集中、食欲差等，但 1 ~ 2 d 后就好转。

三、辅助检查

（1）经颅多普勒超声检查（transcranial doppler，TCD）：在偏头痛发作期有颅内动脉扩张，血流速度变慢，缓解期正常。

（2）头颅 CT 和（或）MRI：如无结构性异常，所见应正常。

四、诊断

偏头痛的诊断要点如下。

（1）搏动性头痛意味着跳痛，或随心跳变化。

（2）偏头痛在较小的孩子通常为双侧性，青春期或近成人时表现为单侧性。

（3）排除其他疾病导致头痛的可能。

（4）先兆以可逆的局灶神经系统症状为特点，持续时间不超过 60 min。

五、鉴别诊断

（1）紧张性头痛：由于过度疲劳、精神紧张、姿势不良等原因引起头部颅顶肌、颞肌和颈肌持续收缩而产生的慢性头痛，多为双侧少为单侧，头痛持续 30 min 至 7 d，轻至中等程度紧缩性或压迫性头痛，颈部牵拉、发僵、酸痛，用力活动不会加重头痛，多不伴有恶心、呕吐、畏光、畏声或畏嗅。

（2）丛集性头痛：头痛持续 15 ~ 180 min，程度剧烈，位于眶部、眶上部、颞部或这些部位的任意组合，一天发作可以多达 8 次，而且至少伴有以下一项征象，所有症状均发生在同侧：流泪、结膜充血、鼻塞、流涕、面部出汗、眼睑水肿、眼睑下垂或瞳孔缩小，发作时其额动脉突出。

六、治疗

治疗须根据头痛发作的频率以及有无并存疾病而定。一般来说，治疗可分预防性、急性期治疗。

（一）预防性治疗

如果患者的偏头痛每周发作超过一次，应该考虑长期预防性用药。应改变生活习惯，减少诱发原因。具体药物的选用主要凭经验，但也受并存疾病的制约。

（1）β 受体阻滞剂：普萘洛尔 10 ~ 40 mg/ 次，每日 4 次；阿替洛尔 40 ~ 240 mg/d。

（2）钙通道阻滞剂：二线用药，维拉帕米 80 mg，每日 3 次或 4 次；氟桂利嗪 5 ~ 10 mg 每晚口服；尼莫地平 20 ~ 40 mg，每日 2 次。

（3）抗抑郁剂：阿米替林 50 ~ 75 mg/d，每日 3 次。

（4）抗惊厥剂：丙戊酸钠 250 ~ 750 mg，每日 2 次；苯妥英钠 200 ~ 400 mg/d。

（5）非类固醇消炎药：阿司匹林；布洛芬 400 mg，每日 3 次。

（二）急性期治疗

休息，保持安静。

（1）5 羟色胺受体（5-HT 1B/1D 受体）激动剂：舒马曲坦（尤舒）25 ~ 50 mg，立即口服或 6 mg 皮下注射，皮下注射更易见效。

（2）麦角生物碱衍生物：酒石酸麦角胺 0.25 ~ 1.0 mg，肌内注射；麦角胺 0.6 ~ 1.0 mg，口服。

（3）非类固醇消剂：阿司匹林 0.6 ~ 1.0 mg；布洛芬 0.6 ~ 1.2 g；泰诺林 1.3 g，每日 2 次。

（4）甲氧氯普胺与氯丙嗪可能有效。

（5）布桂嗪、吗啡有效但易成瘾，应尽量避免。

七、预后

大多数患者经积极的急性治疗后，能够终止急性发作，经预防治疗后能够减少发作的次数和程度。部分患者随年龄的增长而自行停止发作。

第四节　慢性每日头痛

慢性每日头痛（chronic daily headache，CDH）是指频繁头痛，凡头痛超过 4 h/d 和超过 15 d/ 月，持续超过 3 个月者即可诊断为 CDH。CDH 不是单独的头痛病种，而是多种原发性头痛和继发性头痛的变形或混合性头痛。IHS（国际头痛协会）分类不包括混合性头痛，故 CDH 未能列入。在诊断原发性头痛之前必须排除继发性头痛。世界范围人群的 3% ~ 5% 患有慢性每日头痛或慢性近每日头痛。频繁头痛的折磨影响患者的生活质量和工作。

CDH 的危险因素有肥胖，频繁头痛历史（ > 1 次 / 周），咖啡，过度使用治疗急性头痛的药物，包括一般止痛药、麦角类和曲普坦类制剂。

1/2 以上的 CDH 患者有睡眠紊乱和情绪疾病，如抑郁或焦虑。

一、分类

（一）原发性慢性每日头痛（表 3-1）

原发性慢性每日头痛包括 IHS 定义的下列几种原发性头痛，其中以变异性偏头痛最常见。原发 CDH 又以每次发作的时间长短（ > 4 h 或 < 4 h）再细分为不同的亚型。所有的原发性头痛都可合并止痛药使用过度。

表 3-1　原发性 CDH 的类型

慢性紧张性头痛
慢性偏头痛（也曾称作变异性头痛伴有或不伴有止痛药反跳）
新症每日持续头痛
慢性丛集性头痛
连续半侧颅痛
慢性阵发性半侧颅痛
睡眠头痛
自发性刺戳样头痛
SUNCT（短暂单侧神经痛样头痛伴结膜充血和流泪，short-lasting unilateral neuralgiform headache attacks with conjunctival injection and tearing）
颅神经痛（如三叉神经痛）

（二）继发性慢性每日头痛

所有的继发性 CDH 都可合并用药过度。其病因见表 3-2。

CDH 以变异性偏头痛和用药过度头痛最多见，以下重点讲解这两型 CDH。

表 3-2 继发性 CDH 的病因

外伤后头痛（表现可与多种原发性头痛相似）

颈源性头痛（特别是 C_2、C_3 上神经根嵌顿）

颞下颌关节综合征

鼻窦疾病

动静脉畸形

动脉炎（包括巨细胞动脉炎）

硬膜下血肿

夹层动脉瘤

新生物

感染

颅内压增高

低颅压

二、临床表现

（一）变异性偏头痛（transformed migraine，TM）

此病女性多见，原有发作性偏头痛史，多于 10 ~ 20 岁起病，多为无先兆的普通型偏头痛。其头痛发作随时间增长，逐月逐年加重，但先兆消失，伴随症状如恶心、畏声、畏光等却变得越来越轻。而月经期加重等诱发因素以及单侧头痛和胃肠道症状可持续不变。多数患者系过度滥用止痛药所致，部分患者是共存焦虑和抑郁等疾患所致。

（二）用药过度头痛（medication-overuse headaches，MOH）

此病女性多见，临床症状如下。

1. 一般头痛症状

（1）每日或几乎每日头痛，头痛顽固。

（2）头痛的严重性、类型和定位变化不定。

（3）可预期的经常早晨头痛（2：00 ~ 5：00）。

（4）躯体奋力或用脑过度出现头痛的阈值低下。

（5）过量使用止痛药物（> 15 d/ 月）。

（6）对止痛药出现耐受性。

（7）对预防头痛用药无效。

（8）突然中断止痛药时出现戒断症状。

（9）缓慢逐渐停用止痛药，头痛几天内自发改善。

2. 伴随症状

（1）头痛伴有乏力、恶心和其他消化道症状。

（2）烦躁，焦虑，易激惹，抑郁。

（3）情绪和认知功能缺陷。

3. 特殊症状

麦角制剂过度应用时：①肢体冷和（或）无力，感觉异常，心动过速，肠道激惹综合征。②脉搏缓慢，高血压，头轻。③肢体肌肉疼痛，下肢无力。

三、诊断要点

变异性偏头痛和用药过度头痛的诊断标准见表 3-3。

表 3-3　变异性偏头痛和用药过度头痛的诊断标准

变异性偏头痛

A. 每日或几乎每日头痛 >1 个月，>15 天/月

B. 平均头痛时间：>4h/d（若不处理）

C. 符合至少下列 1 项：

（1）发作性偏头痛病史，符合 IHS 标准

（2）头痛发作频率增加，但偏头痛的严重性和其他表现减轻的病史至少 3 个月

（3）头痛发作时除时间外其他方面符合 IHS 标准

D. 不符合新症每日持续头痛或持续性半颅痛的标准

E. 排除其他疾病

过度用药头痛（medication-overuse headache，MOH）

A. 头痛至少 15 天/月

B. 特征以过度用药时出现头痛或头痛恶化以及停止责任药物后 2 个月头痛消退和恢复到原先头痛的形式过度用药的定义

（1）规律地过度使用头痛药物 >3 个月

（2）用麦角制剂、曲普坦类制剂、鸦片和止痛药复合剂 ≥ 10 天/月

（3）用一般止痛药 ≥ 15 天/月

（4）所有头痛药物总用量 ≥ 15 天/月

注：止痛药的复合制剂多含有阿司匹林、对乙酰氨基酚和咖啡因

四、治疗方案及原则

原发性每日头痛和继发性每日头痛按照各自的具体疾病进行处理。因原发性和继发性 CDH 多合并用药过度，以下只介绍过度用药的处理。

（一）过度用药的处理

持续数月或数年的慢性每日头痛患者治疗困难，更无任何疗法能使患者完全不再头痛。治疗目的是停用正在使用的致病责任药物以阻断恶性循环，采取预防措施（药物和非药物）以减少头痛发作，并于停止过度用药后 1～2 个月对急性头痛发作进行正规的治疗。

1. 治疗的第一步是停用致病责任药物

若是简单止痛药可迅速戒断。若责任药含有咖啡因、巴比妥、苯二氮䓬类和麻醉剂则应逐渐戒断，巴比妥突然戒断可出现癫痫发作。鸦片类突然戒断可出现恶心、呕吐、激动不安等更严重的戒断综合征。严格地讲，诊断 MOH 要求停止服用所用的药物，并随访 2 个月以观察头痛发作的频率，临床上实际患者的顺应性很差，故几乎很难做到。凡遇此情况时，可于停止用药的同时给予 60 mg 泼尼松 5 d，以减少戒断性头痛和其他症状。

2. 治疗反跳性头痛和戒断综合征

停用致病责任药物会造成反跳性头痛和戒断综合征，应同时给予治疗，特别是戒断后第 7～10 d。对抗药物应视作用责任药而定，若责任药为麦角胺或其他血管活性物质，可使用非类固醇消药（NSAIDS）或吩噻嗪类药，同时可使用类固醇激素；若责任药为简单止痛药时，可使用双氢麦角胺和西坦类药。

3. 预防头痛发作

（1）药物：停用致病责任药物成功后，应给予预防用药。预防用药的选择取决于撤药后复现的头痛类型，若是偏头痛则可选用三环抗抑郁药、肾上腺素能 β 阻滞剂、钙拮抗剂、丙戊酸钠。三环抗抑郁药，特别是不只有缓解头痛、帮助睡眠且同时有抗抑郁疗效应作首选。常用的是阿米替林 10 mg，睡前服用，逐渐增加量直至头痛发作减少，随访 3 个月逐渐减量或停用。停用原责任药物成功后，若患者仍需用原药物治疗头痛时，必须在停药后 1～2 个月后才能限制使用，且只能用于急性发作，每周最多用

1 ~ 2 d。

（2）枕神经刺激：双侧枕骨下埋藏刺激器治疗变异性偏头痛。

（3）非药物治疗：包括禁用咖啡和浓茶、烟、酒和其他诱发头痛的饮食，生活规律，适当运动，保持心情愉快和自我放松，充足和定时睡眠等。

4. 住院治疗

若门诊治疗无效，不安全或戒断症状严重等都应住院治疗。住院治疗除能及时和合理地治疗戒断综合征外，更可静脉给予双氢麦角胺治疗，它可以安全、有效和短时间控制顽固性头痛。双氢麦角胺本身具有抗偏头痛效应，但连续反复使用不会造成慢性头痛和反跳性头痛。此外尚应对非头痛的其他戒断症状给予处理，如应用吩噻嗪等药物治疗。

（二）禁止滥用止痛药和用药过度

慢性头痛患者特别是紧张性头痛和偏头痛患者常过度应用或滥用解热止痛剂、麻醉药、咖啡因、麦角胺、巴比妥类药物。这些药物常以复合剂形式罩以不同的商品名以非处方用药（OTC）出售。慢性头痛患者因头痛折磨所驱动无限制地服用药物，结果是产生药物依赖性，产生慢性每日头痛。停用止痛药又产生反跳性头痛和戒断综合征，表现为头痛恶化并使预防头痛的药物失效，促使患者使用更多的止痛药，从而形成恶性循环。多数头痛患者多不认识过度频繁服用止痛药的恶果，而一旦出现药物依赖后又多不愿或拒绝承认过度用药史，给诊断和治疗带来困难。能够造成反跳头痛和CDH的止痛药的确切剂量和期限难以确定，一般认为单纯止痛药每日3次，每周五天；止痛剂与咖啡因复合制剂每周三天；与麻醉药（如可卡因）或麦角胺的复合剂每周两天；麦角胺和咖啡因合剂最差，每周2片足以造成反跳头痛和CDH。停止服药是唯一有效的治疗手段。停药前2周会出现头痛恶化等戒断症状，随后改善，可代以作用机制不同的止痛药，控制使用治疗头痛。精神或躯体依赖严重的患者需住院进行脱毒疗法。

第五节　其他原发性头痛

一、SUNCT 综合征

SUNCT综合征的全称为"持续时间短暂的单侧神经痛样头痛发作，伴有结膜充血和流泪"（short-lasting, unilateral, neuralgiform headache attacks with conjunctival injection and tearing, SUNCT），如此冗长的名称虽把疾病的特征、症状包揽无遗，但难以记忆，更难以应用。为此选其英文名称的几个字头，简称为"SUNCT"。

SUNCT综合征隶属三叉神经自主神经头痛（the trigeminal autonomic cephalgias, TACs）的一种，TACs是一组单侧三叉神经分布区域的疼痛，同时伴有突出的同侧颅自主神经症状，这种疾病还包括丛集性头痛、阵发性半侧颅痛和连续性半侧颅痛。

（一）临床表现

SUNCT综合征不多见，可能是因对其认识不足。发病年龄在50岁左右。患者在整日头痛的基础上出现程度严重的阵发性头痛，疼痛局限于三叉神经第一支分布区，阵发性头痛发作时伴有颅部自主神经症状。

头痛一般在三叉神经分布的眼支最重，特别是在眼眶部，或眼眶周围、前额和颞部。头痛发作只限于单侧。疼痛的严重性介于中度到重度。疼痛性质多描述为刺痛、烧灼性痛或电击样痛。头痛发作时间短暂，持续时间介于5 ~ 250 s（平均49 s），偶可持续更长些。阵发性头痛发作突然，在2 ~ 3 s内达到最大强度，然后维持在最大强度1 min后作用突然停止。多数患者于发作间隙期毫无症状，部分患者于间隙期可有头钝痛。

急性头痛发作时伴随多种头颅的自主神经症状，最多伴有的症状包括同侧结膜充血和流泪；较少见的有同侧鼻充血、流涕、眼睑水肿、眼睑下垂、瞳孔缩小、面部发红和出汗。头痛发作时不伴有恶心、呕吐、畏光、畏声和烦躁不安等。多数患者碰触三叉神经分布区可触发疼痛发作，偶尔碰触三叉神经分布以外的区域也能触发发作，如面的其他部位、头皮，剃胡须、吃饭、咀嚼、刷牙、谈话、咳嗽、颈部运动可触发发作，但有些患者能借连续旋转头部以减轻或中断发作。与三叉神经痛不同的是患者无"不应期"，即不停碰触可连续触发疼痛发作。

（二）诊断要点

1. 诊断

依靠典型的临床表现可做出诊断。

2. 诊断标准

SUNCT 综合征的特征是持续时间短暂的单侧神经痛样头痛发作，发作时间极短暂，伴有突出的流泪和同侧结膜充血，是区别于其他头面痛综合征的特点。

诊断标准如表3-4。

表3-4 SUNCT 综合征的 IHS 诊断标准

A. 至少有 20 次发作符合 B ~ D 标准	D. 发作频率每日 3 ~ 200 次
B. 单侧眼眶、眶上或颞部刺痛或波动性疼痛，持续 5 ~ 240s	E. 能排除其他相关疾病 *
C. 头痛伴随同侧结膜充血及流泪	

注：* 病史、体检和神经系统检查未发现 IHS 头痛分类中的任何继发性头痛（第5 ~ 12项疾病）；或病史和（或）体检和（或）神经系统检查虽然怀疑这些疾患的可能性，但经适当诊查后已经排除，或这些疾患虽存在，但 SUNCT 综合征首次发生与该疾患并无时间上的密切关联。

说明：①SUNCT 综合征在第1版《国际头痛疾病分类》出版后才被报告，在最近10年内已被确认。②患者可只有结膜充血或流泪，或其他颅部自主神经系统症状，如鼻腔充血、流涕或眼睑水肿。③SUNCT 可能是附录中描述的短暂单侧神经痛性头痛发作，伴颅自主神经症状的亚式（short-lasting unilateral neuralgiform headache attacks with cranial autonomic symptoms，SUNA）。④文献中报道最常类似 SUNCT 的疾患是位于颅后窝或累及垂体的病变。⑤SUNCT 合并三叉神经痛：有报告 SUNCT 患者同时重叠发生三叉神经痛。这些患者应给两个诊断，因将两者从临床上区分开来很困难。

3. 鉴别诊断

（1）存在自主神经症状和只限于三叉神经第一支，有助于与三叉神经痛鉴别（表3-5）；而发作时间短暂、疼痛的频繁性和阵发性得以与丛集性头痛（典型疼痛持续 2 ~ 30 min，每日定时1次）和发作性阵发性半侧颅痛（典型发作持续 2 ~ 30 min）相鉴别。

表3-5 SUNCT 和三叉神经痛的区别

临床表现	SUNCT	三叉神经痛
性别（男：女）	2.1：1	1：2
疼痛部位	V1	V2/3
严重程度	中度~重度	极严重
持续时程	5 ~ 250s	<1s
自主神经症状	突出	无或轻微
不应期	无	完全
卡马西平	部分	完全

（2）若诊断不能肯定可进行治疗试验：消炎痛能排除消炎痛反应性头痛，如发作性阵发性半侧颅痛；抗癫痫药如拉莫三嗪和加巴喷丁对 SUNCT 有时有效，但常不如对三叉神经痛那样完全。然而，在做出原发性 SUNCT 诊断之前，应作 MRI 检查以排除颅内占位病变，特别是位于颅后窝和蝶鞍附近的肿瘤。

（三）治疗方案及原则

抗癫痫药物能部分缓解疼痛发作，证实有效的有卡马西平、拉莫三嗪和加巴喷丁，但效果不如抗癫痫药治疗三叉神经痛显著。

二、霹雳头痛

霹雳头痛（thunderclap headache，TCH）又称作蛛网膜下腔出血样头痛。良性霹雳头痛为突发的剧烈头痛，症状和颅内动脉瘤破裂的头痛相似。其按新分类标准已被列为独立的头痛类型，应单独诊断。

（一）诊断要点

1. 诊断标准（表 3-6）

表 3-6　TCH 的诊断标准

A. 严重头疼痛，符合标准 B 和 C	C. 其后几周或几个月无无规则的复发发作①
B. 需符合下列 2 项特征：	D. 能排除其他疾病②
a. 突然发病，<1min 内头痛达到最强烈程度	
b. 持续 1h 至 10d	

注：①发病后 1 周内可能再次复发。②应作腰椎穿刺和脑脊液检查以及头颅影像学检查，结果必须正常

2. 鉴别诊断

（1）TCH 作为原发性头痛的证据欠缺，故临床工作中应紧急和详尽地寻找发病原因，排除继发性头痛。

（2）继发性 TCH 头痛：TCH 常是颅内严重的血管性疾病的临床表现，特别是蛛网膜下腔出血，其他必须要排除的疾病还有脑出血、脑静脉窦血栓形成、未破裂的血管畸形（多为动脉瘤）、夹层动脉瘤（颅内及颅外）、高血压危象、中枢神经系统血管炎、可逆性 CNS 血管病和垂体卒中。其他可造成 TCH 的器质性病因有第三脑室胶样囊肿、自发性低颅压以及急性鼻旁窦炎（尤其是气压性创伤性）。

（3）只有在排除所有器质性病因后才可诊断为原发性霹雳头痛。

（二）治疗方案及原则

部分患者对尼莫地平治疗有效。

三、睡眠头痛

睡眠头痛综合征又称"闹钟"头痛。

（一）临床表现

睡眠头痛是一罕见的良性、复发性头痛病，多发生于老年人，女性多见。头痛独特地只发生在夜间睡眠时，多于夜间 1∶00 ~ 3∶00 时发生，白天午睡时也可发生。睡眠头痛的疼痛程度一般为轻至中度，但约 20% 的患者报告严重的疼痛。约 2/3 的病例为双侧疼痛。头痛发作通常持续 15 ~ 180 min，但亦有持续更久的例子。不伴有自主神经系统症状。头痛发作频率高，每周多于 4 次。有报告咖啡因与锂盐对头痛有效。

（二）诊断要点

诊断标准见表 3-7。

表 3-7　睡眠头痛的诊断标准

A. 头痛为钝痛，符合标准 B ~ D	D. 无自主神经系统症状，且下列症状最多不超过 1 项：
B. 只有在睡眠中发生，头痛使患者从睡眠中醒来	恶心、畏光和畏声
C. 至少需具下列 2 项特征：	E. 能排除其他疾病 *
a. 每个月内发作 >15 次	
b. 痛醒后持续 ≥ 15 min	
c. 首次发作在 50 岁之后	

注：*应排除颅内疾患。为有效处理患者，应与三叉自主神经头痛鉴别开来。

（三）治疗方案及原则

碳酸锂被认为是最有效的药物。其他报告有效的药物还有咖啡因、氟桂利嗪、维拉帕米、吲哚美辛以及加巴喷丁和乙酰唑胺。

第四章　　神经痛

第一节　神经痛的分类和各种神经痛

一、分类

（一）根据疼痛部位分类

1. 脑神经痛

脑神经痛以三叉神经痛最常见，诸如舌咽、喉上神经痛和一些非典型性神经痛（自主神经痛）均少见。

2. 脊神经痛

脊神经痛以腰骶神经痛（坐骨神经痛）、颈胸神经痛（臂神经痛）与颈枕神经痛最为多见，而其余的脊神经痛以及因交感神经干、神经节和富有交感纤维神经损害所致的自主神经痛等，则比较少见。按其病变的解剖部位又可进一步分为根性、丛性和干性三种，其中绝大多数是根性脊神经痛，而且多与脊椎病有关。

（二）根据病因分类

1. 原发性神经痛

原发性神经痛系指原发于周围神经的病变，主要是间质性神经炎及病因暂时尚未明确者，除三叉神经痛外，临床较少见。

2. 继发性神经痛

继发性神经痛是由于周围神经通路受邻近组织病变损害而起病的，临床多见。

（三）根据疼痛的性质分类

1. 刺痛或锐痛

其特点为定位明确，疼痛感觉的形成及消失均十分迅速，常不会引起明显的情绪反应，又称为快痛或第一痛，多被认为与外周神经中的 δ 纤维传导有关。

2. 灼痛

灼痛又称慢痛或第二痛。它的特点是定位不太明确，而且疼痛往往难以忍受。痛觉的形成比较缓慢，常常在受到刺激后 0.5 ~ 1 s 才出现。去除刺激后，还要持续数秒钟后才逐渐消失，常伴有心血管和呼吸等自主神经功能变化，并一过性地影响思想情绪，多被认为是由于外周神经中的 C 类纤维活动所致。

3. 钝痛

此种性质的疼痛是躯体深部组织和（或）内脏器官受到伤害性刺激时所产生的，通常呈持续性，并且部位固定，有时伴有烧灼感。但是疼痛的性质很难描述，感觉定位差，痛源（痛觉产生部位）很难确定。常伴有明显的内脏和躯体反应，并可引起较强的情绪变化。对这种性质的疼痛，目前普遍认为两种神经纤维均参与其中，即外周神经中的 δ 纤维和 α 纤维。

二、各种神经痛

（一）枕神经痛

枕神经痛是指发生于头部和颈后的一种发作性疼痛，系由枕大、枕小或耳大神经本身的炎症、损伤，或者由于其他疾病刺激、压迫该神经引起。

1. 解剖基础

（1）枕大神经：由 C_2 神经的后支纤维所构成，通过 $C_1 \sim C_2$ 椎体之间出椎管，分布于枕后和顶部的皮肤（图4-1）。

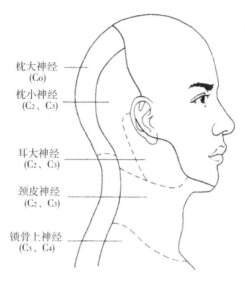

枕大神经
（C_0）

枕小神经
（C_2、C_3）

耳大神经
（C_2、C_3）

颈皮神经
（C_2、C_3）

锁骨上神经
（C_3、C_4）

图4-1　枕神经分布

（2）枕小神经（C_2、C_3）：由胸锁乳突肌后缘穿出至皮下，继而上行并分布于枕外侧部、乳突及耳前后侧面的上部分皮肤。枕小神经司这些区域的感觉。

（3）耳大神经（C_2、C_3）：在枕小神经的下方出胸锁乳突肌后缘，分布于下部分耳郭的前后侧、乳突及腮腺区皮肤，其末梢与枕大、枕小神经相吻合。

2. 常见原因

（1）颈椎病变：如炎症、肿瘤等。

（2）椎管内病变：如上颈髓肿瘤、枕骨大孔内肿瘤、蛛网膜炎等。

（3）枕部病变：如环枕部脱位、颅底凹陷症、环枕融合、枕部韧带或关节损伤、骨折等。

（4）其他：呼吸道感染、风湿病、糖尿病及酒精中毒、铅中毒等。

3. 临床表现

枕神经痛多呈针刺或刀割样放射性痛，主要位于一侧的枕下及乳突后，并向枕上、耳及顶部放射，甚至可波及前额与眼眶区。疼痛常呈发作性出现，或自发或因旋转头部，尤其是向对侧旋转而被诱发，其他的头颈部活动或咳嗽、打喷嚏等亦可诱发或加剧疼痛。多数患者在疼痛间歇期仍感到患区钝痛。体检时常见颈肌紧张乃至强迫头位，患侧的枕大神经出口处枕小神经（胸锁乳突肌上端后缘）有压痛。

4. 诊断及鉴别诊断

根据疼痛的部位、特定区域压痛等，枕神经痛可诊断，但需注意对其病因进行鉴别，临床以继发性枕神经痛较多见。

（1）感染：发病较急，常与受凉关系密切，且疼痛范围较广泛。

（2）骨关节病：多于紧张劳动外伤后出现，部分为在慢性基础上突然加重，并且疼痛比较局限，头颈部活动和位置对疼痛的程度具有较大影响。其中颈椎病的发病年龄多较大，并常合并有慢性颈痛和僵硬、眩晕、颈枕部跳痛、臂痛或麻木等其他颈椎病的表现。

（3）畸形：多有较特殊的外貌特征，且常在青少年时期发病。

（4）其他：如结核、肿瘤等，常出现双侧性枕神经痛，且颈椎的局部压痛较显著。

（二）面神经痛

临床所见的面神经痛表现为两组异质性症状。其一为短暂的、发作性的剧痛，疼痛多局限于受累神经的分布区内，又称典型面神经痛；其二表现为疼痛部位较为广泛，并非局限于受累神经的分布区，且疼痛持续时间长，呈灼烧样痛或不适感，并常伴有自主神经症状，如膝状神经节痛、鼻睫神经痛、疱疹后神经痛、颈交感神经节损害所致面痛及血管神经节面痛等，其产生原因主要为自主神经受损，又称非典型面神经痛，现将膝状神经节痛介绍如下。

1. 解剖基础

膝状神经节是面神经的一个组成部分，即中间神经的神经节，位于颞骨岩部的面神经管内。面神经是混合性神经，其本身相当于运动根，中间神经近似感觉根（内含副交感纤维），膝状神经节则相当于脊神经的后根神经节或三叉神经的半月节。中间神经感觉纤维的细胞体位于膝状神经节内，其中枢突经中间神经如脑干，传导外耳痛温觉者终止于三叉神经脊束核，传导面部深感觉者进入三叉神经中脑核；周围突则主要加入岩大浅神经和岩小浅神经，另有少量纤维随面神经主干出颅到达外耳，并与迷走神经耳支共同传导一部分外耳道、鼓膜和耳郭的一般感觉。

2. 病因

面神经痛多由于病毒尤其是疱疹病毒感染神经节所致，也可因颅底骨折、动脉瘤、周围组织感染致该神经节及其感觉纤维受损所引起。

3. 临床表现

膝状神经节痛是一种发作性撕裂样疼痛。疼痛位于耳的深部，向耳郭放射。偶尔疼痛呈慢性逐渐起病，持续性钝痛，其中伴短暂锐痛。膝状神经节痛可伴随同侧眶部、鼻腔及面部弥散性疼痛。触摸外耳道前壁或鼓膜可以激发疼痛。如伴随带状疱疹感染，可以在外耳道、耳郭及口腔发现疱疹。疱疹在 4 日内消退。另外还可合并面瘫、听力下降、耳鸣或者眩晕。

4. 诊断与鉴别诊断

耳部疼痛原因众多，鉴别诊断须做详细病史采集和检查。必要时请耳科医师协作诊断。中耳炎、急性外耳道炎、颞下颌关节活动障碍等易鉴别，其他疾病如鼻咽癌、外耳道囊腺癌、茎突过长都可能导致耳部痛。鉴别时对耳部痛觉传入神经的解剖需有足够的了解。Ⅴ、Ⅶ、Ⅷ、Ⅸ、Ⅹ 对脑神经和第2、第3脊神经后根都有神经末梢在耳部分布。枕神经痛不宜与膝状神经节痛相混淆。迷走神经痛少见，疼痛部位主要在咽部及颈部，有时疼痛部位不典型，可以在甲状软骨膜处用利多卡因阻滞喉上神经，如疼痛缓解说明是迷走神经痛。

（三）三叉神经痛

三叉神经痛是脑神经疾病或神经痛疾病中较常见的一种神经痛。以面部三叉神经分布区内出现反复发作性触电样的短暂而剧烈的疼痛为其临床特征。本病多发生于 45 岁以上的中老年人，女性发病多于男性。三叉神经痛将于脑神经疾病一节中具体阐述，此处不再赘述。

（四）肩臂神经痛

肩臂神经痛指构成肩臂部神经的颈胸神经根、臂丛或其各周围神经干，由于不同原因而受损（原发性或继发性损害）所产生的上肢疼痛的总称，是一个以臂痛为主要表现的临床综合征。本综合征比较常见，在各脊神经痛当中，其发生率仅次于坐骨神经痛，居第二位。

1. 解剖基础

（1）颈神经：颈髓共有 8 对颈神经，颈神经根较短，几乎呈水平方向离开脊髓向椎间孔伸延，但在下颈部则稍向尾侧偏斜，神经根亦相应变长。C_1、C_2 神经位于关节突的后外侧，其余均介于后关节前面和钩椎关节之间。每一颈神经在出根间孔后皆分出前支、后支和脊膜支，并有来自椎旁交感神经干的灰交通支加入。由于大部分颈髓的侧角并无交感神经细胞，因而可能除 C_8 神经根外，其余各颈神经根内均无交感神经的节前纤维及其所组成的白交通支。$C_1 \sim C_4$ 神经的前支组成颈丛，而 $C_5 \sim T_1$ 神经前支则组成臂丛。

（2）颈椎旁交感神经干：颈交感神经干位于颈脊柱前外侧，交感神经节的数目变异较大，每侧 $2 \sim 4$ 个，颈上和颈下神经节一般恒定，而颈中及颈中间神经节常缺如。

（3）臂神经丛：位于锁骨上下，由经椎旁直至腋窝下界之间的区域内，主要由 $C_5 \sim T_1$ 神经的前支组成。组成臂丛的各脊神经由相应的椎间孔穿出后，经中、前斜角肌间隙向下逐渐集合，横越第 1 肋骨上到达腋区。在锁骨上窝先合并为三个干，至锁骨下上、中、下三干又各分为前、后股，进而夹腋动脉形成三束，最后在腋下区重新组合形成上肢的各周围神经。其中，由上、中干前股形成的外侧束分出肌皮神经和正中神经外侧部，下干前股组成的内侧束分出正中神经内侧部、尺神经及上肢内侧皮神经，而由三干后股合成的后束则延续为桡神经及腋神经。这些神经支配上肢的运动及感觉。此外，臂丛尚发出肩胛背神经、肩胛上神经、肩胛下神经、锁骨下神经、胸前神经及胸长神经等，分布于肩胛带的肌肉。

2. 病因

（1）根性肩臂神经痛：指组成臂丛的 $C_5 \sim T_1$ 神经根由于原发性或继发性损害所产生的疼痛综合征。其中绝大多数系由这些神经根的继发性病变而致，并且常为 $C_5 \sim T_8$，尤其是 C_6、C_7 神经根受累，而 T_1 神经根损害则少见。常见病因包括以下几种。①颈椎病变：最常见于颈椎病，如颈椎间盘突出、颈椎骨关节韧带退行性变、钩椎关节骨刺形成，是引起根性肩臂神经痛的最常见原因。其他如各种感染性脊椎炎、颈椎损伤、颈椎肿瘤及颈椎畸形等，亦可导致神经根的继发性损害。②颈脊髓脊膜病变：如颈髓肿瘤、脊髓空洞症、脊髓蛛网膜炎、硬脊膜周围炎等，在病程发展阶段可产生根性肩臂神经痛。③颈胸神经根炎症：如感染性多发性神经根神经炎、血清性多发性神经根神经炎、中毒或变态反应性炎症，可累及胸神经根而致痛。

（2）丛性肩臂神经痛：由于不同原因致使臂神经丛损害而产生的疼痛综合征。在临床上，其易与颈胸神经根病相混淆。其实，两者的症状虽相似，但发病原因却有很大的区别：如颈胸神经根病常因颈椎及椎管内病变所引起，而臂神经丛病则主要由锁骨上、下窝的各种病变所致。因此，有必要将两种疼痛综合征分开，以利于病因诊断及治疗。

引起丛性肩臂神经痛的常见病因有以下几种。①臂丛损伤：为较为常见的病因，如刺伤、肋骨颈部骨折、肩关节脱位、锁骨骨折以及新生儿产伤、剧烈牵拉手臂、头固定时臂部过度运动或臂固定时头部过度运动等，均可引起臂丛损伤。②胸廓出口异常：如颈肋、第 1 肋骨畸形、前斜角肌异常、锁骨下动脉病变等，可致臂丛受压而致痛。③肿瘤与淋巴结病变：如肺上沟肿瘤可侵犯臂丛，颈根部及锁骨上、下窝的淋巴结肿大可刺激或压迫臂丛。④肩关节炎与肩关节周围炎：偶尔可侵犯部分的臂丛而产生肩臂神经痛。⑤感染、中毒与变态反应性臂丛神经炎症，单独侵犯臂丛的原发性臂神经丛炎极为少见，多因臂丛周围组织的炎症扩散受累。

（3）干性肩臂神经痛：指上肢某周围神经干的原发性或继发性病变所产生的疼痛综合征。但须注意，上肢的桡神经、正中神经和尺神经较易受损，但引起神经痛者少见。大多以运动功能受损为主，明显的神经痛症状主要见于正中神经损害。常见病因包括以下几种。①周围神经损伤：如刺伤及神经干附近的骨折或脱位等。正中神经损伤可发生于肱骨髁上骨折、前臂骨折、腕关节骨折或脱位。②局部受压：如正中神经在腕横韧带下的腕管内受压，即可产生腕管综合征。③周围神经肿瘤：如神经鞘瘤、神经纤维瘤等。④周围神经炎症：感染、中毒或变态反应性单神经炎。

3. 临床表现

（1）根性肩臂神经痛：多表现为单侧的单根或少数神经根受损症状，常于颈部扭伤、紧张劳动或受凉后急性或亚急性发作，病程较长，可反复发作。疼痛为最主要的自觉症状，起初为间歇性短期发作，之后可逐渐加重并转为持续性。多为某一侧颈根部疼痛，严重时向肩部、臂部以及手指放射，可表现为钝痛、刺痛或灼痛，夜间明显，头颈部活动、咳嗽或用力时加重，常伴有颈部僵硬及局部麻木、寒冷等感觉异常。下颈椎棘突、横突、锁骨上窝可有压痛，且可向臂部乃至手指放射。臂丛神经牵拉试验多为阳性，压头试验、屈颈试验及增加腹压试验等亦可为阳性。感觉、运动及反射障碍一般不明显，少数患者可有根性分布的痛温觉过敏或减退区，肩臂部肌肉松弛、萎缩及相应的腱反射减弱等。另外，部分患者可出现 Horner 综合征，椎动脉供血不足及脊髓受压症状。

（2）丛性肩臂神经痛：疼痛是患者的主要症状，发病初期疼痛多呈间歇性，继而可转为持续性并阵发性加重。疼痛部位开始主要位于锁骨上下窝的臂丛解剖区域，不久即可扩展至肩后部，并向上臂、前臂及手部放射。性质可呈钝痛、刺痛或灼痛，并可伴有较弥散的酸、沉、麻、冷等异常感觉。上肢外展、上举等牵拉臂丛的动作往往可诱发或加剧疼痛。锁骨上下窝、肩胛冈上方、上肢各周围神经干等处常有明显压痛。臂丛神经牵拉试验常呈阳性。神经功能障碍程度不一，多数较轻，严重者可出现臂丛麻痹。

上臂丛麻痹表现为臂丛上干损害症状，如上肢外侧痛，感觉过敏、减退或缺失，三角肌、肱二头肌、肱桡肌、胸大肌、胸小肌等麻痹甚至萎缩，肩臂下垂，上臂外展、外旋及前臂屈曲旋后等运动障碍。

下臂丛麻痹表现为臂丛下干受累症状，如前臂内侧及手部尺侧疼痛及感觉障碍，手部无力及手内肌萎缩，可见"爪形手"，常伴有上肢供血不足症状，如手部皮肤发凉、苍白或青紫，桡动脉搏动减弱等。

（3）干性肩臂神经痛：大多数周围神经是混合性神经，内含感觉、运动和自主神经三种纤维，因此它们受损后，即可出现相应部位的周围性运动麻痹、感觉障碍及自主神经功能紊乱等症状。在上肢的神经当中，以正中神经内所含自主神经纤维最丰富，故在其受损后往往发生剧烈的疼痛及显著的神经血管和营养障碍。

正中神经损害的临床表现，依其病因及损害程度不同而异。如该神经部分损伤时，常出现剧烈的上肢灼性神经痛，如于腕管内受压，则主要症状为第 2、第 3、第 4 手指麻木、刺痛等异常感及鱼际肌群萎缩。正中神经完全麻痹的典型症状为前臂不能旋前，手屈腕和握举运动无力，拇指、示指不能屈曲亦不能过伸，拇指不能对掌、外展，鱼际肌群萎缩，拇指呈内收及伸展状，呈"猿手"。常伴有桡侧手掌及三个半手指的感觉障碍。

4. 诊断

肩臂神经痛的诊断步骤包括三步，即是否是肩臂神经痛（定向），是根性、丛性还是干性肩臂神经痛（定位），是由什么原因引起的（定性）。诊断需根据病史、临床表现及辅助检查结果做出。

（1）病史：需详细询问疼痛的部位、范围、程度、性质、持续时间、诱发及缓解因素、伴随症状等。

（2）体格检查：需注意观察患者是否有 Horner 征，颈部肌肉有无紧张或萎缩，双臂及双手肌肉有无萎缩或其他营养障碍，辅以臂丛神经牵拉试验、压颈试验等。椎动脉点、枕神经、颈椎间盘等外压痛点检查阳性较具诊断意义。感觉、运动、反射及自主神经检查对于病因鉴别较具价值。

（3）辅助检查：颈椎 X 线摄片、脊髓造影等对于病因诊断具有价值。

5. 鉴别诊断

（1）定向诊断：①肩关节周围炎。疼痛常局限于肩关节周围，肩关节外展、外旋运动受限较显著。压痛点位于肩关节周围口，多见于老年人。②肱骨外上髁炎。疼痛为局限性，以肱骨外上髁处为重，旋转前臂、屈腕等动作可诱发或加剧疼痛。肱骨外上髁，尤其内下方压痛较显著。无神经功能障碍体征。③心绞痛。疼痛多始于胸骨后或心前区，继而向肩部及上肢尺侧放射，同时无神经干压痛，发作持续时间较短，常伴其他心脏体征，心电图检查多有异常，服用硝酸酯类药物或休息后疼痛明显减轻。④自主神经－血管疾病，包括雷诺病、红斑肢痛症等，多呈发作性，以血管功能性障碍为主，长期反复发作者可能引起血管器质性改变，主要表现为发作性疼痛与麻木，多局限于肢端部位，常伴有局部皮肤颜色及温度改变。病程长者还可出现神经营养障碍。

（2）定位诊断：①神经根病变。疼痛主要位于颈部，压痛点为颈椎棘突、横突，感觉障碍区呈根性分布，伴颈肌紧张、肌萎缩、运动障碍、反射改变及血管营养障碍少见或程度较轻，CSF（脑脊液）可有椎管梗阻及蛋白、细胞数增加。②上臂丛病变。疼痛主要位于肩部，锁骨上窝及神经干有压痛，感觉障碍区分布于肩部和上肢外侧，伴上臂丛紧张，可有肩胛带肌肉萎缩，上臂及前臂无力，肱二头肌反射减弱或消失，血管营养障碍多不明显，CSF 正常。③下臂丛病变。疼痛部位主要位于手部，压痛点位于锁骨上窝及神经干，一般不伴肌紧张，前臂及手部尺侧可有感觉障碍区，前臂屈肌和手内肌可有萎缩，可伴手和手指无力、肱三头肌及桡骨膜反射减弱或消失、血管营养障碍等，CSF 正常。

（3）定性诊断：①根性肩臂神经痛需与颈椎病、颈膨大部脊髓肿瘤、粘连性脊髓蛛网膜炎及脊髓空洞症、颈胸神经根炎等疾病鉴别。②丛性肩臂神经痛需与颈肋、前斜角肌综合征、锁骨上窝脓肿及变态反应性臂丛神经炎相鉴别。③干性肩臂神经痛需排除腕管综合征、灼性神经痛及周围神经干神经鞘瘤等疾病。

（五）腰腿痛

腰腿痛是临床常见的综合征，往往呈慢性病程，并严重影响患者的工作能力及生活质量。导致腰腿痛的病因多样，与神经系统相关者以坐骨神经痛最为常见。此外，股神经痛、隐神经痛、股外侧皮神经痛、髂腹股沟神经痛、臀上皮神经痛等也是导致腰腿痛的原因。

1. 坐骨神经痛

坐骨神经通过梨状肌下孔出骨盆后，在股骨大转子与坐骨结节中间偏内下行。至股后部，先由股二头肌覆盖，以后介于股二头肌和内收大肌之间，行至腘窝上角处分为胫神经与腓总神经。有时此两神经亦可于股中部、股上部或直接由骶丛分出等变异情况。其中胫神经在分出膝关节支和腓肠内侧皮神经后，沿小腿后侧与胫后动脉向下伴行，至内踝后方分为足底内侧神经与足底外侧神经，分布于足底的内、外侧皮肤；腓总神经在腘窝处分出腓肠外侧皮神经后，绕腓骨头转向小腿前外侧，再分为腓深神经与腓浅神经。腓深神经分布于第1趾间背侧皮肤，腓浅神经分布于足背皮肤；腓肠神经由来自胫神经的腓肠内侧皮神经和来自腓总神经的腓肠外侧皮神经吻合而成，分布于足外缘及小趾背侧皮肤。

坐骨神经痛分为以下三种临床类型：根性坐骨神经痛或上段坐骨神经痛——腰骶神经根损害，丛性坐骨神经痛或中段坐骨神经痛——骶丛病变，干性坐骨神经痛或下段坐骨神经痛——坐骨神经干及其分支损害。

此外，J. A. Sicard 及 L. Ramond 将坐骨神经痛分为脊膜神经根炎、神经节神经根炎、神经根炎、神经丛炎及神经炎。

（1）病因。

①根性坐骨神经痛：过去曾认为腰骶神经根病多由感染所致。而近些年研究认为，绝大多数反复发作性坐骨神经痛均由脊椎病所致。换言之，除一些脊椎破坏性病变、椎管内肿瘤以及炎症等以外，一般急性或亚急性发生的腰骶部单神经病或多数单神经病，多为脊椎退行性病变所致，而感染、受凉或过度疲劳等因素，仅对发病具有一定的诱因作用。其病因可分为：a.先天性畸形、隐性脊椎裂、椎弓峡部裂与脊椎滑脱、关节突与横突异常（如小关节面异常、横突粗大或钩状畸形）、椎管狭窄等。b.压迫与损伤：脊椎病，如椎间盘突出症、增生性脊椎炎、黄韧带肥厚等；脊椎损伤，如脊椎骨折与脊椎滑脱；脊椎肿瘤，如骨肿瘤、转移瘤。c.畸形及破坏性脊椎病变：类风湿脊椎炎、感染性脊柱炎（脊柱结核、化脓性脊柱炎）、骨质疏松症等。d.炎症：感染、中毒及变态反应性炎症，如脑脊膜炎、脊髓炎、脊髓蛛网膜炎、神经节神经根炎（带状疱疹）、硬脊膜外周围炎、感染性多发性神经根神经炎、血清性多发性神经根神经炎等。e.脊髓肿瘤：神经鞘瘤、脊膜瘤、转移瘤、皮样囊肿等。f.其他脊髓疾病：脊髓血管疾病、局限性蛛网膜下腔出血、脊髓空洞症、多发性硬化以及某些医源性疾病，如鞘内注射某种药物等。

②丛性坐骨神经痛：多为继发性，而原发性感染或中毒罕见。原因包括骶髂关节炎、骨盆肿瘤、骨盆外伤、梨状肌损伤或炎症、盆腔器官疾病（如子宫附件炎等妇科病）等。

③干性坐骨神经痛：临床少见，多为坐骨神经干继发的反应性炎症所致，其中梨状肌损伤最为多见。另外，坐骨神经本身的局限性损伤也可引起干性坐骨神经痛。

（2）临床表现：本病男性青壮年多见，单侧为多。疼痛程度及时间常与病因及起病缓急有关。

①根性坐骨神经痛：起病随病因不同而异，最常见于腰椎间盘突出，常在用力、弯腰或剧烈活动等诱因下，急性或亚急性起病，少数为慢性起病。疼痛常自腰部向一侧臀部、大腿后、腘窝、小腿外侧及足部放射，呈烧灼样或刀割样疼痛，咳嗽及用力时疼痛可加剧，夜间更甚。患者为避免神经牵拉、受压，常取特殊的减痛姿势，如睡时卧向健侧，髋、膝关节屈曲，站立时着力于健侧，日久造成脊柱侧弯，多弯向健侧；坐位时臀部向健侧倾斜，以减轻神经根的受压。牵拉坐骨神经皆可诱发疼痛，或疼痛加剧，如 Kernig 征阳性（患者仰卧，先屈髋及膝成直角，再将小腿上抬。由于屈肌痉挛，因而伸膝受限

而小于130° 并有疼痛及阻力）、直腿抬高试验（Lasegue 征）阳性（患者仰卧，下肢伸直，患肢上抬不到70° 而引起腿部疼痛）。坐骨神经通路可有压痛，如腰旁点、臀点、腘点、踝点及跖点等。患肢小腿外侧和足背常有麻木及感觉减退。臀肌张力松弛，伸踇及屈踇肌力减弱。跟腱反射减弱或消失。

②丛性坐骨神经痛：大多数患者在下腰椎（常为 L_4、L_5）的患侧棘突区有明显的压痛点，且在压迫时疼痛常由局部向该侧下肢放射。有时患侧的臀部坐骨大孔区亦有压痛，臀以下的坐骨神经压痛则一般表现较轻或不明显。常出现直腿抬高试验阳性。在急性期常有痛区感觉异常、过敏，病程较长者，可有感觉减退乃至缺失的现象，大多位于 L_5 或 S_1 的神经根分布区，即小腿和足的外侧部。个别较严重者，可有部分腓骨肌（如伸拇长肌）无力，以及臀部、小腿肌肉松弛和萎缩现象。急性期患侧的跟腱反射正常或亢进，而长期反复发作者，其跟腱反射可减弱或消失。

③干性坐骨神经痛：起病缓急亦随病因不同而异。如受寒或外伤诱发者多急性起病。疼痛常从臀部向股后、小腿后外侧及足外侧放射。行走、活动及牵引坐骨神经时疼痛加重。压痛点在臀点以下，Lasegue 征阳性而 Kerning 征多阴性，脊椎向患侧弯以减轻对坐骨神经干的牵拉。

（3）诊断及鉴别诊断。

①诊断：坐骨神经痛的诊断包括以下三个步骤，即是否为坐骨神经痛（定向诊断），根性、丛性还是干性坐骨神经痛（定位），引起坐骨神经痛的病因是什么（定性）。需要根据详细的病史采集、体格检查及必要的辅助检查做出诊断，病因鉴别十分重要。a. 病史：需了解患者的一般情况（年龄、性别、职业等），疼痛的部位、性质、范围、程度、持续时间、诱发与缓解因素、伴随症状等。b. 体格检查：需注意患者的姿势、步态、脊柱活动及肌肉萎缩等情况，并常规进行运动、感觉、反射等检查。压痛点检查对于诊断病变的部位及性质具有重要意义。坐骨神经牵拉试验及其加强试验阳性具有诊断价值。骨盆挤压试验、4 字试验等有助于鉴别诊断。c. 辅助检查：对可疑脊髓肿瘤、粘连性蛛网膜炎等椎管内病变患者，可进行腰椎穿刺检查。腰骶椎 X 线检查有助于排除骨折、关节脱位及某些腰骶部先天性畸形，必要时可行脊髓碘油造影及 MRI 检查。

②鉴别诊断：包括定向、定位和定性诊断。定向诊断：判断疼痛是否为坐骨神经痛，因多数的腰腿痛并非由坐骨神经受累所引起，而仅仅在疼痛的部位方面和坐骨神经痛有某种相似之处，应首先加以排除。a. 肌痛：由肌纤维组织炎所引起，可急性或慢性起病，间歇性病程，其症状常与天气变化有密切关系，疼痛与压痛的范围多较广泛，有时亦可为游走性痛。患区的活动因疼痛往往受限，肌肉紧张、僵硬，偶可触及肌肉硬结节或条索，压迫时较敏感。检查无感觉、运动及反射等神经功能障碍，疼痛并不沿坐骨神经干放射而位于肌肉内。b. 蜂窝织炎所致疼痛：由于皮下浸润物以及逐渐发生纤维化，则可压迫神经末梢而产生局部疼痛。此种疼痛多位于臀部和大腿，小腿一般不受累，而且通常在活动时出现，范围较广，无自发痛。患区皮下有时可触及圆形扁平的浸润结节，质硬，与皮肤粘连，压迫时较敏感，可产生较持续的疼痛。无神经损害的体征。c. 腰肌劳损：腰部的肌肉、筋膜、韧带及关节囊等软组织可因长期的紧张体力劳动，以致发生慢性损伤，或因急性腰扭伤未愈而转为慢性过程者。实为腰椎退行性改变的一种早期表现，紧张劳动或外伤仅起一定的外界诱因作用。本病的临床特点为长期的腰部酸胀和钝痛，但疼痛并不向下肢放射，清晨起床时较重，稍事活动后减轻，劳累与天气变化对疼痛的影响亦较大。检查时往往腰部活动受限，单侧或双侧的腰背肌紧张、压痛。无神经系统损害体征。d. 关节痛：髋关节、骶髂关节等病变，如不累及神经丛或神经干时，则可产生单纯的关节痛。但关节痛疼痛及压痛以关节部位最明显，关节向各方运动均引起疼痛，直腿抬高试验时疼痛位于关节区，相应的各种关节试验阳性，无神经损害的体征等。e. 内脏病变所致的腰腿牵涉性痛：某些内脏疾患的疼痛可牵涉至腰腿部，易与坐骨神经痛相混淆。但具有胃肠、胆、胰、肾或盆腔器官疾病史，疼痛及压痛以病灶附近为剧，有原发病的典型症状和体征，无神经体征。

定位诊断：即明确为坐骨神经痛后，判断为根性、丛性或干性坐骨神经痛。a. 根性坐骨神经痛：疼痛位于腰骶部，沿坐骨神经放射；棘突旁压痛较明显，而坐骨神经干压痛较轻，脐旁及股神经无压痛；直腿抬高试验、交叉直腿抬高试验、屈颈试验等均为阳性；感觉障碍呈根型分布；踝反射可减弱或消失；常伴有脑脊液改变。b. 丛性坐骨神经痛：疼痛位于骶部，沿坐骨神经放射并可至股前、会阴部；棘突旁无压痛，坐骨神经干压痛明显且常有脐旁及股神经压痛；直腿抬高试验多呈弱阳性，交叉直腿抬高试验、屈颈试验阴性；感觉障碍呈一支以上周围神经干型分布；膝反射及踝反射常有减弱或消失；脑脊液检查正常。c.干性坐骨神经痛：疼痛部位位于臀部以下，并沿坐骨神经放射；坐骨神经干压痛明显，棘突旁、脐旁及股神经无压痛；直腿抬高试验阳性，交叉直腿抬高试验、屈颈试验阴性；感觉障碍呈周围神经干型分布；膝反射多正常，踝反射可减弱；脑脊液正常。

定性诊断，即坐骨神经痛的病因鉴别。

根性坐骨神经痛的病因有以下几种。a.腰椎间盘突出：患者常有较长期的反复腰痛史，或重体力劳动史，常在一次腰部损伤或弯腰劳动后急性发病。除典型的根性坐骨神经痛的症状和体征外，并有腰肌痉挛、腰椎活动受限和生理屈度消失，椎间盘突出部位的椎间隙可有明显压痛和放射痛。X线摄片可有受累椎间隙变窄，CT检查可确诊。b.马尾肿瘤：起病缓慢，逐渐加重。病初常为单侧根性坐骨神经痛，逐渐发展为双侧。夜间疼痛明显加剧，病程进行性加重，并出现括约肌功能障碍及鞍区感觉减退。腰椎穿刺有蛛网膜下腔梗阻及脑脊液蛋白定量明显增高，甚至出现 Froin 征（脑脊液黄色，放置后自行凝固），脊髓碘水造影或 MRI 可确诊。c.腰椎管狭窄症：多见于中年男性，早期常有间歇性跛行，行走后下肢痛加重，但弯腰行走或休息后症状减轻或消失。神经根或马尾受压严重时也可出现一侧或双侧坐骨神经痛症状及体征，病程呈进行性加重，卧床休息或牵引等治疗无效。腰骶椎 X 线摄片或 CT 可确诊。d.腰骶神经根炎：因感染、中毒、营养代谢障碍或劳损、受寒等因素发病。一般起病较急，且受损范围常常超出坐骨神经支配区域，表现为整个下肢无力、疼痛、轻度肌肉萎缩，除跟腱反射外，膝反射也常减弱或消失。e.腰椎结核、椎体转移癌等。干性坐骨神经痛时，应注意有无受寒或感染史，以及骶髂关节、髋关节、盆腔和臀部的病变，必要时除行腰骶椎 X 线摄片外，还可行骶髂关节 X 线摄片、妇科检查以及盆腔脏器 B 超等检查以明确病因。

丛性坐骨神经痛的病因有以下几种。a.骶髂关节炎：痛与压痛主要位于关节区，如继发神经丛损害，可产生坐骨神经痛，但多伴有股神经和闭孔神经等受累表现，4字试验阳性，X线检查可见病变。b.盆腔疾病：如盆腔慢性炎症所致盆腔粘连可累及腰骶神经丛，表现为腰骶部疼痛，并向下肢放射，但常伴有其他原发病表现。

干性坐骨神经痛的病因有以下几种。a.梨状肌综合征：疼痛位于臀部，下肢旋转时疼痛加剧，并可沿坐骨神经向下放射。可有梨状肌压痛及异常改变。b.下肢静脉曲张：表现为久站后疼痛加重，走路或患肢抬高时症状减轻，可见下肢静脉曲张或痔疮。c.血栓闭塞性脉管炎：常伴有小腿乏力、足冷等感觉，可测量足背动脉搏动以鉴别诊断。

2. 腰神经痛

腰神经痛是指组成腰丛的脊神经根、神经丛及其各分支损害所产生的疼痛综合征。腰丛由 $L_1 \sim L_3$ 和部分 L_4 神经的前支所组成，大约半数人 T_{12} 神经的部分前支亦加入该丛。腰丛为腰骶丛的上部分，位于腰椎的横突前、腰四方肌和腰大肌之间。其主要分支为髂腹下神经、髂腹股沟神经、生殖股神经、股神经、臀外侧皮神经及闭孔神经。此外，由 $L_1 \sim L_3$ 神经的后支尚组成臀上皮神经。

腰神经痛发病率远较坐骨神经痛为低，其中比较常见的有股神经－隐神经痛、股外侧皮神经痛以及臀上皮神经痛。

（1）解剖基础。

①股神经：为腰丛最大的分支，由 $L_2 \sim L_4$ 神经组成，起始于腰大肌后方，沿髂腰肌沟下行，于腹股沟韧带下进入股三角。发出终支包括运动支（支配髂腰肌、缝匠肌、耻骨肌和股四头肌）和感觉支（股前皮神经、隐神经）。

②隐神经：为股神经最长的分支，分出后经腘窝管，最终与大隐静脉伴行至内踝及足内缘。支配膝内侧、小腿前内侧及部分足内缘的皮肤感觉。

③股外侧皮神经：为感觉神经，始于 L_2、L_3 脊神经后根，终于股前外侧皮肤，司该区皮肤感觉。

④臀上皮神经：为感觉神经，有 $L_1 \sim L_3$ 脊神经后支的外侧支发出，分布于臀上外侧至股骨大转子区，司该区皮肤感觉。

（2）病因：引起各种腰神经痛的病因复杂，包括脊椎病、脊髓病变、腰骶部周围神经病变、腰骶部先天性畸形、脊椎与脊髓损伤、脊椎炎症、脊椎肿瘤、腰骶神经周围软组织病变及骨盆与盆腔脏器病变等。

（3）临床表现：主要表现为相应神经支配区的疼痛及压痛，神经牵拉征阳性，病情较重、病程较长者常可伴有感觉、运动及反射障碍。

股神经痛：疼痛位于腹股沟区，并向股前、小腿内侧放射，腰部运动及咳嗽等可使疼痛加重；压痛点多位于腹股沟韧带中外 1/3 处、膝关节内侧、内踝及足内缘，股神经牵拉试验可为阳性；常伴有股神经分布区内感觉过敏、异常或感觉减退。

隐神经痛：如损害位于内收肌管内，则表现为股下部和小腿前内侧痛，股下 1/3 内侧隐神经出口处有压痛，常伴有膝内侧及小腿前内侧的皮肤痛觉过敏或减退。

股外侧皮神经痛：表现为股前外侧皮肤疼痛，可伴有各种异常感觉，如麻木、僵硬、刺痒、烧灼感等；压痛点位于髂前上棘内侧或其下方，股前外侧皮肤常有感觉减退。

臀上皮神经痛：主要表现为腰臀部疼痛，范围较为弥散，以髂骨嵴中部附近较明显，并可向大腿后侧扩散，髂骨嵴中部及其上、下方常有压痛。

（4）诊断与鉴别诊断：根据病史、临床表现及必要的辅助检查进行诊断，主要需鉴别的疾病因疼痛部位的不同而异。如股神经痛需与髋关节炎及腰大肌炎进行鉴别，股外侧皮神经痛则需注意盆腔脏器病变等。

（六）偏侧肢体痛（丘脑性痛）

偏侧肢体痛表现为偏侧躯体弥散性、自发性灼痛，常伴有痛觉异化、痛觉过敏或减退、感觉异常，以及受累区的神经系统阳性体征。严格地说，其属于中枢性疼痛而非典型的神经痛，但因其症状与神经痛相似，故在此进行介绍。

1. 解剖生理基础

丘脑为巨大的"中央灰质核"，呈卵圆形，左右各一，分别位于两侧大脑半球的下内份。左右丘脑间于中线处被第三脑室所隔。

躯体的多种感觉与感官上行冲动（除嗅觉外）在到达大脑皮质前，均先到达丘脑，丘脑各核借其联系与相应皮质区形成各个功能单位，每一核与相应的皮质区发生关系。

丘脑含多个核团，其中腹后外侧核和背外侧核与躯体感觉密切相关，其内存在着意识性外感受与内感受性通路，接受内侧丘系、脊髓丘脑束及三叉神经丘脑束的传入纤维，并有相应的躯体代表部位，发出纤维投射到顶叶感觉皮质。

丘脑痛产生的确切机制尚不明确。Head 学说认为疼痛系丘脑的释放症状。Lhermitte 学说认为丘脑是一个"选择性过滤器"，可留下一些冲动，并让另一些冲动通过而到皮质。当丘脑损害时，则可让强的刺激通过而产生疼痛。

2. 病因

任何导致丘脑腹后外侧核损害的原因均可导致丘脑痛，80% 为脑出血或脑梗死，也可继发于外科手术、肿瘤、外伤或多发性硬化的并发症。大脑脚、脑桥、延髓和丘脑附近的损伤，也可产生类似症状，但疼痛发生在同侧面部和对侧肢体。这些区域最常见的原因为小脑后下动脉闭塞、大脑后动脉或其供应脑干的分支闭塞、延髓出血或延髓空洞症、肿瘤、多发性硬化、外伤和立体定向外科手术。延髓损伤可产生面部疼痛，偶有半球局限性损伤产生中枢性疼痛者。

3. 临床表现

本病多见于 40 岁以上的心脑血管疾病患者，部分患者有卒中史，疼痛多于病后几周至两年内发生。疼痛多累及大脑病变对侧的一侧身体。单独面部和头部或只有头部受累少见（但单下肢较常见），有时为上肢，可包括或不包括头部，最常见的是整个对侧身体或上下肢一起受累，偶见一侧面部和对侧肢体受累（脑干损伤）。疼痛呈自发性持续性灼痛或戳痛，程度不一。大多数患者疼痛发生在皮肤、肌肉或骨骼，整日持续，加剧无明显诱因，亦可由非伤害性刺激诱发，如轻触、冷、热、运动、经皮神经电刺激等，也可因视听刺激（如声、光）、内脏活动（如排尿）而诱发或加剧，或因焦虑和激动加重。常伴各种神经系统的症状和体征，以轻瘫较多见。受损区多有运动障碍和感觉缺失，轻触觉减退；几乎均有感觉异常或感觉过敏，可存在血管运动和泌汗障碍；焦虑和抑郁常见。

4. 诊断及鉴别诊断

诊断主要依据病史，疼痛的部位、特点和伴随症状及辅助检查进行，其中头部 CT 及 MRI 等影像学检查见丘脑或大脑脚等部位病变具有诊断价值。如患者表现为半侧躯体疼痛，需要与躯体化障碍鉴别；如疼痛仅限于头部或单个肢体，则应与其他神经系统疾病鉴别。脊髓损伤产生的疼痛不属于本范围。

（七）全身痛

引起全身痛的病因多样，包括感染（病毒、细菌）、中毒、外伤等均可导致持续性或发作性全身痛，其中与神经系统疾病相关的全身痛常见于带状疱疹后神经痛、糖尿病性神经病变及脑卒中、外伤、严重中枢神经系统感染后所致中枢性疼痛。全身神经痛的临床表现为非特异性，起病可呈急性、亚急性或慢性，疼痛性质可呈刺痛、胀痛、灼烧痛等，程度亦可轻可重，部分患者症状可自行缓解，亦可能需要依赖于药物控制疼痛发作。

其诊断主要依据详细的病史采集，包括感染史、卒中史、外伤史等，结合全身神经痛的临床表现，诊断不难，但病因鉴别及针对病因的治疗尤为重要。

第二节　神经痛的治疗

正确地对神经痛及其相关症状进行评估是指导最优治疗的前提，神经痛的病因诊断及治疗十分必要。必须强调，神经痛"继发于神经病变或损伤"，因此对于所有神经痛患者，只要病因可纠正，均应首先针对病因进行治疗，再通过药物、物理、手术等治疗疼痛，并同时进行社会、心理治疗等综合治疗使患者得以取得全面的疗效。目前治疗神经痛的方法众多，包括药物治疗、物理疗法、封闭疗法、按摩疗法、手术疗法和心理疗法等。

一、药物治疗

（一）治疗原则

（1）低剂量开始，每 3 ~ 7 d 增量 1 次，直至疼痛缓解 50% 以上或出现不可耐受的不良反应。

（2）尽可能单一药物治疗，如疗效不佳或不良反应太大，则可联合另一种药物（如抗抑郁药联合阿片类药物）。

（3）如疼痛缓解 50% 以上且不良反应可耐受，则推荐长期治疗。对于长期治疗，每 6 个月尝试逐步减药 1 次，并评价其疼痛状态和是否需继续用药。约 1/3 患者不需继续用药，1/3 需低剂量用药，另 1/3 需按原剂量维持用药。

（二）药物种类

近年来基于临床随机试验（RCT）结果：①一线推荐的药物包括某些种类的抗抑郁药，如三环类抗抑郁药（TCAs）、4- 羟色胺（4-HT）及去甲肾上腺素双重再摄取抑制剂、钙通道 α_2-δ 配体（如加巴喷丁、普瑞巴林）及利多卡因贴剂。②二线推荐应用而某些特殊情况可考虑一线应用的药物包括阿片类药物及曲马多。③推荐三线使用，而某些特殊临床情况可考虑二线应用的药物包括某些抗癫痫药及抗抑郁药、美西律、N- 甲基天门冬氨酸受体拮抗剂及辣椒碱贴剂。需要注意的是，任何一种药物均需权衡其可能的效果、不良反应及患者的病情、经济状况等采取个体化的治疗方案。

1. 一线药物

（1）抗抑郁药。

①三环类抗抑郁药：通过抑制再摄取而增加突触间隙去甲肾上腺素和 4- 羟色胺水平。有证据证明，4- 羟色胺和去甲肾上腺素双重再摄取抑制剂（SNRIs）阿米替林与选择性去甲肾上腺素再摄取抑制剂去甲丙咪嗪同样可缓解神经痛，而选择性 4- 羟色胺再摄取抑制剂（SSRIs）则与安慰剂疗效相似。提示 TCAs 对神经痛的疗效主要取决于去甲肾上腺素。此外，TCAs 也可通过阻断钠离子通道、组胺受体、胆

碱能受体、N- 甲基 -D- 天冬氨酸受体（NMDAR）和激动阿片受体发挥镇痛作用。

适应证：为中枢性神经病理性疼痛及 AIDS（获得性免疫缺陷综合征，简称艾滋病）的首选药物，对于慢性感觉迟钝性疼痛、带状疱疹后神经痛、糖尿病性神经病理性疼痛、三叉神经痛、偏头痛、紧张型头痛和幻肢痛亦有疗效。

用法：起始量 10 mg/d 睡前服用，以后每 5 ～ 7 d 增量 10 mg/d 或 25 mg/d，直至见效或出现不可耐受的不良反应或用量为 75 ～ 150 mg/d。1 ～ 2 周起效，4 ～ 6 周疗效显著。如用 75 mg/d 以上 2 周无效，可换用另一种 TCAs 治疗。

不良反应：常见镇静、轻度认知障碍、视物模糊、口干、心动过速、直立性低血压、排尿延迟、便秘及体重增加。

禁忌证：包括窄角性青光眼、良性前列腺增生和急性心肌梗死。

②度洛西汀文拉法辛：为 4- 羟色胺和去甲肾上腺素双重再摄取抑制剂，对毒蕈碱、组胺和肾上腺素作用很弱。临床试验对各种神经痛有效，但疗效略逊于 TCAs。20% ～ 30% 的患者可出现较重的胃肠道不适，要限制其用量。

（2）钙通道 $\alpha_2-\delta$ 配体。

①加巴喷丁：与电压依赖性钙通道的 $\alpha_2-\delta$ 配体亚基相连，降低谷氨酸、去甲肾上腺素及 P 物质的释放。

适应证：RCT 证明加巴喷丁可明显减轻疱疹后神经痛、糖尿病性周围神经病神经痛、幻肢痛、GBS（吉兰 - 巴雷综合征）神经痛、神经病理性癌痛及急性或慢性脊髓损伤所致的疼痛。在某些 RCT 中，加巴喷丁尚被证明具有改善睡眠、情绪及提高生活质量的作用。

不良反应：加巴喷丁不良反应较少且较轻，常见者包括眩晕及嗜睡，使用时无须监测血药浓度，亦与其他药物无相互作用。

用法：起始量为 300 mg/d，每 3 ～ 7 d 增量 1 次，直至疼痛缓解或出现不可耐受的不良反应或用量大于 6 000 mg/d。有效量通常为 2 100 ～ 3 600 mg/d，维持量为 900 ～ 1 800 mg/d。

②普瑞巴林：作用机制及临床适应证与加巴喷丁相似。

不良反应：与加巴喷丁相似，但肾功能减退者需减量使用，且作为新药，其长期的安全性及不良反应发生情况尚有待进一步研究。

用法：起始量 150 mg/d，1 ～ 2 周后剂量可增至 300 mg/d，一般于 2 周后达目标剂量 300 ～ 600 mg/d，并可取得最佳临床疗效。

③利多卡因贴剂：RCT 试验已证实利多卡因贴剂可明显缓解包括糖尿病性周围神经病在内的多种周围神经病的疼痛及感觉异常症状。适应证：被推荐于周围神经病的治疗，但中枢性神经病理性疼痛则不推荐使用该药物治疗。

不良反应：不良反应轻微，唯一的不良反应即为轻度的局灶性皮肤症状（如红斑、皮疹）。使用最大剂量（3 剂 /12 h 或 4 剂 /18 h）时，血液中利多卡因浓度仍然极低。但对于同时服用一类抗心律失常药物（如美西律）及严重肝病患者，其血药浓度可能很高，需减量使用。

2. 二线药物

阿片类药物及曲马多在多项 RCT 中已证实对神经痛有效，当一线药物单独或联合使用无明显疗效时，阿片类药物可单独或与一线药物联合使用。在某些特殊情况下，阿片类止痛药及曲马多尚可考虑一线使用，包括一线药物加用到可耐受的最大剂量疼痛仍无明显缓解甚至加重者、反复发作的剧烈神经痛、急性神经痛以及癌性神经痛。

（1）阿片类药物。

①适应证：GBS，75% 的患者需使用阿片来缓解疼痛，在有通气设备的监护室中，严重疼痛者最好静脉滴注吗啡或氢化吗啡，而无通气设备时须小心增加口服剂量，以防止呼吸抑制；在恢复期，被动和主动锻炼常引起突然肌痛及关节痛，为增加锻炼合作性，在锻炼前 1 ～ 2 h 可服用即释可待因或吗啡，一般至 8 周后不再需要此类药物。阿片类药物还可治疗中枢性疼痛、带状疱疹后神经痛、神经损伤性疼

痛、腰痛、脊柱压缩性骨折痛、围手术期疼痛、炎症及癌性疼痛。阿片类对非神经痛的疗效优于对神经痛的疗效。

②用法：在多数情况下低剂量即有效，如美沙酮 1.0 ~ 1.5 mg/d 和长效氧可酮 30 ~ 60 mg/d，但神经损伤性疼痛所需剂量可能较高。多数疼痛呈慢性，故最好使用长效制剂，如缓释氧可酮、缓释吗啡、美沙酮等。

③依赖：与一般人群不同，疼痛患者用阿片类药物不易发生依赖，据 Parter 等报道，对 12 000 例内科患者用阿片治疗，仅 4 例无药物滥用史的患者发生依赖。

（2）曲马多：为阿片受体激动剂及去甲肾上腺素和 4- 羟色胺双重再摄取抑制剂，但它既不属于阿片类又非抗抑郁药。已有 RCT 证实可减轻糖尿病性多发性神经病和其他原因所致神经痛的疼痛症状，并能改善患者的生活质量。最常见的不良反应包括嗜睡、便秘、眩晕、恶心和体位性低血压，多发生于加量过快时。在老年患者，可导致进行性的认知障碍及步态异常。对于有癫痫史或正在使用增加神经兴奋性药物的患者，曲马多有导致癫痫的风险。与其他 4- 羟色胺能的药物联合应用（如 SSRIs 及 SNRIs），可能增加 4- 羟色胺综合征的发生概率，需要注意。

3. 三线药物

此类药物常规推荐三线使用，但在某些特殊情况（如有使用阿片类药物的禁忌证）可二线应用。此类药物包括某些抗癫痫药（如卡马西平、拉莫三嗪、奥卡西平、托吡酯、丙戊酸）和抗抑郁药（如丁螺环酮、帕罗西汀、西酞普兰）、美西律、N- 甲基 -D- 天冬氨酸受体拮抗剂及辣椒碱贴剂。

（1）抗癫痫药。

①卡马西平：为钠通道阻滞剂，是治疗三叉神经痛最有效的药物之一，还可用于治疗多发性硬化、幻肢痛、糖尿病性神经病和卒中后疼痛。因其可抑制血象，故不用于癌性疼痛的治疗。有效量为 200 ~ 400 mg，每日 3 次。

②拉莫三嗪：为钠通道阻滞剂，已报道可用于治疗三叉神经痛和糖尿病性多发性神经病性疼痛及神经损伤性疼痛。

③丙戊酸：为 γ- 氨基丁酸能激动剂，能预防部分偏头痛发作，有恶心、头晕和震颤等不良反应，但易于耐受，使用时需监测肝功能及血常规。

（2）抗抑郁药：SSRIs 中，西酞普兰及帕罗西汀在 RCT 中证实对糖尿病性多发性神经病的神经痛疗效有限，而氟西汀未见效果。丁螺环酮通过抑制去甲肾上腺素及多巴胺的再摄取发挥作用，被证明对多种中枢性及周围性神经病理性疼痛具有一定疗效。一般当使用 TCAs 或 SNRIs 无明显疗效时，考虑作为阿片类及曲马多的添加应用药物。

（3）美西律、NMDAR 拮抗剂和辣椒碱贴剂：美西律为口服第一类抗心律失常药，多项 RCT 证实其效果从无效至中度，效果不一，但仅当其使用大剂量时才可产生中度疗效，故使用时需充分考虑到可能产生的严重不良反应。

右美沙芬及美金刚可阻断 NMDAR，早期 RCT 证明其对于神经痛有效，而最近的 RCT 证实其无效或效果不佳。

对于辣椒碱贴剂，各项 RCT 结果不一。

二、物理疗法

物理疗法简称理疗，通常是指应用自然界和人工的各种物理因素作用于机体，以达到治疗和预防疾病的方法。常用的自然理疗法有日光疗法、海水浴疗法、矿泉疗法等。常用的人工理疗法有电疗法、磁疗法、水疗法、超声疗法以及光疗法等。

（一）作用机制

理疗是利用各种物理能量，包括光能、电能、热能及机械能等作用于机体。首先并且最容易接受刺激的是兴奋阈值最低的组织，同时也可作用于某些致痛物质。所以，理疗的作用机制至少包括两个方面：第一是针对机体组织器官和（或）致病因子的直接作用；第二是神经体液的反射作用，即当外界刺激（理疗）作用于机体时，可引起各种感受器兴奋，这些兴奋又立即传入 神经系统。首先兴奋沿着传入神经纤维传到相应的脊髓节段，再由脊髓向上传到脑干和大脑皮质下中枢，最后到达大脑半球的皮质。在这里进行综合分析，然后再发出冲动，沿传出神经传达到颜面部、躯干、四肢、内脏和各种腺体等组织，产生各种反应。同时，在理疗的直接作用下，也引起血液、淋巴和激素等的改变。如温热疗法可引起血管扩张和增加局部血液循环，从而可以使致痛的化学介质迅速排出，起到减轻和（或）消除疼痛的作用。

（二）疗法的选择

理疗已经成为目前医疗手段中较重要的方法之一。目前市场上有各种理疗仪，但值得注意的是，虽然理疗法可取之处很多，但也不是万能的。各种理疗方法既有共性也有特殊性，不同的疗法虽然可以治疗相同的疾病，但有的疗法只具有独特的效能，其他疗法不能将它取代。所以，在选择理疗方法时要充分了解该种物理疗法中的物理因素究竟有什么作用。只有如此，才能充分利用该物理因素的特殊性和共同性。目前，较常用于神经痛的理疗方法有电疗法、光疗法、超声波疗法、针灸疗法、拔罐疗法、运动疗法和温热疗法等。

（三）理疗的注意事项

在进行理疗时，操作人员要具备触电后的急救知识，应该备有橡皮手套、绝缘钳等用品。另外，某些物理因素可以加重病情，应注意适应证和禁忌证。对高热、恶性肿瘤和有出血倾向的疾病，一般不宜使用；妊娠、月经期以及空腹、过度疲劳和饭后 30 min 内，一般也不宜使用。此外，理疗一般有疗程，一个疗程结束后需要一定的休息时间，以利于物理因素作用的充分发挥。

（四）几种常用的物理疗法

在了解了理疗的作用机制、理疗方法的选择和理疗的有关注意事项后，应了解常用的理疗方法。

1. 红外线疗法

红外线疗法就是用红外线照射局部痛处，将红外线释放出来的热能在短时间内传到痛处，从而使照射处温度提高、血管扩张、血液循环加快，同时缓和交感神经的兴奋性，使疼痛得到缓解。一般每日照射 1 次，每次 10 ~ 20 min。

2. 短波疗法

它是通过超短波治疗机和电波治疗机输送高频电流通过人体组织时，所产生的热量及特殊的生物学作用治疗神经痛的。一般每日 1 次，每次 15 ~ 20 min，一般 15 ~ 20 次为 1 个疗程。

3. 电疗法

将正、负两个电极放在患处周围，然后接通电流。电压从 20 V 起逐渐升高，直到患者可忍耐的最高限度。这种疗法以电流刺激机体组织，产生兴奋而起到镇痛效果。

4. X 线疗法

大剂量地照射 X 线可引起白细胞下降、骨髓抑制和机体抵抗力下降等。但小剂量的 X 线照射，却可以使白细胞增加，从而增强机体抵御外来侵害的能力。而且，小剂量 X 线还能扩张局部血管，促进局部血液循环，因而可起到缓解疼痛、增加组织活力的作用。

三、针灸疗法

针灸是中医学重要的组成部分。自古以来，针灸治疗疼痛具有较好疗效，几乎可以治疗各种性质的疼痛。从中医传统的观点看，针灸治痛不外乎通过三个方面来实现：第一，病因治疗，纠正和消除气血瘀滞、运行障碍的因素；第二，病机治疗；第三，症状治疗。三者往往相辅相成，同时发挥作用。但通经络、调气血是解除疼痛的关键，也是针灸治疗的共同机制，在针灸治疗学中起着决定性的作用。其取穴的部位因不同部位的疼痛而异。

四、封闭疗法

神经痛在常用药物治疗和（或）针灸治疗等方法治疗后，仍疼痛难忍时，常采取封闭方法进行治疗。一般将封闭治疗分成三大类，即压痛点封闭、神经阻滞封闭、蛛网膜下腔和硬膜外阻滞封闭。

1. 压痛点封闭

颈部、肩部、背部、腰部以及腿部有疼痛的患者，常常在病变部位有压痛。这是由于局部病变组织刺激感觉神经末梢所致。病程较长者，一般药物疗效不佳，故常需要配合压痛点的封闭治疗。通常所用的药物有普鲁卡因、利多卡因、醋酸强的松龙等。

在进行激素封闭以后，一般在 24 h 之内症状即可有明显改善，但每个人的治疗效果以及疼痛缓解时间的长短不同。此外，部分患者在进行封闭治疗以后，常可感觉局部疼痛症状反而加重。这种情况一般只持续几个小时，极少数可达几天，可发生在封闭中的任何一次，但在某一封闭部位，通常只发生一次。治疗只要注意休息，必要时也可采取局部冷敷等措施。

2. 神经阻滞封闭

神经阻滞封闭也是治疗神经痛的一种常用封闭法。其疗效显著，但由于药物的作用时间有限，止痛效果常不能持久。有些患者需要经过 2 ~ 3 个疗程才能达到满意的治疗效果。目前临床常用的神经阻滞封闭有三叉神经阻滞、肋间神经阻滞、椎旁神经节阻滞以及坐骨神经和闭孔神经阻滞等。

3. 蛛网膜下腔和硬膜外阻滞封闭

对于恶性肿瘤引起的神经痛或非恶性肿瘤但伴有持续性节段性疼痛的患者，可采用该法进行阻滞封闭治疗。于蛛网膜下腔或硬膜外腔注入神经破坏性化学物质，致使神经脱髓鞘，从而使神经在后根神经节等部位发生退行性改变，经过相当长时间再逐渐自行恢复，以希望镇痛时间能够延续到 3 ~ 6 个月。但这种方法必须严格控制适应证，对于操作者的要求也比较高。否则，可造成严重的不良反应。

五、手术治疗

对于有顽固性疼痛或使用其他治疗方法均告失败的患者，疼痛成为患者主要的问题或急需解决的唯一问题。为了阻断异常痛觉冲动的产生、传导或感知，可以考虑进行手术治疗。目前较常用的手术方法有感觉神经根切断术、经皮脊髓束切断术及丘脑破坏术等。较理想的解除疼痛的手术应达到以下几个要求：①止痛效果明显，而且不易复发。②手术创伤较小，能够被年老体弱的患者所耐受。③手术破坏正常组织及功能（尤其是功能）的程度最小。④手术后无异常感觉及中枢性、疼痛发生。遗憾的是，到目前为止，还没有一种止痛手术能够达到以上所有的要求。所以，对于神经痛的患者，只有其他治疗均不能达到满意效果的情况下，才考虑选择手术治疗。

六、心理疗法

心理及精神状态对于患者来说非常重要，因此精神心理治疗在神经痛的治疗中占有重要地位。心理疗法的目的是降低交感神经兴奋性，增加躯体活动，改善姿势和躯体力学，恢复睡眠，稳定情感和预防医源性损害。方法包括教育、松弛技术、催眠、应激处理和家庭及职业的应急咨询等。

第五章　缺血性脑血管病

第一节　缺血性脑血管病的分类、分型

一、临床分类

缺血性脑血管病又称脑梗塞（cerebral infarction），现国内统一译为脑梗死，美国分类（Ⅲ）在"临床疾患"项下按病理机制分为动脉粥样硬化血栓性脑梗死、心源性栓塞性脑梗死、腔隙性脑梗死三大类型。

（一）动脉血栓性脑梗死

"动脉粥样硬化血栓形成性脑梗死（atherothrombotic cerebral infarction）"这一名称中的"动脉粥样硬化"按 ICD-9 和 ICD-10 定义是一个广义的概念，它包括动脉粥样硬化、小动脉硬化、变形性或闭塞性动脉内膜炎、老年性动脉炎或动脉内膜炎等。因此，我们建议采用宣武医院同人意见，把它统一翻译为"动脉血栓性脑梗死"，而不像我国"脑血管疾病分类"（以下简称"中国分类95"）译为"动脉粥样硬化血栓性脑梗死"，这样可能更符合原意，不致国人误解为只包括动脉粥样硬化引起的血栓性脑梗死，其实也包括其他多种血管病因（如老年性、炎症性、自身免疫性、淀粉样变等）引起的血栓形成性脑梗死。

（二）心源性脑栓塞（cardiogenic cerebral embolism）

在"中国分类95"中先列一类"脑栓塞"，再细分为心源性、动脉源性、脂肪性、其他共四类。但上述后三类中的"动脉源性"，在美国分类（Ⅲ）中，已归入"动脉血栓性脑梗死"项下，其他一类临床上罕见。因此，我们建议在临床分类中与美国分类（Ⅲ）一样，不再另列"脑栓塞"一项。

（三）腔隙性脑梗死

腔隙（lacuna）原指脑深部穿通动脉闭塞引起的缺血性小梗死灶。腔隙性脑梗死（lacunar infarction，LACI）是专指由这些梗死灶引起的、临床主要表现为腔隙综合征（lacunar syndrome，LACS）的一种脑梗死临床类型。影像检查显示最大直径小于 1.5 cm 的小缺血灶或阴性。"腔隙""腔隙综合征"和"腔隙性脑梗死"三个概念不能混淆。有相应的临床表现和影像检查支持的才可诊断为腔隙性脑梗死。近年国外文献出现腔隙性卒中（lacunar stroke）概念，其实是指临床表现为腔隙综合征，病因包括由小动脉闭塞或微栓塞或其他血管病因引起的腔隙灶，也包括小量出血或其他非血管性病因的小病灶所致的一类小卒中的总称。它只应用在还没有影像检查前的时限内。它包括腔隙性脑梗死，但不是腔隙性脑梗死的同义词。两者不能混淆。

（四）脑分水岭梗死

此病是指主要由血流动力学因素（低血压、低血容量、低心排出量等）引起，发生在脑内较大动脉供血区之间相邻部位的一种脑梗死。在 ICD-9 和 ICD-10，美国分类（Ⅲ）和"中国分类95"，都没有把它列入脑梗死的分类中，但国内外一些专著中有列入。我们理解没有列入的主要原因是因为分水岭梗死本身在临床表现上除发病时有血流动力学异常外，缺乏特征，诊断和治疗上无特别理由必须与动脉血栓性脑梗死区分。

（五）出血性梗死

此病即梗死后出血，是指梗死的基础上再合并出血。只有"中国分类95"将其列入脑梗死的分类

中。美国分类（Ⅲ）和近期文献都没有正式列入分类。原因可能是：①它们都是在心源性脑栓塞或动脉血栓性脑梗死的基础上发生的，不是独立类型。②临床上除部分症状较原梗死加重外，无其他临床特征，甚至如无影像学检查，根本无法区分。现多将其称为脑梗死出血性转化（hemorrhagic transformation of cerebral infarction）。

（六）混合性卒中

自从我们报告脑出血合并脑梗死，并提出混合性卒中应单列为一卒中类型以来，国内已有许多临床、影像、尸检病理、动物实验等的系列报告，均证明混合性卒中的客观存在，且认为对进一步研究脑血管病的发病机制、诊断及防治有重要价值。

有关脑梗死分型问题，为了确定和评价适合早期溶栓和脑保护治疗的脑梗死类型，近年国内外文献中主张对早期脑梗死按临床表现再分亚型。我们建议也列入我国新的分类中。

二、脑梗死的分型

（一）美国分型

1990 年美国神经疾病和卒中研究所，以特别报告形式公布的美国脑血管病分类（Ⅲ）中脑梗死（brain infarction）分为：

1. 发病机制（mechanisms）

①血栓形成（thrombotic）；②栓塞（embolic）；③血流动力学（hemodynamic）。

2. 临床病因分型（clinical categories）

①动脉粥样硬化血栓形成性（atherothrombotic）；②心源性栓塞（cardiogenic embolism）；③腔隙性（lac-unar）；④其他（other）。

这是一个病因结合发病机制的分型，临床分型主要根据动脉病变分类：大动脉粥样硬化、动脉栓塞和高血压小动脉硬化及其他动脉病变。而三大发病机制则是长期慢性的大小动脉病变会突然脑梗死的原因。如果没有血液成分、凝血、纤溶机制参与的血栓形成或栓子脱落堵塞动脉，严重的动脉狭窄也不会导致梗死。同样，没有血流动力学的血流减慢、灌注压不足和（或）侧支循环代偿不全等因素配合，单纯动脉病变也不会引起脑梗死。

（二）LSR 分型

瑞士洛桑卒中登记处的缺血性脑血管病分型（Lausanne stroke registry，LSR）更详细（表 5-1）。

表 5-1　LSR 分型

病因	1978 ~ 1987（%）	1988 ~ 1994（%）
1.大动脉粥样硬化	43.2	29
2.心源性脑栓塞	20.4	25
3.小动脉病	13.2	21
4.其他病因	16.8	15
不能确定病因或复合病因		

LSR 分型标准：

1. 大动脉粥样硬化

①动脉腔狭窄 > 50% 或闭塞：指相应的颅外动脉或颅内大动脉（MCA、PCA、BA），而无其他病因。②上述动脉的粥样硬化没有狭窄或 < 50%，而无其他病因；至少有以下 5 个危险因素中的 2 个：≥ 50 岁、高血压、糖尿病、吸烟或高胆固醇血症。

2. 心源性脑栓塞

有心内血栓形成或肿瘤，风湿性二尖瓣狭窄，换瓣术后，心内膜炎，心房颤动，病态窦房结综合征，左室壁瘤或心肌梗死后运动功能不全，急性（< 3 个月）心肌梗死，全心运动功能减退或障碍，而无其他病因。

3. 小动脉病

高血压患者深穿通支梗死，而无其他病因。

4. 其他病因

动脉夹层分离，纤维肌性发育不良，囊状动脉瘤，动静脉畸形，脑静脉血栓形成，脉管炎（动脉造影示多节段动脉狭窄、脑脊液细胞增多），血流病（如红细胞增多症、血小板增多症），偏头痛（有偏头痛史，当偏头痛发作时卒中发生），以及其他病因。

5. 病因未能确定

未能确定为上述病因之一。

（三）TOAST 分型

在低分子肝素样物 ORG 10172 治疗急性脑血管病试验（Trial of Org 10172 in Acute Stroke Treatment，TOAST）采用一种与 LSR 相似的缺血性脑血管病分型，目前已为国际上广泛应用，并出现多个改良版本，其基本分型：

（1）大动脉粥样硬化。

（2）心源性脑栓塞。

（3）小动脉闭塞（腔隙）。

（4）其他病因。

（5）未能确定病因，并要求进行以下检查后确定：临床检查，脑 CT 或 MRI，心脏影像学检查，颅外动脉多普勒超声检查，动脉造影和凝血功能检查。

上述三种分型方法都不能在发病急性期内，常规 CT、MRI 尚未能显示梗死的情况下迅速准确确定分型。这也是目前大组病例的随机对照时间窗内静脉溶栓研究不进行分型的原因。

近年重视 TOAST 病因分型，但要注意不能把 TOAST 病因分型的 5 种病因类型等同于缺血性卒中的病因。TOAST 病因分型方法的制定原是为临床研究服务的，目的在于将脑梗死的病例，按病因进行分类，为制定相应的治疗用药及二级预防决策提供临床依据，与严格的病因概念不同。

缺血性卒中是复杂疾病，其复杂性不仅在于脑梗死是由多种不同疾病构成的总称，更由于每一例具体的脑梗死都不是单一病因而是多层次的、多个病因协同导致的。不同于由特异病原微生物引起的颅内感染——脑膜脑炎，能确定该病原微生物是脑膜脑炎的单一病因。大多数缺血性卒中虽也可确定基础血管病变的主要病因，但单一血管病因不能单独导致卒中。早在 1856 年德国病理学家 Virchow 就指出：血流变化、血管壁损伤与血液成分改变是血栓形成的三大因素。时至今日，也公认血管壁病变、血液成分和血流动力学改变是引起脑梗死的主要原因。脑梗死不仅有非常复杂的病理生理机制，同时有十分复杂的疾病发展变化过程。要认识其病因发病机制。首先要认识其层次结构：脑梗死是脑供血动脉被血栓堵塞，神经组织随即发生缺血梗死，出现神经功能障碍。所以它涉及脑循环和脑神经两大系统的疾病。也可以说前者是因，后者是果。其次要认识其过程结构：动脉狭窄 - 血流减慢 - 血栓形成 - 血管堵塞（侧支循环状况）- 神经组织梗死 - 脑水肿 - 颅高压 - 系统并发症 - 疾病结局（恢复、残废、死亡）。也可以将每一个前过程视为后过程的因。缺血性卒中就是这样由多个致病因素与自身代偿机制相互作用形成的多个正负反馈因果链、因果环、因果网共同导致的。不能只讲病因不谈或忽略发病机制，两者密切不可分割。

TOAST 分型基本照抄了美国脑血管病分类（Ⅲ）中脑梗死的分型的临床分型，却省掉了发病机制。如此省略，却易误导人们以为只要有动脉狭窄的影像根据，就可确定是脑梗死的病因，不必再考虑引起血栓形成及（或）血流动力学障碍的各种因素。以为只要解除血管狭窄，同时控制危险因素，按指南、共识抗栓或抗凝就可预防各种缺血性卒中的复发，把缺血性卒中的治疗、预防简单化、公式化。

TOAST 分型虽被认为是当前国际上最广泛使用的缺血性卒中病因分型法，被认为有助于判断预后、指导治疗和选择二级预防措施，其实 TOAST 分型法包括其各国改良版本，都是"一个卒中后稳定期有关病因的全面评估，而并不是针对急性期的病因分型"，过多依赖高级的辅助检查（HR-MRI、TCD、MRA、CTA 或 DSA）等。临床医生在时间窗内做治疗决策时，由于来不及进行而缺乏必要的辅助检查资料，难以确定脑梗死的基础血管病变及血管闭塞的性质、栓子来源，无法准确做 TOAST 病因分型，故该分型法对急性期临床区分病情轻重、病变部位和大小，选择溶栓等治疗方法帮助不大，而主要用于基础与某些临床研究。尤其我国缺血性卒中患者轻症的腔隙性脑梗死多，重症少，过分追求颅内外血管病因鉴别，脱离我国目前大多数医院的实际，并不可取。与之相比，OCSP 分型无须复杂的检查设备、相应的技术人员及不增加医疗开支，在任何中小型医院甚至社区医疗中心即能完成，更符合实际。

（四）OCSP 分型

由于常规 CT、MRI 发病 6 ~ 12 小时内难以发现梗死灶，现多寄希望于 MRA、CTA、DSA 或磁共振弥散加权扫描（DWI）甚至 PET。但除设备、技术、人力、经济等条件限制难以推广普及至广大中小医院外，即使大医院，患者要在发病 3 ~ 6 小时内到达医院，并完成 CT 及上述任一检查，也存在交通、值班、配合等困难，目前也难以实施。此外，对一些老年患者，CT 常可发现一些陈旧的小或腔隙样的低密度灶，急诊放射科医生有时作为新病灶报告，如经诊医生对重症大片梗死缺乏认识，容易接受 CT 的诊断而满足于腔隙性脑梗死的诊断，有可能延误诊治。英国 Bamford 等在 675 例脑血管病的大规模群体调查中提出脑梗死的 OCSP 分型方法。它是以原发的脑血管疾病所引起的最大功能缺损时的临床表现为依据，将脑梗死分为四个临床亚型（图 5-1）：①完全前循环梗死（TACI）；②部分前循环梗死（PACI）；③后循环梗死（POCI）；④腔隙性梗死（LACI）。前循环是颈内动脉供血区包括大脑中和大脑前动脉，后循环则为椎基动脉供血区。

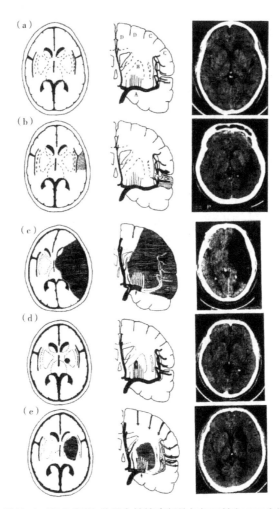

图 5-1　示 OCSP 分型血管堵塞部位与梗死灶在 CT 中的位置

（a）正常：A- 大脑中动脉；B- 豆纹动脉；C- 大脑中动脉皮质分支；D- 大脑前动脉。
（b）部分前循环梗死（PACI）- 皮层梗死。（c）完全前循环梗死（TACI）- 大脑中动脉供血区完全梗死。（d）腔隙性脑梗死（LACI）- 内囊后肢。（e）部分前循环梗死（PACI）- 基底节梗死。

OCSP 临床分型标准：

1. TACI

表现为三联症，即完全 MCA 综合征的表现：①大脑较高级神经活动障碍（意识障碍、失语、失算、空间定向力障碍等）；②同向偏盲；③对侧三个部位（面、上与下肢）较严重的运动和（或）感觉障碍。

2. PACI

脑损害没有 TACI 那么广泛，常只有以上三联症两个，或只有高级神经活动障碍，或感觉运动缺损较 TACI 局限。可以为以下任一表现：①运动或感觉缺损＋偏盲；②运动或感觉障碍＋新的高级大脑功能缺损；③新的高级大脑功能缺损＋偏盲；④单纯运动或感觉障碍，但较 LACI 局限（单肢轻瘫）；⑤单独的高级大脑功能障碍，当超过其一时，必须损害在同侧半球。与 LACI 不同，在于出现了高级皮质功能障碍，而运动感觉缺损没有那么严格局限。

一些年老患者很难区分 PACI 或 TACI，因不能确定是否有高级大脑功能障碍或视野缺损，如不确定，应视为 PACI，除非患者嗜睡。另外，臂、腿的完全瘫与否是与 LACI 的区别。

3. POCI

表现为各种程度的椎基动脉综合征：①同侧颅神经瘫痪及对侧感觉运动障碍（交叉）；②双侧感觉运动障碍；③双眼协同活动及小脑功能障碍，无长束征或视野缺损。

4. LACI

表现为腔隙综合征，即纯运动性轻偏瘫、纯感觉性卒中、共济失调性轻偏瘫、手笨拙－构音不良综合征等。

OCSP 分型法最大优点是不依赖于辅助检查的结果，CT、MRI 尚未能发现病灶时就可根据临床表现（全脑症状和局灶脑损害症状）迅速分出四个亚型，并同时提示闭塞血管和梗死灶的大小和部位：①TACI：多为 MCA 近段主干，少数为颈内动脉虹吸段闭塞引起的大片脑梗死；②PACI：a. MCA 近段主干闭塞，但皮质支侧支循环良好；b. MCA 远段主干、各级分支或 ACA 及分支闭塞引起的中、小梗死；③POCI：椎基动脉及分支闭塞引起的大小不等的脑干、小脑梗死；④LACI：基底节或脑桥小穿通支病变引起的小腔隙灶。

TACI 和少数较重的 PACI、POCI 才是需紧急溶栓的亚型。这对指导治疗、评估预后有重要价值。而且复查 CT 或 MRI 即可最后确定分型。OCSP 分型具有明确特征，临床简单易行，可重复性高。据测试，只靠详细的病史与体检，不同医务人员间得出的结论大致相同，无统计学的显著差异。

《中国脑血管病防治指南（第 1 版）》在各国指南中首先提出："由于脑梗死的部位及大小、侧支循环代偿能力、继发脑水肿等的差异，可有不同的临床病理类型，其治疗有很大区别，这就要求在急性期，尤其是超早期（3～6 小时内）迅速准确分型。牛津郡社区卒中研究分型（OCSP）不依赖影像学结果，常规 CT、MRI 尚未能发现病灶时就可根据临床表现迅速分型，并提示闭塞血管和梗死灶的大小和部位，临床简单易行，对指导治疗、评估预后有重要价值。"《美国卒中指南 2003》也指出："缺血性卒中患者的评估应立即进行。询问病史、全身和神经系统检查是对疑为缺血性卒中患者紧急评估的基础。脑成像检查是指导早期干预治疗所必需的（A 级）。对大多数医疗机构和大多数病例来说，CT 仍然是最重要的脑成像检查手段。"可见，指导缺血性卒中急性期治疗，OCSP 临床分型优于 TOAST 病因分型。

综上所述，缺血性脑血管病的分型是诊断治疗技术发展到现阶段的必然产物，已是大势所趋，但到目前为止，国际上还没有统一的分型方案。为此我们综合成一个方案供国内同道参考。

第二节　缺血性脑血管病的发病机制

缺血性脑血管病（脑梗死）是脑循环系统病变引起某血管闭塞，导致脑神经系统局灶缺血坏死、功能障碍等连续动态复杂疾病过程。因为它涉及循环与神经两大子系统，我们必须运用血流动力学、血液流变学及血液病学的相关原理、概念和缺血脑损害的临床病理生理演变过程知识才能系统分析和正确理解。

一、脑血管事件（血栓栓塞）原因、机制

缺血性卒中通常由于局部脑血管被血栓或栓塞闭塞，导致供血脑区低灌流而引起。近代血栓形成的发病机制最早由德国的 Rudolph Virchow 提出，就是著名的血栓形成三大因素：血管壁、血流及血液构成的改变。

1. 血管因素主要有高血压和血流动力学因素

引起的高血压小动脉硬化和大中动脉粥样硬化是脑血管病主要基础病因。①动脉粥样硬化斑块：血压一旦急升，斑块内小血管破裂、出血可导致管腔突然狭窄；②致斑块表面溃疡面扩大，附壁血栓形成，血管腔狭窄、闭塞；③斑块表面血栓脱落形成小或微栓子，闭塞远端小动脉；④高血压小动脉硬化管壁增厚、管腔狭窄、一旦血压降低、流速减慢就可引起血栓形成，管腔闭塞，血流中断。

2. 血流动力学和血液流变学因素

严重动脉硬化管腔狭窄（r 缩小，管腔狭窄 < 75%）时，血压 P 是维持血流量 Q 的决定因素。按伯努利方程，当灌注压正常时，因血流不可压缩性，血管狭窄处血流速度反而增快，输送血流量 Q 并不减少。但如灌注压急降，血流减慢，血黏度剧增：按牛顿黏性定律 $\eta = T/\gamma$，切变率 γ 约相当流速 V，V 越慢，黏度 η 越大，至某临界值（即使凝血活性和血小板功能正常，凝血过程必然启动）血液从流体突变为固体的血栓。故当管腔狭窄 > 75%，一旦灌注压下降，流速减慢，血流量减少，血黏度增加，更易致血栓形成。

3. 血液因素

①血小板黏附血管损伤后内皮下组织暴露，血小板通过其膜上黏附受体与内皮下微纤维表面的黏附因子如 vWF 结合，使血小板黏附于内皮下；另一方面，受刺激的内皮细胞膜也表达黏附受体，使未激活的血小板可在其上滚动黏附。②血小板聚集释放血小板黏附到胶原上就被激活，并释放其内 ADP、TXA_2、5-HT、血小板活化因子等使更多的血小板黏附聚集，形成一个不十分牢固的白色栓子。③止血功能激活与血栓形成激活的血小板形态改变，膜磷脂蛋白重新排列，形成一个促凝表面。在损伤血管的组织因子及血小板因子作用下，启动凝血功能，经过凝血活酶作用，凝血酶原变为凝血酶，后者使纤维蛋白原变成纤维蛋白，与红细胞一起形成牢固的血栓，堵塞内皮损伤部分并使已狭窄的血管腔更窄甚至闭塞，导致血流减慢及停滞，形成更长的红色血栓，即闭塞性血栓形成。内皮损伤（如作为粥样斑块的结果）与血小板的相互作用形成的白色血栓，成为后来黏附的血小板和纤维蛋白的核心。这白色血栓也可破裂、脱落，作为栓子栓塞远端血管。另外，血小板功能或止血功能亢进、纤维蛋白原浓度增高、纤溶功能减退等，也可以促进血栓形成。

故导致动脉血栓形成有三大基本原因：一是高血压小动脉硬化和大中动脉粥样硬化导致的管腔狭窄及斑块形成；二是启动因素为血流动力学的血压急升或剧降与血容量减少，致血流速度突然增加或减慢；三是血液止血、纤溶因素变化，多为继发的促进因素，除偶见于某些血液病外，局部动脉血栓甚少单由血液因素引起。

二、脑血管事件导致脑缺血、脑梗死灶形成的机制

1. 缺血时间阈值

无论由血栓或栓塞引起的脑血管闭塞，结果都是引起局部脑血流障碍，使脑缺血、缺氧。脑细胞是人体最娇嫩的细胞，血流一旦完全阻断，6 秒钟内神经元代谢即受影响；2 分钟脑电活动停止；5 分钟起能量代谢和离子平衡被破坏，ATP 耗尽，膜离子泵功能障碍：K^+ 流出，Na^+、Cl^- 和水大量进入细胞内；持续 5 ~ 10 分钟神经元就发生不可逆损害。可见，要挽救脑组织就必须在不可逆损害发生前的短短时间内恢复血流供应。

2. 缺血的血流量阈值

据研究表现为急性脑血管病的局部脑缺血的早期，血流并未完全中断，还有残余灌流，而缺血脑组织的突触传递，离子泵和能量代谢衰竭程度，缺血灶的大小都严格取决于残存血流量多少。当中度或

严重脑缺血时，自动调节受损或丧失，以致 CBF 变化与灌流压成正比，这时可使研究者通过逐渐减少 CBF，估计某些功能的临界血流阈值。在人局部脑缺血模型实验中，当血流量在大约 20 mL/（100 g·min）时，氧摄取分数（OEF）达最大，氧代谢率（$CMRO_2$）开始下降，脑皮质的正常神经元功能受影响，皮质细胞电活动停止。从局部缺血区得到诱发电位波幅减少。因此，该程度的缺血表示为丧失神经电功能的阈值（即电衰竭）。当血流降至 15 mL/（100 g·min），诱发电位丧失，脑电变平。随着血流进一步下降，脑电图变为等电位，缺血组织由于细胞泵衰竭，其水和离子浓度改变。细胞不可逆损害的血流临界阈值大约为 10 mL/（100 g·min）。在短期内，如果灌流能恢复，神经元仍可存活并恢复功能。在这阶段缺氧抑制线粒体代谢，启动糖的不完全的无氧代谢，使局部乳酸产生增加，pH 下降，引起细胞内酸中毒，决定细胞膜功能的维持离子平衡的能量更加不足，细胞内 K^+ 流至细胞外间隙，Na^+ 和水进入胞内（细胞毒性水肿），Ca^{2+} 也进入胞内（引起线粒体功能衰竭和细胞膜控制离子移动的功能受损），迅速地 K^+ 外流和 Ca^{2+} 内流意味着膜功能完全衰竭，这种程度的缺血意味着达到细胞离子平衡能力丧失的阈值（膜衰竭）。两个阈值构成缺血半暗带或半影区（ischaemic penumbra）血流的上下限。一般梗死灶中心区血流处于膜衰竭阈值以下，不可逆损害已发生，但中心区周围还存在一个缺血边缘区，血流量处于两阈值之间，它可以向两个方向发展：如血流马上恢复，功能可恢复正常；如血流再降至膜衰竭阈值以下或持续超过一定时间，则可能成为梗死灶扩大部分。

近来的研究认为功能和代谢紊乱有更复杂的血流阈值模式：随着血流下降，蛋白合成首先受抑制 [大约血流阈值为 45 mL/（100 g·min）]，刺激无氧代谢 [约 35 mL/（100 g·min）]，兴奋神经介质释放、能量代谢紊乱 [约 20 mL/（100 g·min）]，最后缺氧性去极化 [< 15 mL/（100 g·min）]，脑细胞死亡。

除缺血程度外，缺血持续时间也起决定性的作用（缺血阈值与其交叉）。当脑血流量持续减至 10 mL/（100 g·min），细胞传导机制和神经介质系统衰竭，神经毒性介质释放，氧自由基和过氧脂质形成，神经元释放有神经毒性的血小板活化因子，这些均可损害细胞功能，最终导致脑细胞死亡。

3. 缺血半暗带（ischaemic penumbra）概念（如图 5-2）

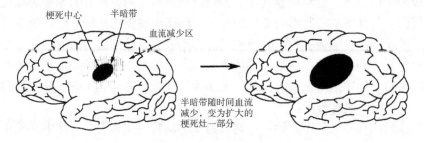

图 5-2 示缺血半暗带

电功能衰竭与膜功能衰竭两个阈值的发现，导致半暗带概念的产生，即在严重缺血的梗死中心（infarct cord）周围还存在无电兴奋性但仍存活的脑细胞。在这区域脑灌流处于"临界"水平，神经元功能由于组织代谢需要不能满足而降低，但细胞仍能维持离子平衡而存活。由于局部灌流储备利用达到最大程度，灌流压任何进一步下降，都可使仍存活的缺血半暗带神经元死亡，但也可因再灌流或脑保护治疗而免于死亡。因此半暗带可定义为：有潜在可救活脑细胞的缺血边缘区。但半暗带并不完全是一个解剖学区域，更主要是一个血流动力学过程。在任何一个急性脑梗死患者，无法知道其缺血半暗带可能有多宽，会维持多久，以及在血流恢复后有多大程度的复原，但 PET 的研究证明，在缺血卒中后有相当容积的、潜在存活的脑组织，相对持久地存在。目前还不清楚多长的缺血时间再灌注可以救活脑细胞或者可以从梗死区中挽救神经元。换言之，有效治疗时间窗多长，仍不清楚。半暗带也可变为局部充血带，可能与局部自动调节功能受损、CO_2 和乳酸等代谢产物堆积、侧支循环开放血流再通等有关。充血带内血流量虽然增加，但平均耗氧量减少，脑损害继续，称为"过度灌流"。此时，增加血流量会加重充血、脑水肿，甚至成为"出血性梗死"。

通过近 30 年的研究，缺血半暗带已经从一个纯粹电生理 / 血流动力学为基础的概念，发展成为一个更广泛意义的代谢 – 细胞 – 治疗的医学概念，成为临床和影像诊断的重要靶标、治疗时间窗能否扩大的生物标志物。

三、缺血性脑损害的微观病理机制

脑血流持续减至约 10 mL/（100 g·min）以下，脑梗死发生，即使血流恢复再通，功能也可能不恢复。缺血引起细胞死亡的具体机制：目前研究认为脑缺血启动称为缺血性级联的一系列的神经化学过程。它是一系列在时间和空间中演变的复杂事件，缺血性级联通常持续好几个小时、几天甚至血液循环恢复后。由于级联中的每一个事件可能由一个或由多个其他事件引起，不同程度缺血的细胞也可以通过不同的化学过程导致相同或不同的事件，故缺血性级联实际上是高度异质性现象。一般可概括为：由于局灶性脑灌注不足，导致细胞能量衰竭、兴奋性氨基酸毒性、氧化应激、血脑屏障（BBB）功能障碍、微血管损伤、止血功能激活、缺血后炎症和最后神经元、胶质细胞和内皮细胞死亡等多个相互关联的不同层级和阶段。

1. 细胞能量衰竭

脑组织全靠血流供应的氧和葡萄糖代谢生成三磷腺苷（ATP）提供能量。一旦血流中止，氧、糖供应中断，细胞内 ATP 产能不足，导致依赖能量的维持胞内外离子平衡的离子泵功能障碍与神经元和胶质细胞去极化。离子泵衰竭导致 K^+ 外流，Na^+ 内流带动 Cl^- 和水大量进入胞内；加上糖无氧代谢产生的乳酸增多，CO_2、H^+ 等代谢产物堆积，造成细胞内酸中毒和高渗透压，更促使 Na^+、水内流，导致细胞性脑水肿。

组织缺血引起的酸中毒，可促进组织损伤，阻碍和延缓由几个机制引起的再氧合作用的恢复。这包括水肿形成，抑制 H^+ 外流，抑制乳酸氧化和线粒体呼吸。细胞内酸中毒可能加速细胞内水肿形成，包括 Na^+、Cl^- 在胞内积聚，它们是通过耦联的 Na^+/H^+ 和 Cl^-/HCO_3^-；交换引起的；酸中毒激活 Na^+/H^+ 交换，H^+ 漏出又引起 Cl^-/HCO_3^-；反向转运，导致 Na^+、Cl^- 在胞内积聚，伴随渗压性水积聚。换句话说，细胞力图调节胞内 pH，而不惜损害自己的容积调节。而且细胞外酸中毒引起 Na^+ 积留在 Na^+/H^+ 交换的外侧面，因而延缓或妨碍 H^+ 从酸中毒的细胞内抽出。最后酸中毒可阻断乳酸氧化酶形成，在乳酸脱氢酶复合体中，延缓当缺氧时积聚的乳酸氧化和在游离线粒休中的氧化磷酸化过程，最终妨碍 ATP 的产生。

2. 兴奋性氨基酸毒性

谷氨酸是脑内主要的兴奋性神经递质，存在于 30% 的中枢突触中，并由突触前膜释放，突触后膜有 5 种亚型的兴奋性氨基酸受体：N– 甲基 –D– 门冬氨酸（NMDA）受体、使君子酸（AMPA）受体、海藻酸（K）受体、亲代谢型受体和 L-2- 氨基 -4 磷酰丁酸（$L-AP_4$）受体。其中 NMDA 受体功能在于触发长时程突触增强（LTP）效应，与学习、记忆有关，NMDA 受体的离子通道开放，使 Ca^{2+}、Na^+ 内流；AMPA 和 K 受体开放 NA^+、K^+ 阳离子通道，产生兴奋性突触后电位；亲代谢型受体兴奋促进质膜内磷脂酰肌醇（PIP_2）水解，产生胞内第二信使：甘油二酯（DAC）和三磷酸肌醇（IP_3），对突触后神经元起慢兴奋作用。正常神经胶质细胞及神经末梢质膜上存在依赖 Na^+ 的高亲和性谷氨酸摄取系统，能在 1 ～ 2 ms 内摄取兴奋过程释放至突触间隙内的谷氨酸。静息状态时，突触间隙内谷氨酸浓度仅 1μ mol/L，而神经末梢胞内浓度为 10 mmol/L，相差 1 万倍。正如上述脑缺血、缺氧造成的能量代谢障碍，使胞外 K^+ 浓度升高，神经元去极化，引起神经末梢内谷氨酸大量释放并逆转神经末梢和胶质细胞的高亲和性摄取系统的活动：把胞质内谷氨酸也大量排至胞外，使胞外浓度达 500μ mol/L，持续过度刺激兴奋性氨基酸受体，主要导致 NMDA 受体操纵的 Ca^{2+} 通道（ROC）开放，大量 Ca^{2+} 内流；而 AMPA 和 K 受体引起的去极化反应可开放电压依赖性 Ca^{2+} 通道（VDC），增加 Ca^{2+} 内流；亲代谢型受体激活产生的第二信使 IP_3，能使胞内 Ca^{2+} 库释放 Ca^{2+}。胞内 Ca^{2+} 超载会引发以下一系列毒性反应，使神经元溃变、坏死。培养的皮质神经元接触 100μ mol/L 的谷氨酸仅 5 分钟即溃变、坏死。

正常细胞外 Ca^{2+} 浓度为胞内浓度的 10^4 ～ 10^5 倍。为维持内环境稳定需不断调节跨膜 Ca^{2+} 浓度。

Ca^{2+}进入胞内主要通过 VDC 和 ROC，Ca^{2+}排出胞外，主要靠 Ca^{2+} 泵（Ca^{2+}–Mg^{2+}–ATP 酶）和 Na^+–Ca^{2+} 交换，维持这一梯度的机制是直接或间接依赖能量的。当脑缺血、缺氧时，迅速的 ATP 丧失导致大量 Ca^{2+} 流入胞内，这是 Ca^{2+} 泵功能损害的结果，膜对 Ca^{2+} 的通透性增加及 Ca^{2+} 从胞内细胞器释放。兴奋性氨基酸递质从去极化神经末梢释放：谷氨酸过度激活突触后谷氨酸受体／通道复合体，引起 Na^+ 内流和去极化，通过 VDC 和 ROC 等 Ca^{2+} 通道开放，更多 Ca^{2+} 内流，胞内 Ca^{2+} 超载。

一个非生理性、非调节性的细胞内 Ca^{2+} 增高，引起细胞损害还涉及以下环节：Ca^{2+} 可激活 ATP 酶、钙依赖的磷酸酯酶、蛋白酶和核酸酶；改变蛋白磷酸化过程，从而影响蛋白合成和基因组表达；蛋白酶分解结构蛋白及激活 NO 合成（开始于自由基机制）等，最终导致神经元的磷脂膜、细胞骨架蛋白、核酸等重要结构解体，神经元坏死。

3. 氧化应激

氧化应激发生时，自由基生产胜过细胞抗氧化防御系统的内源性清除能力。有相当多的证据，活性氧和氮分子是缺血性卒中软组织损伤的重要介质。

自由基是任何原子、原子团或在外层轨道有未还原电子的分子。因为共价化学键通常结合电子对占有轨道，所以，自由基可以看作是一个"打开"的或"半"价键的分子，并可解释其极端的活泼性。在任何需氧的正常细胞过程可以产生少量自由基，如线粒体电子输送过程，容许氧接受单个电子，形成超氧基团（O_2^-），然而它们有毒性，可损伤蛋白、核酸、脂类和其他分子，如细胞外层的复合葡聚糖（如透明质酸）。含硫氨基酸和多不饱和脂肪酸（脑内有高比例）特别易受其伤害。脑缺血生成超氧化物（O_2^-），通过黄嘌呤氧化酶和线粒体电子传递链漏出，从中形成过氧化氢（H_2O_2）的主基。过氧化氢反过来是羟自由基（OH）来源。一氧化氮是水和脂质可溶性的自由基，只需几秒钟的半衰期。它是由精氨酸生产的三种类型的一氧化氮合成酶（NOS）。一氧化氮合成酶 I 和 III 型是 Ca^{2+} 依赖，主要在神经组织和血管内皮细胞内表达。一氧化氮合成酶 II 型（诱生酶）由多种因子介导生成。缺血引起神经元和血管内皮细胞产生大量激活的 I 和 III 型一氧化氮合成酶，其后，包括胶质细胞和浸润的中性粒细胞也产生大量激活的 II 型一氧化氮合成酶。在脑内缺血产生的 I、II 型一氧化氮合成酶是有害的，但血管中 III 型一氧化氮合成酶产生的一氧化氮（NO）能通过舒张血管和抑制血小板黏附提高缺血半暗带的血流量，它能清除氧自由基并通过抑制白细胞黏附到血管内皮细胞而发挥抗炎作用。非对称二甲基精氨酸对一氧化氮合成酶的抑制作用可能会减少 NO 的生物利用度，导致血管收缩、增加自由基生成、血小板聚集和白细胞黏附到内皮细胞表面转而加重缺血性脑损伤的进程。

氧自由基与其他组织成分产物的交互作用产生其他各种自由基。特别重要的是由超氧化物和 NO 形成的有高度毒性的过氧化亚硝酸盐。过氧化亚硝酸盐自发分解产生羟基自由基。脂溶性的过氧化氢容易穿过细胞膜。同样地，超氧化物经阴离子通道通过细胞膜。因此，这两类自由基的远程作用是可能的。另一方面，羟自由基是活性最强、生存周期短暂的氧自由基，可导致大多数的软组织损伤。自由基存在一定的细胞作用范围，包括酶的失活，细胞内贮存的钙离子释放，蛋白质变性，脂质过氧化，破坏细胞骨架、DNA 和趋化性。线粒体功能受到自由基介导的线粒体内膜破裂而破坏，调解电子传输、H^+ 析出和产生 ATP 的蛋白质被氧化。细胞色素 C 是从线粒体释放的，为细胞凋亡提供一个靶点。严重的氧化应激可通过坏死导致细胞死亡，中度氧化应激可触发凋亡。

此外，氧化应激也可通过激活基质金属蛋白酶（MMP，尤其是 MMP-9）增加血脑屏障的通透性和损伤内皮细胞、损害脑细胞。而且，自由基影响脑血流量，是强烈的血管扩张剂。由于一氧化氮和超氧化物之间的互相作用，可以改变血管对二氧化碳的反应性，诱导血管收缩而不是舒张。另外，氧自由基还可增加血小板聚集性。

4. 血脑屏障破坏

据报告缺血性脑血管病血脑屏障破坏发病率从 15% 至 66% 不等，差别很大，这取决于脑血管病严重性、评价应用的方法和时间。有几种机制促进缺血性损伤的血脑屏障开放。缺血发生后 2 小时内皮细胞基膜立即开始溶解并伴随血脑屏障通透性增加。早期（时间窗内）再灌注可暂时缓解血脑屏障的改变，但使用溶栓治疗和延迟再灌注反而可能加剧血管内皮损伤。BBB 屏障丧失可能会导致缓激肽、血管内皮生长因子、凝血酶、激活的基质金属蛋白酶与其他活性蛋白酶的累积。如上文所述，氧化应激是血脑屏障损伤的早期刺激，可能激发神经元和胶质细胞的 MMP-9 释放，并通过内皮细胞基膜溶解导致血脑屏障损伤。早期血脑屏障开放后，梗死后 24 ～ 72 小时为严重 BBB 损伤的第二期。这一期更复杂，通过白细胞浸润和大量释放的 MMP-9 经中性粒细胞转移至缺血脑组织，导致更大的脑组织损伤。血脑屏障破坏允许血液成分渗漏到脑实质内。这些高分子量分子积聚血管外，形成高渗使水渗入增加，导致血管源性脑水肿，并通过颅内压增高引起继发性损害。此外，血管外红细胞导致梗死区的出血性转换。最后，血脑屏障渗漏促进炎症细胞迁移，可加重缺血后炎症反应。

5. 缺血致微血管损伤

缺血通过增加血管内皮细胞通透性、间质变性和自动调节功能的丧失损害微循环（微血管床），加重脑组织损伤。此外，缺血可启动"白细胞 – 内皮细胞黏附"及"无复流"现象。脑血管自动调节功能是指脑血管床能在血压变化下保持脑灌注恒定的一种内在能力。一旦脑灌注压降低，小动脉舒张，减少血管阻力维持脑血流量不变。代谢因素（缺氧、腺苷、二氧化碳和酸中毒）、肌源性过程（平滑肌松弛后减少血管内压力）和内皮机制（一氧化氮、前列环素和内皮素 –1）都可以促进血管舒张。

在再灌注的缺血性脑血管病已被证明有局灶甚至接近全脑的自动调节功能损害。缺血性脑血管病脑血管自动调节功能受损的病理生理学仍有争议，但缺血内皮损伤可能发挥作用。血管内皮损伤减少一氧化氮和前列环素释放，并可能诱导内皮素 –1 产生。这些进程导致血管张力增加，可能进一步损害脑梗死区与侧支血管的血流，加重缺血性损伤。一氧化氮生物利用度额外减少可能会造成不对称二甲基精氨酸抑制 NOS 作用。内皮素 –1 是非常强的血管收缩剂，能显著收缩脑微血管。缺血性脑血管病的血浆内皮素 –1 水平升高并与脑水肿相关。除血管收缩外，自动调节功能丧失不能保护脆弱的缺血半影区对抗血压变化可能造成的损害。脑血管病急性期低血压被认为对脑组织损伤不利，而高血压可改善一些患者脑血管病后的结果，也可能对另一些有害。脑微血管床对局灶性缺血快速显示多个动力学反应，其中有血管内皮细胞白细胞黏附受体表达。这不仅是缺血后炎症反应的一个重要步骤，还促成了"无复流"现象，是指闭塞血管再灌注后下游微血管床仍闭塞的现象。它归因于外在水肿的压迫、血管内皮的膨胀和由激活白细胞、血小板及凝血块引起的血管内阻塞。

6. 止血功能激活

高凝状态和血小板活化促血管内皮细胞损伤导致组织因子暴露在血液中。随后，组织因子与因子相互作用，磷脂使IX因子转换为活化的IX a 因子、X 因子转换为活化的 X a。因子 X a 参与构成复杂的凝血酶原酶复合物，后者转换凝血酶原为凝血酶。凝血酶裂解纤维蛋白原为纤维蛋白肽、纤维蛋白单体，在因子 XIII 参与下聚合链接成纤维蛋白凝块。纤维蛋白分子聚合，激活血小板、凝血因子和红细胞共同形成血栓。羧肽酶原 U 激活也表示凝血酶可激活纤维蛋白溶酶抑制物，或凝血酶 / 血栓调节蛋白复合物生成纤溶抑制剂——羧肽酶 U。在缺血性脑血管病后首个第 72 小时后羧肽酶原 U 活性显著减少和患者对溶栓治疗反应差可能反映了更强激活了羧肽酶原 U/ 羧肽酶 U 通路和血栓扩展。缺血和高切应力环境下血小板被激活。血管闭塞 2 小时内活化的血小板在微血管内蓄积。血小板释放各种生化介质，促进凝血因子之间的相互作用，白细胞黏附到微血管内皮细胞，导致"无复流现象"。血小板还可通过释放自由基和血栓素 A_2 引起短暂血管痉挛，并可能通过释放趋白细胞移动的介质加剧炎症级联。这些机制对缺血性脑血管病是否重要仍有待阐明。缺血性脑血管病急性期，内源性纤溶通常被激活的凝血级联和血小板活化所压倒。这一点反映在止血指标，包括 D- 二聚体、纤维蛋白单体、凝血酶 – 抗凝血酶III复合物和血浆纤维蛋白等水平升高。

7. 缺血后炎症

伴随局灶性脑缺血有一个激烈的炎症反应，该反应以信号分子、炎症细胞、黏附分子和转录调质作为关键要素。随细胞免疫和体液免疫系统进程不断发展导致更多细胞损伤、微血管瘀血与血脑屏障破坏。几种类型细胞有助于缺血后炎症过程，首先小胶质细胞和星形胶质细胞被活性氧化物激活，星形胶质细胞都能分泌炎性因子如细胞因子、趋化因子和可诱导的一氧化氮合成酶等。另一方面，它们表达复杂的主要组织相容性及与抗炎反应相关的协同刺激分子。小胶质细胞是大脑固有的巨噬细胞并对中枢神经系统内在的免疫、吞噬、清除起关键作用。被缺血激活的小胶质细胞可以变成巨噬细胞并释放各种具细胞毒或细胞保护作用的物质。缺血发作后 4 ~ 6 小时内，循环白细胞黏附到血管壁和逐渐释放更多的炎症介质，对半暗带内可能挽救的脑组织造成二次损伤。中性粒细胞是最早显示基因表达大幅上调并渗透入缺血脑区的白细胞亚型。淋巴细胞的作用数据是矛盾的，单核细胞开始渗透只延迟几天。黏附分子在白细胞渗入脑实质中发挥举足轻重的作用。粒细胞和血管内皮细胞的相互作用主要由三组细胞黏附分子介导：选择素、免疫球蛋白超家族和整合素。尤其是 E- 选择素和 P- 选择素，在缺血的早期阶段上调和介导白细胞流动与补充。

在所有免疫球蛋白家族成员中，脑缺血时的细胞间黏附分子 -1 和血管细胞黏附分子 -1，已被最广泛研究。脑血管病发病后几小时内，细胞间黏附分子 -1 被细胞因子刺激表达增加。脑血管病时血管细胞黏附分子 -1 的作用仍未弄清。白细胞整合素被趋化因子、细胞因子与其他趋化物激活。为了使白细胞能连接到激活的内皮细胞，整合素必须在细胞表面表达，使能被内皮细胞黏附分子所识别。脑缺血后由免疫细胞和固有的脑细胞所产生的细胞因子是重要的炎症介质。研究最多的与脑血管病炎症相关的细胞因子是白介素 -1、肿瘤坏死因子、白介素 -6 和白介素 -10。白介素 -1 是主要促炎细胞因子，而肿瘤坏死因子有多重功能并可能会通过不同途径影响细胞凋亡或存活。白介素 -6 很大程度上认为是促炎细胞因子，但其在缺血性脑血管病的作用更多是被掩盖的。促炎细胞因子生成增加和抗炎的白介素 -10 浓度降低与较大的梗死灶及较差的临床结果相关。趋化因子在细胞通信和炎性细胞补充中是重要的。伴随局灶性缺血的趋化因子表达，如单核细胞趋化蛋白 -1、巨噬细胞炎性蛋白 -1 和 fractalkine（趋化因子之一，尚无中文译名）等，被认为可以通过增加白细胞浸润产生有害作用。趋化属性，除了发现趋化因子直接影响血脑屏障的通透性外，炎症级联还包括上调几种酶的活性。花生四烯酸级联开始通过激活磷脂酶 A_2，继而提升细胞内钙水平。这些酶从水解甘油磷脂脂肪到释放花生四烯酸，后者又分别被环氧化酶或脂氧化酶代谢为前列腺素或白三烯。有两种环氧化酶，1 型可在多种细胞类型中表达，包括小胶质细胞与白细胞；2 型环氧化酶缺血后上调，发挥毒性作用，虽然两种都可以生成，但主要是通过前列腺素，而不是活性氧自由基起作用。在脑缺血时，脂氧化酶通道的作用目前知识有限。

白三烯是涉及血脑屏障功能障碍、水肿和神经元死亡的强烈趋化剂。在其他段落中，我们描述了在缺血时一氧化氮合成酶如何被上调，尤其是在流动的白细胞、小胶质细胞和星形胶质细胞，以及通过几个机制引起的损害。炎症细胞还生成活性氧和基质金属蛋白酶诱导更大的缺血性脑损害。现在普遍认识到脑缺血诱导基因表达。在实验性卒中模型中，已证实几种激活转录因子参与调节炎症（核因子 kB、丝裂素活化蛋白激酶和活化蛋白 -1），但在人类脑血管病，它们的功能仍有争议。

8. 缺血诱导细胞死亡

缺血性损伤导致坏死：随着细胞膜功能衰竭，细胞及细胞器发生细胞毒性水肿引起一种暴发型细胞死亡。如果细胞死亡通过坏死的方式，它会释放更多的谷氨酸和毒素到周围，引起周围的神经元死亡。同时很多脑细胞却以凋亡方式死亡，这是一种基因调节的程序性死亡，它使细胞经轻微的炎症或释放的基因产物作用而死亡。由局部缺血的程度、细胞成熟度、细胞内游离 Ca^{2+} 的浓度和细胞微环境等几个因素决定哪种死亡方式占主导地位。谷氨酸受体激活可能非专门的促进细胞凋亡：导致足够细胞损伤、激活细胞传感器、启动细胞凋亡级联。另一方式是，早期线粒体生产的活性氧化物减少细胞内的 K^+ 和增加毒性 Zn^{2+} 涌入，也可能触发细胞凋亡。半胱氨酸蛋白酶 3 介导的细胞凋亡是从线粒体释放细胞色素 C 开始，通过激活凋亡体复合物，反过来激活半胱氨酸蛋白酶。活化半胱氨酸蛋白酶是蛋白裂解酶，它调节关键的稳态和修复蛋白质。特别是半胱氨酸蛋白酶 1 和 3 似乎在缺血介导的细胞凋亡过程中发挥关键作用，而其他半胱氨酸蛋白酶家族成员可能在细胞死亡最后阶段更重要。最后，独立于半胱氨酸蛋白酶的程序性细胞死亡显示一个复杂的程序，而有别于上述的坏死和凋亡。它还通过线粒体蛋白等凋亡诱导因子与凋亡抑制基因 -2/ 腺病毒 E1B——相互作用蛋白质，在缺血性卒中后的迟发性神经元死亡中起重要作用。伴随急性、永久性血管闭塞，坏死是主要细胞死亡机制。而温和的损伤，尤其是在缺血半暗带内往往导致凋亡。

9. 脑再灌注损伤

迅速恢复脑血流供应可通过挽救半暗带减少梗死面积和改善缺血性卒中患者的临床结局。矛盾的是，再灌注也可能加剧脑损伤和产生所谓"再灌注脑损伤"。"再灌注脑损伤"可定义为再灌注后由综合病因引起的、可挽救缺血脑组织的一个恶化过程。严重缺血患者早期复流，也增加与再灌注相关的脑出血风险，可能由微血管损伤所致。白细胞可能通过损伤内皮细胞、阻塞微循环、破坏血脑屏障及在脑组织中渗透释放的细胞因子和传播炎症等，在再灌注损伤中起关键作用。在再灌注损伤中血小板与白细胞起协同作用，它们通过无复流现象和释放各种生化介质，可以导致血管痉挛和加重氧化应激和炎症级联。此外，实验研究表明，补体激活通过形成几种炎症介质与膜攻击复合物，构成再灌注损伤的一个重要组成部分。最后，血脑屏障破坏与缺血后过度灌注可能会导致血管源性脑水肿和出血。

10. 缺血性脑水肿

脑缺血后发生细胞毒性脑水肿和血管源性脑水肿，压迫周围微循环，使血流淤积，微血栓形成，更减少脑灌流，加重缺血；再灌流后缺血灶相对于周围脑组织处于高渗透压、高离子状态，促使大量水分渗入缺血灶，更加重脑水肿。大片脑水肿导致颅内压升高，又使静脉回流受阻及动脉灌流阻力增大，形成缺血、水肿、颅高压恶性循环，可引起脑疝，危及患者生命。

在缺血发作后几分钟内，细胞毒性脑水肿的产生是细胞膜损伤引起胞内水积聚的结果。CT和同位素研究证实当时血脑屏障是完好的，内皮的紧密连接亦保持完整。细胞毒性脑水肿时灰质比白质更易受到影响，CT扫描表现为涉及皮质及皮质下区域的局限性低密度区。持续缺血后，血脑屏障的损坏导致血管源性脑水肿，血浆成分进入脑细胞外间隙，此时白质比灰质更易受影响，血管性脑水肿的CT表现包括了特征性的低密度手指样突起，并可伴有特征性的肿块效应。

临床观察提示脑水肿由脑血管病发作后数小时开始，2~4天达到高峰后逐渐减退，约持续1~2周。CT研究指出含液量是在梗死后7~10天达到高峰，某些病例在1个月内仍可检出脑水肿。虽然水肿的CT判断可能因脑血管病引起血容量和CT上组织密度的改变而变得不可靠，但上述发现的确提示了第一周形成脑疝更多的原因，取决于水肿液积聚的速度而不是聚集液体的绝对量。

脑水肿及其肿块效应、中线移位、梗死灶大小、神经缺损严重程度等均与预后和最终结局有很密切的关系。脑水肿与梗死灶大小的相关可能解释了为什么水肿在腔隙性和小的脑干梗死灶看起来没有像较大的皮质或皮质下梗死灶那么普遍和突出。尸检显示了几乎所有致死性脑血管病的脑水肿表现，而死前的头颅CT只显示出<50%的急性卒中（致死性或非致死性）有脑水肿引起的肿块效应的证据。

肿块效应，脑移位最终导致脑疝。脑疝的最主要危险在于它通过压迫重要的血管和组织引起脑缺血、充血和水肿，疝内脑组织压迫导水管和蛛网膜下腔，又影响了脑脊液循环，导致脑积水和幕上脑脊液压力升高。脑干严重受压就可引起患者死亡。常见脑疝类型：①钩回疝；②小脑扁桃体疝（枕骨大孔疝）；③扣带回疝；④中心天幕疝。

四、决定脑梗死（缺血脑损害）严重程度的宏观关键因素

当一条主要动脉突然闭塞，该闭塞脑动脉的大小、位置和侧支循环决定梗死灶大小、造成脑功能损害的严重程度。前循环血管闭塞位置（决定口径）主要有：大脑中动脉近端主干，发出豆纹动脉后主干，支配大脑皮层（额顶叶）的上分支、下分支（颞叶）；1支或多支豆纹动脉；大脑前动脉。后循环血管闭塞位置有：基底动脉近、中、远端（尖），各小脑动脉，大脑后动脉。

1. 闭塞动脉大小

此项见图5-3。图a示：小血管（豆纹动脉）闭塞致小梗死（腔隙性脑梗死）。图b示：大血管（MCA近端主干）闭塞无有效侧支循环致大梗死（完全前循环梗死）。大梗死导致脑结构功能损害比中、小梗死更严重。

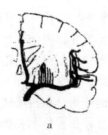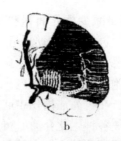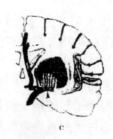

a   b   c

图5-3 示闭塞动脉大小、侧支循环决定梗死灶大小

a：小血管（豆纹动脉）闭塞致小梗死；b：大血管（MCA近端主干）闭塞无有效侧支循环致大梗死；

c：大血管（MCA近端主干）闭塞但有从ACA和PCA皮层分支来的有效侧支循环致中梗死

2. 闭塞动脉位置

同样大小的梗死灶，在大脑优势半球有语言中枢，易引起失语。但运动感觉中枢（中央前、后回）呈长条形，故偏瘫偏身感觉损害常不完全。在非功能区甚至可不引起神经功能障碍；而在内囊附近传导束集中，很小的梗死灶就可阻断锥体束导致完全的偏瘫。脑干横贯梗死可致深昏迷和四肢瘫。大脑皮层主要是神经元，对缺血缺氧更敏感，更容易脑水肿。基底节主要是神经纤维传导束，耐缺血缺氧，没有失语而可能有构音障碍。

脑细胞对缺血最易受损的是神经元，其后依次是少突胶质细胞、星形细胞和内皮细胞。

神经元本身对缺血的敏感性也有不同类型，它与细胞所在位置有关。对如心搏骤停引起的全脑缺血最易受损的是大脑皮质神经元；对轻微缺血最易损伤的是海马CA_1和CA_4区的锥体细胞，其后依次是小脑、纹状体及新皮质的神经元。

3. 侧支循环的有效性

动脉闭塞会减少，但很少会完全阻断氧和糖输送到相应区域的组织，这是由于丰富的侧支血管部分维持缺血区的血流。这种不完全缺血造成的脑梗死，在空间和时间上随血流动力学的变化而改变。图5-3c示：同样大血管（MCA近端主干）闭塞，但由于有从大脑前动脉和大脑后动脉皮层分支来的有效侧支循环代偿，只引起中等大小的基底节梗死（部分前循环梗死）。

综上所述，尽管缺血性卒中的病因、发病机制极其复杂，但局部脑血管事件引起动脉闭塞，导致脑缺血低灌注是决定性原因，一旦成为不可逆性缺血，脑细胞内必然发生能量衰竭、兴奋性氨基酸毒性与钙内流、氧化应激与自由基、炎症细胞因子生成等一系列的微观病理生理过程。同时脑微循环内必然有止血功能激活和微血管损害过程，它们反过来又进一步加重脑组织的损害，最终引起血脑屏障破坏、脑细胞死亡、脑水肿。所以，要挽救脑梗死，必须在时间窗内通过复流或开放侧支循环改善和终止低灌注。

缺血性卒中极其复杂的不同结局是由一系列因果链连锁构成的因果网络决定的。脑缺血低灌注这一病因网络主链早期不能迅速打断，缺血病理级联一旦启动，此时再单独或联合应用针对其微观病理生理机制的兴奋性氨基酸阻断剂、钙拮抗剂、抗自由基制剂、消炎药、促进微循环和脑保护药等，都不能阻断这一正反馈的恶性病理过程（图5-4、图5-5），就不可能显示临床疗效。

"系统工程（system engineering）的核心就是把组成系统内部相互制约的诸多环节之间的因果关系搞清楚，包括单、双向和多向因果关系。"这也是我们学习、理解、诊治和预防缺血性卒中的理论基础。

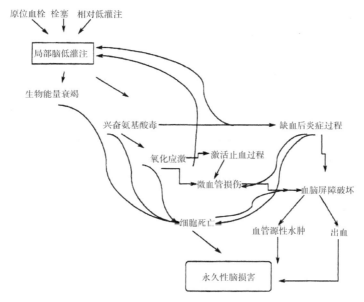

图 5-4　脑缺血病理级联（缺血瀑布）

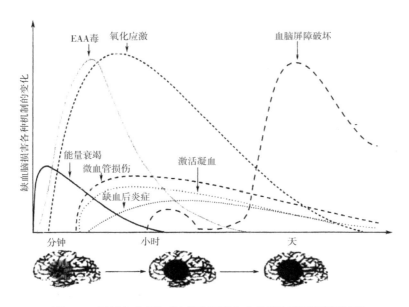

图 5-5　脑缺血病理级联各机制及缺血半暗带随时间的进展过程

第三节　动脉血栓性脑梗死

动脉血栓性脑梗死（arterothrombotic cerebral infarction）相当于旧分类的"脑血栓形成（cerebral thrombosis）"加"动脉–动脉栓塞（artery to arterial embolism）"，文献中也称为大动脉闭塞性脑梗死。

一、病因病理

此类脑梗死主要在颅外内大、中动脉及其主要分支的血管病变的基础上发生，其病因及发病机制有下列几个方面。

（一）动脉血栓形成

其最主要病因为动脉粥样硬化斑块、溃疡、出血引起血栓形成，致急性血管腔狭窄、闭塞，血流停滞，供血区脑组织缺血坏死。西方人多见于颅外颈内动脉起始部，东方人常见于颅内颈内动脉虹吸段，大脑中、前动脉及其主要分支。

（二）动脉栓塞

动脉粥样硬化斑块碎片或血栓脱落成为栓子，栓塞远端脑内较小的动脉，即"动脉－动脉栓塞"。

（三）血流动力学与血液成分异常

上述两种情况的发生有血流动力学因素或血液成分改变引起的脑有效灌流及侧支循环代偿不足往往同时参与血栓形成或栓塞，有时甚至起主要作用。

（四）少见原因

有感染性或非特异性动脉内膜炎，先天性肌纤维发育不良、自然性狭窄变异、夹层动脉瘤及外伤等。

有关梗死灶的形成及脑损害的机制，参阅上节。

二、临床表现

动脉血栓性脑梗死的主要临床特点：①多见于有高血压、糖尿病或心脏病史的中老年人。②常在安静或睡眠中起病。③多无头痛、呕吐、昏迷等全脑症状；起病即有昏迷的多为脑干梗死；大片半球梗死多在局灶症状出现后意识障碍逐渐加深。④明显的定位症状和体征：决定于血栓闭塞那一根血管、梗死灶的大小和定位，可在数小时至3天内逐渐加重。

（一）前循环（颈内动脉系统）脑梗死

1. 颈内动脉

颈段颈内动脉闭塞如果侧支循环代偿良好，可不产生任何症状或体征，但若侧支循环不良，可引起同侧半球从 TIA 到大片脑梗死（梗死灶在同侧额、顶、颞叶或基底节区）的临床表现：从对侧轻单瘫、轻偏瘫、同向偏盲到失语、失认、完全性偏瘫和偏身感觉障碍，即表现为不同类型的大脑中动脉综合征（见下）。可有一过性单眼视蒙，但持续性单眼失明罕见。如先有 TIA 发作，后有大脑中动脉区梗死的临床表现，又可在颈内动脉起始部听到高调血管杂音者，极可能为颈内动脉起始部的闭塞引起的脑梗死。

2. 大脑中动脉（MCA）

（1）完全 MCA 综合征：MCA 起始段阻塞，几乎一定引起神经系统功能缺损。因此处阻塞位于 Willis 环远侧，从对侧前循环经前交通支来的和从后循环经后交通支来的侧支血流均被阻隔，所以获得侧支循环的机会仅限于脑表面，从同侧大脑前、后动脉皮质分支来的吻合血流。MCA 近端主干闭塞引起完全 MCA 综合征的临床表现，即既有深部 MCA 综合征的对侧偏瘫、偏身感觉障碍，又有浅部 MCA 综合征的对侧同向偏盲和向对侧注视障碍，在优势半球可有完全性失语，因广泛脑水肿常有昏迷，严重颅内高压可致脑疝而死亡。按 OCSP 分型，完全 MCA 综合征就是完全前循环综合征（TACS）：①脑损害对侧的偏瘫；②对侧的同向偏盲；③新的高级皮质功能障碍（言语困难、空间定向障碍）。因为一般均有意识障碍，常使神经系统检查无法准确进行。

（2）深部 MCA 综合征：由单至数条 MCA 中央支闭塞时引起。另外，当 MCA 近端主干闭塞时，如果从皮质吻合支来的血流很有效，也可以只表现中央支闭塞症状即整个对侧偏瘫（头面、上肢、下肢）和（或）偏身感觉障碍、构音障碍，而没有皮质功能缺损症状。

（3）浅部 MCA 综合征：上部皮质支闭塞可出现中枢性面瘫及舌瘫，上肢重于下肢的偏瘫，优势半球可有运动性失语；下部皮质支闭塞可有感觉性失语，头和双眼转向病灶侧（或称向对侧注视麻痹），对侧同向偏盲或上象限盲，或空间忽视。当 MCA 发出中央支后的主干闭塞时，就可同时出现上、下皮质支闭塞的症状。

3. 大脑前动脉

主干闭塞引起对侧下肢重于上肢的偏瘫、偏身感觉障碍，一般无面瘫。可有小便难控制。通常单侧大脑前动脉闭塞，由于前交通动脉的侧支循环的代偿，症状表现常不完全。偶见双侧大脑前动脉由一条主干发出，当其闭塞时可引起两侧大脑半球内侧面梗死，表现为双下肢瘫、尿失禁、强握等原始反射及精神症状。

4. 脉络膜前动脉

闭塞常引起三偏症状群，特点为偏身感觉障碍重于偏瘫，而对侧同向偏盲又重于偏身感觉障碍，有的尚有感觉过度、丘脑手、患肢水肿等。

（二）后循环（椎基动脉系统）脑梗死（POCI）

1. 椎基底动脉

梗死灶在脑干、小脑、丘脑、枕叶及颞顶枕交界处。基底动脉主干闭塞常引起广泛的脑桥梗死，可突发眩晕、呕吐、共济失调，迅速出现昏迷、面部与四肢瘫痪、去脑强直、眼球固定、瞳孔缩小、高热，甚至呼吸及循环衰竭死亡。椎基底动脉不同部位的旁中央支和长旋支闭塞，可导致脑干或小脑不同水平的梗死，表现为各种名称的综合征。体征的共同特点是下列之一：①交叉性瘫痪：同侧脑神经瘫（单或多）伴对侧运动和（或）感觉的功能缺失；②双侧运动和（或）感觉的功能缺失；③眼的协同运动障碍（水平或纵向）；④小脑功能缺失不伴同侧长束征；⑤孤立的偏盲或同侧盲。高级皮质功能障碍的也可见于后循环综合征（POCS），如失语、失认。有一些症状体征可出现在 POCS 患者上，如 Horner 综合征、眼球震颤、构音障碍、听觉障碍。较常见综合征有：

（1）中脑腹侧综合征（大脑脚综合征、Weber 综合征）：多为供应中脑的基底动脉穿通支闭塞引起，表现为病侧动眼神经麻痹（瞳孔散大，对光反射消失，眼球向内、上、下活动受限）；对侧锥体束受损（偏瘫）。

（2）脑桥腹外侧综合征（Millard–Gubler 综合征）：多是供应脑桥的旁中央支闭塞所致，表现为病侧展神经（眼球外展受限）和面神经周围性麻痹（皱额、闭眼、鼓腮不能，鼻唇沟变浅，口角歪向对侧），对侧锥体束受损（偏瘫）。

（3）延髓背外侧综合征（Wallenberg 综合征）：以前认为是小脑后下动脉（PICA）闭塞的结果，又称小脑后下动脉综合征，现在证实由 PICA 引起的只占 10%，约 75% 由一侧椎动脉闭塞引起，余下的由基底动脉闭塞所致。其典型临床表现是：①突发眩晕、恶心、呕吐、眼震（前庭外侧核及内侧纵束受损）；②同侧面部痛温觉丧失（三叉神经脊髓束及核受累）；③吞咽困难、声嘶、软腭提升不能和咽反射消失（舌咽、迷走神经受损）；④同侧共济失调（绳状体损害）对侧躯体痛温觉丧失（脊髓丘脑侧束受累）；⑥同侧 Horner 综合征（眼睑下垂、瞳孔缩小和眼球内陷，为交感神经下行纤维受损表现）。

（4）基底动脉尖综合征：由基底动脉顶端为中心直径 2 cm 范围内的左、右大脑后动脉，左、右小脑上动脉和基底动脉顶端及供应丘脑下部、间脑和中脑的许多穿通支闭塞引起，临床表现为视觉障碍，动眼神经麻痹，意识障碍，行为异常，意向性震颤，小脑性共济失调，偏侧投掷及异常运动，四肢不同程度的瘫痪或锥体束征等。

（5）闭锁综合征（Atresia syndrome）：最早由 Plum 和 Posner 提出，是指患者四肢瘫痪，去大脑强直姿势，意识清楚，但不能说话，仅保存睁闭眼和眼球垂直运动功能，并能以此表示自己的意思。其主要病灶位于脑桥腹侧。大部分由于基底动脉脑桥旁中央支闭塞引起。

一侧椎动脉闭塞而对侧有足够代偿供血时，可以完全没有症状；双侧或单侧椎动脉（双侧椎动脉大小常差异很大，基底动脉主要由较粗侧椎动脉供血时）闭塞也可导致基底动脉综合征。

2. 大脑后动脉

闭塞时引起枕叶视皮质梗死，可有对侧偏盲（黄斑回避），也可出现无视野缺损或不能用视野缺损解释的其他视知觉障碍（识别可见物体、图片、颜色或图形符号的能力丧失）。中央支闭塞可导致丘脑梗死，表现为丘脑综合征：对侧偏身感觉减退，感觉异常和丘脑性疼痛和锥体外系症状。

3. 小脑

小脑梗死少见，临床上难与小脑出血鉴别。除可伴脑干体征外，典型表现称为急性小脑综合征：偏侧肢体共济失调，肌张力降低，平衡障碍和站立不稳，严重眼球震颤、眩晕、呕吐，但在最初数小时内无头痛和意识障碍，随后出现继发性脑水肿、颅内高压表现类似脑出血。

三、诊断

临床上，具有上述典型表现及特点者诊断不困难，急性重症大面积脑梗死要注意与脑出血鉴别，一般后者发病较急，从起病至高峰时间更短，起病时血压高。CT 或 MRI 检查能准确鉴别。如果无 CT 或 MRI 条件，必要时可慎重作腰穿鉴别。

尽管很多临床综合征看似有明确的血管系统定位，但由于患者的血管变异和血管病变往往合二为一，很少以单纯的方式出现，故很难做出准确的病变血管定位。常规 CT、MRI 有助于确定梗死灶所在的供血区。理论上，磁共振血管造影（MRA）、CT 血管造影和数字减影血管造影（DSA）可确定病变血管所在，但在临床实际，急性期尤其在时间窗内，因受经济、技术、人力等条件所限，很难实施这些检查。

四、治疗

遵循脑梗死的分型分期治疗原则，具体方案及实施方法详见本章第六节。

第四节　腔隙性脑梗死

腔隙性脑梗死（lacunar infarction，LACI）是脑梗死的一种最常见的类型。腔隙（lacuna）本来是个病理名称，按病理概念它是指单一的深穿动脉暂时或永久地闭塞导致一个有限的坏死区域。文献中很少报道临床放射病理之间的准确联系，只能在横切面上称为小的、深的梗死，假定这个区域是在一个单独的穿通动脉供血区域内。腔隙大多出现在豆状核或那些临床上没有表现或不被发现的地区；但如果在内囊、脑桥，这些上下行神经通路集中的地方，临床表现与解剖学上的小损害可有肯定联系。腔隙性脑梗死是专指由这些梗死灶引起的一种脑梗死临床类型。

一、病因病理

脑穿通动脉多以直角从脑内主干动脉分出供应大脑半球深部白质、核团和脑干，这些动脉多为终末动脉，侧支循环差，当高血压致这些小动脉硬化、狭窄、血栓形成或脱落的栓子阻断其血流，引起其供血区的梗死，导致相应的临床表现。影像检查多可显示最大直径小于 1.5 cm 的小梗死灶。

在西方国家，无症状的腔隙性脑梗死灶多由脂质透明样变引起的闭塞所致，常见的管径是 < 100μm。有症状的腔隙性脑梗死灶最可能由小的动脉粥样硬化所致，管径在 40μm 左右。

一些病例，特别是基底动脉穿通支闭塞，可能由于穿通动脉被邻近动脉的粥样硬化斑块所阻塞，心源性栓塞的可能性是存在的。单纯根据腔隙综合征（LACS）不能分辨闭塞的动脉是前循环还是后循环（以往多认为在前循环）。小的深梗死是某些脑干综合征的常见原因（常为纯运动性轻偏瘫加上单一脑神经损害或眼球运动障碍）。

二、临床表现

腔隙性脑梗死的主要临床特点：①多见于有多年高血压病史的中老年人。②急性或逐渐起病，无头痛、意识障碍等全脑症状。③可表现为腔隙综合征（LACS）之一。④症状多可完全恢复，预后良好。⑤反复发作可表现为假性球（延髓）麻痹综合征和腔隙状态：其原因是脑白质腔隙灶的群集，尤其是锥体束、基底节和纹状体。假性球麻痹包括强哭强笑（情绪失控）、原始反射、构音不良、吞咽困难、作呕反射（gag reflex）增强。腔隙状态的假性球麻痹还伴随特征性的小碎步态、全身运动不能（缺乏运动）、面部表情呆板及双侧锥体束征。有时尿失禁。可伴从轻微到明显的血管性痴呆的精神障碍。

最常见的腔隙综合征有下列四种。

（一）纯运动性轻偏瘫（又称单纯运动卒中，PMS）

PMS 是腔隙综合征中最典型、最常见的。它常被描述为有腔隙综合征核心的特征。在 20 世纪早期即将腔隙与 PMS 联系起来，但临床诊断标准直到 Fisher 和 Corry1965 年才制定，他们定义为：同侧的面部、肩和腿完全或不完全的瘫痪不伴有感觉缺损、视野缺损、言语困难或运动性失用等。在脑中的损害，偏瘫不伴眩晕、耳聋、抽搐、复视、小脑性共济失调和粗的眼震，患者表现为腔隙综合征，没有失语、视觉空间障碍、视野缺损，也没有明确的脑干功能缺损，在脑血管病的任何时间没有嗜睡。PMS 必须包括面、臂、腿的三者之二，特别是臂，不是单指手，而是整个肢体。这个定义允许有感觉症状而没有体征。此定义强调是指急性期，并不包括近期内曾发生的脑血管病症状，如失语。一个患者有满足上述条件的症状体征时，极可能是病变在运动锥体束紧密集中的地方，因为病变若在皮质引起这么大范围面、臂、腿运动障碍，几乎是肯定会有影响认知和视觉的功能。很巧的是，大多数这些相应的解剖结构（内囊、脑桥）都是由深部穿通支供血的。

在初始的 9 例尸解中，6 例梗死灶在内囊，3 例在脑桥基底，这强调了相同的临床症状可以分别由 MCA 或 BA 的深穿支闭塞引起。PMS 还被报道发生在锥体束的行程中，包括放射冠、大脑脚和延髓的锥体束。然而，从总体上看，解剖上的分布在大样本的研究中还是与初始的结论相符。

在 20 世纪 80 年代早期，临床病理的联系有所报道。尽管理论上有任何情况的运动障碍，但还是证明了越是局限的运动障碍越可能是大脑皮质病灶所致。临床上腔隙综合征中凡指偏瘫的，都是包括全部面、臂或全部臂腿的。这实际上是说一个肢体的单瘫并非典型的腔隙综合征。引起单瘫的多是位于放射冠或它与内囊之间的、小的、深的腔隙，这些部位纤维相对分散些。

只有单瘫、偏瘫才可能是腔隙梗死灶引起的运动障碍，肢体部分运动障碍则很可能是皮质性损害。

（二）单纯感觉卒中（PSS）

偏侧躯体出现感觉症状，通常是一过性或先为一过性再转为持续性，大多数主诉为感觉减退和（或）感觉异常，有时为不舒服或烧灼感。PSS 相对少见。早期的定义：必须有感觉缺失的客观体征，而迟些时候 Fisher 在 1982 年指出有些病例有持续的感觉症状而缺乏客观体征。1978 年有这样的一例病例得到病理上的证实。多数 PSS 病灶在丘脑，与早期结论相符，在腔隙性梗死中致 PSS 的病灶是最小的。

（三）感觉运动卒中（SMS）

较其他类型报道晚十年，尸解一例病灶在丘脑的邻近的内囊处也苍白，有报道在内囊外的小梗死、小出血导致 SMS 多在内囊后肢，因阻断丘脑皮质通路而致，病灶较其他的腔隙综合征大（MRI）。SMS 仅次于 PMS 常见，31% 在内囊后肢，22% 在放射冠，7% 在内囊膝部，6% 在前肢，9% 在丘脑。在放射冠的病灶体积平均是内囊处的两倍，但总的都比 PMS 的大，MRI 可检出髓质中大部分的迄今为止未被临床发现的病灶。

（四）共济失调性偏瘫

此病又称运动失调性轻偏瘫（AH），包括同侧共济失调 – 下肢轻瘫（HACP）和构音障碍 – 手笨拙综合征（DCHS）两类。尽管这一组综合征很早就同其他腔隙综合征一起被记述，但不像 PMS、PSS 那样作为典型的 LACS 被接受，可能因为描述体征的困难和相对少发的缘故。HACP：无力的下肢，特别是踝和脚趾，巴宾斯基征阳性以及同侧的上肢、下肢的显著辨距不良。DCHS 主要是构音障碍和手的笨拙，2/3 的病例有同侧下肢的锥体束功能缺损及共济失调步态，相应的病灶是在脑桥基底部。Fisher 把不同病例不同的无力部位归咎于运动纤维被脑桥核所分散。如果按严格的临床标准检查，可发现症状所提示的病灶在对侧脑桥基底部。肢体的共济失调伴随同侧锥体束征时不一定提示小脑血管病。

三、辅助检查

脑 CT、MRI 显示与临床表现相应位置有一缺血病灶（最大直径 < 1.5 cm）或正常。但有认为 16% 的腔隙综合征患者在影像学上可以找到另外的病灶来解释神经症状，这种比例在 SMS 中更高。

四、诊断

首先我们要严格区分"腔隙（灶）""腔隙综合征""腔隙性脑梗死"三个不同概念。

"腔隙（灶）"原是病理学概念，现也可视为影像学概念。"腔隙综合征"是症状学概念，指经典的纯运动性轻偏瘫、纯感觉性卒中、共济失调性轻偏瘫、构音障碍 – 手笨拙综合征等提示新腔隙病变引起的特殊临床表现。但腔隙综合征也可由小量出血、皮层梗死引起。"腔隙性脑梗死"则是缺血性卒中中的一种临床亚型。"临床"是该概念的核心内涵。虽然它借用了"腔隙性"和"脑梗死"两个病理学名称，但它彻头彻尾是个临床概念。因为卒中是临床急症，必须有相应的临床表现。作为卒中亚型的腔隙性脑梗死，也必须有相应的急性临床表现才能诊断。影像学检查可以正常（因检查太早或病灶太小或机器性能限制）或有相应直径 < 1.5 cm 的"腔隙灶"。所以，用有、无急性卒中事件区分有、无症状腔隙性脑梗死是概念混淆的典型例子。是腔隙性脑梗死就有症状，无症状就不是腔隙性脑梗死，否则患者与临床医生如何知道？无临床症状、单从影像上发现的是"腔隙灶"，不能诊断为腔隙性脑梗死。虽然三个概念中都有"腔隙"，但各有不同内涵，不容混淆。

一般根据多年高血压病史，突然出现局灶性神经定位体征，影像检查在相应脑区有或无腔隙灶可做出腔隙性脑梗死的临床诊断。临床虽有典型的"腔隙综合征"表现，但未行影像检查，不能肯定为腔隙性脑梗死，可暂称为"腔隙性脑血管病"，因为少数"腔隙综合征"可由小量脑出血、小的脱髓鞘病灶、不明原因的小软化灶引起。待影像检查排除这些可能病因后，才可诊断为腔隙性脑梗死。常规 CT 可以发现大脑皮层下直径 5 mm 以上腔隙灶，由于层厚以及容积效应对 5 mm 以下的小腔隙灶则不易显示或模糊不清，但可通过薄层扫描得以相当程度的解决。另由于受伪影干扰，CT 不易发现脑干的腔隙灶。MRI 能清楚显示。即使 CT 未能发现腔隙灶，但可排除可能引起腔隙综合征的其他非缺血性责任病灶，也是诊断腔隙性脑梗死的重要影像学间接证据。多年来，临床就是靠病史、腔隙综合征与 CT 扫描结合来诊断大多数腔隙性脑梗死的。要确诊脑干腔隙性梗死才必须行 MRI 检查。腔隙性梗死的正确诊断对有 CT 配置的医院，多数无太大困难，关键是弄清概念，正确认识和处理临床信息与影像信息的关系。

五、治疗

多数病情较轻，无须特殊治疗就能恢复良好。必要时可针对病因及症状作相应处理，应避免溶栓、过度脱水、降血压过猛等不适当治疗。恢复期后要确定血压控制方案：高血压可诱发脑出血，过低血压可导致腔隙性脑梗死复发。

第五节 心源性脑栓塞

心源性脑栓塞（cardiogenic cerebral embolism，CE）是缺血性脑血管病和短暂性脑缺血发作的常见病因，但是在临床上常被漏诊。长期以来，心源性脑栓塞被认为仅占很少一部分，过去报道心源性脑栓塞的发病率较低，Meiritt（1938）统计占脑血管意外的 9.3%，占缺血性脑血管病的 6%（Matsumato 等，1973），之后 1986 年的 Hayman 观察到心源性脑栓塞的比率上升至 19%。近年来超声诊断技术的进展证明栓子是缺血性脑血管病的重要原因。目前认为，15% ~ 20% 的缺血性卒中患者由心源性栓塞所致，在青年人中更可高达 30%。Torvik 对缺血性脑血管病 320 例的尸解研究发现，其中 79 个可分辨病理性质的新鲜病灶，47% 为栓塞性，53% 为血栓性。

准确地说，心源性脑栓塞所占的比例仍不清楚，有学者认为椎 – 基底动脉供血区的缺血性卒中，主要是在局部病变的基础上并发血栓形成，而 1/3 以上的大脑中、后动脉闭塞是来自心脏或大血管的栓子所致。也有指出椎基动脉的栓塞仅占 10% 左右。栓子从颈总动脉进入颈内动脉的机会比进入颈外动脉多 3 倍。进入颈内动脉者，绝大多数进入 MCA 及其分支，因为颈动脉直接始于主动脉弓和无名动脉，MCA 是颈内动脉的延续，而椎动脉起始于锁骨下动脉，并且颈内动脉的血流量多，每侧颈内动脉每分钟血流量为 300 ~ 500 mL，而每侧椎动脉每分钟血流量为 100 ~ 150 mL。这就使心脏排出的栓子容易随血流进入颈内动脉和 MCA，较少绕道锁骨下动脉进入椎基动脉。左右两侧 MCA 发生脑栓塞的机会大致相等。大脑前动脉和后动脉栓塞较为少见，由于血液流动呈层状血流，因此，如在同一来源不断产生栓子，而反复发生的脑栓塞，常在同一血管。

心源性脑栓塞患者约 50% 可发生梗死后出血（出血性转化），机制为动脉被栓塞后，闭塞远端的血管发生缺血性改变，继而扩张及血压下降，使栓子推向远端，或栓子破碎崩解向远端移动，阻塞于更细小的动脉分支，原被阻塞的动脉恢复血流灌注，由于此段动脉已有缺血性改变，血液可自病变血管漏出，进入原缺血梗死区域，造成梗死区继发性出血。

一、病因病理

心脏栓子可来自有病变的或缺损的心瓣膜、心腔壁及其隐窝处的附壁血栓。引起脑栓塞的各种心脏疾病可归纳为三类。

（一）心脏瓣膜病和心内膜病变

病变瓣膜和心内膜上有赘生物或附壁血栓，脱落的碎片随血流进入脑循环，造成脑栓塞。虽然心脏排出量最多15% ~ 20%流入脑动脉，但心脏排出的栓子有50%进入脑动脉。

1. 风湿性心脏病

随着风湿病防治工作的成效日益显著，风湿性心脏病的发病率已有降低，但在青年人中，风湿性心脏病仍然是心源性脑栓塞的重要原因。20%的风湿性心脏病患者并发全身性栓塞，其中50%是脑栓塞。瓣膜病并发心房颤动者，其脑栓塞的发病率为无心房颤动者的14 ~ 16倍。主动脉瓣膜病变和无心房颤动病史者也能并发脑栓塞。二尖瓣狭窄伴心房颤动患者，心房壁特别是心耳处心肌收缩无力，血流迟缓，易发生附壁血栓，血栓性栓子是造成脑栓塞的原因。

2. 细菌性心内膜炎

此病是人们熟知的心源性脑栓塞的原因。感染性心内膜炎患者中，约20%证实有栓塞性脑梗死。此类梗死有明显出血倾向，而且是其表现特征。超声心动图见到赘生物者较未见到赘生物者，栓塞风险要高得多，前者为34%，后者仅7%。

3. 非细菌性血栓性心内膜炎

此病也称消耗性心内膜炎。尸检时瓣膜赘生物常可见于癌症及其他非传染性消耗性疾病患者，心源性脑栓塞也可作为潜在癌肿的一种特征性表现。因长期消耗，心脏瓣膜周围形成无菌性赘生物或内膜上血小板黏附、聚集和附壁血栓形成。赘生物和血栓性栓子造成脑栓塞和其他部分的动脉栓塞。因此，有长期消耗性疾病患者发生血栓栓塞疾病，应考虑本病的可能。

4. 二尖瓣脱垂

此病是常见病，正常的青年中发生率可高达6%。它可能不是心源性脑栓塞的常见病因，但在一些青年脑血管病患者中却有重要作用。患者的二尖瓣和腱索黏液样变，二尖瓣和腱索松弛和伸长，心脏收缩时伸长和松弛的二尖瓣呈囊状突入左心房，引起严重的二尖瓣逆流，心房壁和囊状二尖瓣的心房侧之间血流停滞易形成血栓。因脱垂的瓣尖可以出现黏液瘤样变性，并促使血小板聚集而共同形成栓子，故常导致小卒中或身体其他部位的栓塞。并发细菌性心内膜炎造成菌性栓塞。

5. 心肌梗死后左室附壁血栓

急性心肌梗死累及心室壁和心内膜，病变部位形成附壁血栓，脱落的栓子造成脑栓塞。但心肌梗死引起的脑栓塞少见，多发生于前壁受累的患者。此时做超声心动图常可发现室壁有血栓形成。少数心肌梗死后并发心房颤动者可导致脑栓塞。左室壁瘤患者在心脏失活动节段也可存在附壁血栓，此类患者仅5%引起脑栓塞。

6. 卵圆孔未闭（patent foramen ovale，PFO）

PFO作为胎儿时期的一个残留物，25%的成人是处于开放状态的。在右房压力增高的情况下，可出现自发或诱发心房间右向左分流。尸检研究已经证实PFO在成人中的发生率为17% ~ 35%。Lechat等在1988年报道用经胸超声结合注射造影微泡，发现不明原因脑血管病患者伴有PFO者较对照组多见。在不明原因的青年脑血管病患者中，PFO的检出率50%以上，而在一般人群中只有25%。有研究显示PFO合并房间隔瘤的患者，发生脑血管病的机会更高。PFO发生心源性脑栓塞的机制可能与反向栓塞的同时伴有隐性深静脉血栓形成，后者可能发生于脑栓塞之前，有时与肺栓塞或肺动脉高压有关。另外在PFO的管道内可能形成局部血栓，经食管超声可在房间隔的左和右边看见漂浮的血栓，从而明确PFO是栓塞的根源；还有研究显示伴有PFO的患者可发生一过性房性心律失常，并且由于可能发生阵发性心房颤动的潜在危险，引起的栓塞危险性进一步增高。

7. 充血性心肌病

出现左室附壁血栓，也可以是脑栓塞的栓子来源。

（二）心律失常

引起脑栓塞的主要有：

1. 心房颤动（atrial fibrillation，AF）

心房颤动使脑血管病危险性增加 5.6 倍。如同时有风湿性心脏瓣膜疾病则 AF 造成的危险更严重。但是由于风湿性心房颤动较非瓣膜性心房颤动少见，所以风心病引起的脑栓塞在全部脑栓塞中还不足 1/10。60 岁以上的人群中至少 2%～3% 有心房颤动，而 70 岁以上估计为 9%。60 岁以下单纯慢性非瓣膜病性心房颤动患者发生脑栓塞的危险性与同年龄、同性别的对照人群无明显差异，60 岁以上危险性明显增加。心房颤动患者发生脑栓塞的机制是心房壁尤其是心耳壁处几乎无活动，血流停滞形成附壁血栓，脱落成栓子致脑栓塞。高血压病、心脏功能失代偿和凝血功能亢进是心房颤动患者发生脑血管病的危险因素。

研究认为，毒性甲状腺肿并发心房颤动的患者有 30% 出现脑栓塞，如同窦－房病变一样，其心房节律紊乱是间歇性的，当心房颤动一段时间后重新转为窦性心律时脑栓塞危险最大。由于脑栓塞是毒性甲状腺肿特别是老年患者的常见并发症，所以一些"长期"心房颤动的患者可有一定比例的亚临床型毒性甲状腺肿，反之，有毒性甲状腺肿的患者也有可能出现一定比例的亚临床心房颤动，临床上应提高警惕。

2. 病窦综合征

此病是一种以间歇性心房颤动和不同程度的窦房结异常活动为特征的疾病，表现为窦性心律缓慢，并可间有心动过速。血流停滞一段时间后，心耳内产生血栓，当窦房节律恢复，心房协同收缩时，血栓则被推入大循环，导致脑栓塞。通常是动脉粥样硬化所致的窦房结病变。

（三）心脏外科手术并发的脑栓塞

因体外循环和心脏外科技术的进步，接受心脏外科治疗的病例增多，其中主要是冠状动脉粥样硬化性心脏病患者。心脏外科手术的患者，可由于以下几种情况而并发心源性脑栓塞：①体外循环过程中产生微栓子，激发微血栓栓塞。手术过程中发生空气栓塞或脂肪栓塞。②人工瓣膜指环尤其是合成材料所制者，是脑栓塞增加的重要原因。人工二尖瓣较主动脉瓣有更高的危险。不论是机械瓣膜还是生物瓣膜的附近均可能有血栓形成，血小板－纤维蛋白原构成的附壁血栓脱落的碎片可造成脑栓塞。这种脑栓塞多数见于瓣膜置换术后的前 3 个月内，金属瓣膜置换术后的患者，需要长期服用抗凝药物，自行停药者术后数年也可发生脑栓塞。这类病例近年有增加的趋势，彩色超声心动图能检出瓣膜上的血凝块，并显示瓣膜血流改变的特征。

总之，心源性脑栓塞的病因众多。2009 年发表的 ASCO 分型将缺血性脑血管病的病因按照肯定、可能、较小可能三级进行了划分，对心源性脑栓塞病因也列表分级描述。

二、临床表现

典型的心源性脑栓塞有以下临床特点：①发病年龄较年轻；②多有心脏病史或者可确定的心脏栓子来源；③急骤起病，通常数秒或数分钟内出现偏瘫、偏身感觉障碍等相应局灶体征；④发病常伴癫痫发作或意识改变，但一般持续时间较短暂。

心源性栓塞多发生于活动时，但也可发生于安静时或睡眠中。脑栓塞引起的神经系统功能障碍，取决于栓子的数目、范围和部位。多数在数秒至数分钟达到最高峰，头痛约 15%，可出现于病侧，呕吐较多见。约 50%～60% 的患者起病时有意识障碍，但持续时间可较短暂，大血管或者椎基动脉被阻塞时可迅速出现昏迷，可有广泛性脑水肿及高颅压征。脑栓塞还可导致局限性癫痫、轻偏瘫、视野缺损、失语等。

除了神经系统的定位症状和体征，还有栓子来源的原发病表现，如风湿性心瓣膜病、心房颤动、心内膜炎、先天性心脏病、心肌梗死等临床表现。

三、辅助检查

（一）脑影像学检查

近年研究发现以下脑影像学改变更多见于心源性脑栓塞患者：①非穿通支部位多发性梗死，特别是前后循环、左右前循环同时存在的梗死灶；②完全前循环梗死或皮质单一相对较大的梗死，或交界区梗死，但血管检查未见相应血管狭窄的依据。

（二）神经血管学检查

全面的神经血管学辅助检查应包括颅内外脑血管、主动脉弓、下肢静脉。检查方法包括 MRA、CTA、TCD、颈部动脉及下肢静脉血管超声、经胸壁心脏超声（transthoracic echocardiography，TTE）、经食管心脏超声（transesophageal echocardiography，TEE）、DSA 等。鉴于 MRA 联合 TCD，或者 CTA 联合 TCD，加上颈部血管超声，对血管狭窄的诊断的敏感性和准确性已经和 DSA 非常接近，因此，并不推荐常规 DSA 检查。此外，TCD 不仅可以检测颅内外血管狭窄和闭塞，而尤为重要的是可以直接检测微栓子。如同时发现双侧前循环或者前后循环都有微栓子存在可帮助判断为心源性脑栓塞。

（三）心脏检查

心脏检查包括胸部 X 线、心电图、超声心动图特别是 TEE 能发现心房颤动患者的左房血栓，而 TEE 在 MRI/MRA 提示栓塞而无血管狭窄的患者使用价值最大，但是 TEE 有一定的检查痛苦甚至风险。多排 CT 和高磁场 MR 无创、分辨率高、患者依从性好，可以直接清晰显示心脏和主动脉弓的多种病变，同时研究显示与 TEE 相比，还可发现更多的心内血栓和主动脉斑块病变。

（四）心电生理检查

心房颤动是心源性脑栓塞最为常见的原因，所以对于心房颤动的检查无疑是心源性脑栓塞中的重要一环。持续性心房颤动容易诊断，但阵发性心房颤动不易被发现。24 小时 Holter 心电监护对心房颤动的诊断价值高于常规心电图。另外，近年来，还有学者推荐应用 STAF 评分来协助诊断心房颤动。评分较高者（≥5分者）应进一步筛查，包括 Holter 心电监测。

（五）血清学检查

长期以来，众多学者试图利用各种血清学指标来鉴别缺血性卒中的病因，但未有获得公认的结果。近年数个研究发现心源性脑栓塞患者血浆脑钠素水平明显高于其他脑梗死患者，因此血脑钠素增高在一定程度上可能有助于预测心源性脑栓塞的诊断，但其特异性和敏感性仍有待进一步研究。也有较多报道关注 D-二聚体，但特异性不明确。有学者的研究发现结合上述两项指标对心源性脑梗死的预测更有价值，但这组资料的特异性和敏感性仅为 60% 左右。因此，目前血清学指标检测用于心源性脑栓塞的诊断价值有待进一步研究。

四、诊断

目前心源性脑栓塞的诊断率还远远低于实际发病率，在诊断上首先应全面了解缺血性脑血管病的所有病因，其次，当所谓隐源性脑血管病时，更要高度注意潜在心源性栓塞的可能，此外，还要注意多种病因混合存在的情况。

以往多根据上述临床表现来诊断心源性脑栓塞，CT 和 MRI 等脑影像技术广泛应用以来，还可依据梗死灶多发，见于两侧，或病灶大，并以皮质为底的楔形，绝大多数位于 MCA 支配区，且同一 MCA 区域常见多个同一时期梗死灶，易合并梗死后出血等特点诊断心源性脑栓塞。

根据近来的研究，众多学者认为，具备以下任一项时，应首先考虑心源性脑栓塞的可能，进一步寻找确诊或可能协助诊断的证据，包括通过各种心脏检查筛查各种心源性脑栓塞的病因，如心房颤动的存在，通过血液学检查指标等帮助诊断：①临床发作突然，发病后病情立即达到高峰，病情较重，缺乏大血管病变证据；②病灶位于颅内动脉主干或主要皮质分支区域，即皮质及皮质 - 皮质下交界区域（非穿通支部位），而血管检查缺乏大血管病变证据；或者位于多个血管分布区域，或者灰白质交界区域，特别是双侧前循环，或前后循环同时累及；③TCD 在双侧前循环或前后循环同时发现微栓子信号；④未能发现明确的病因。

五、治疗

治疗应包括原有心脏疾病和脑栓塞的治疗。对大脑中动脉主干栓塞的患者，到达医院时在溶栓治疗时间窗内，如无禁忌证可争取静脉溶栓治疗。为预防栓塞的再发，可应用抗凝剂华法林或抗血小板聚集药物阿司匹林、氯吡格雷、西洛他唑等。心脏有栓子来源，包括超声心动图检查发现心腔内有赘生物或血栓样物质，在排除抗凝治疗禁忌证后，更应考虑使用口服华法林抗凝治疗。抗凝治疗期间应检查凝血功能，注意并发颅内或身体其他部位的出血。具体治疗方案和方法详见有关章节。

第六节　大脑中动脉主干闭塞引起的脑梗死

大脑中动脉（MCA）供血区脑梗死在临床上最常见。其中 MCA 主干闭塞引起的急重型、大片脑梗死，又称广泛半球梗死，虽然较少见（澳大利亚有个回顾分析连续 5 年共 1 440 例缺血性卒中住院患者的报告，其中属广泛半球梗死的有 53 例，占 3.7%），但该亚型脑梗死症状重，死亡率与残废率高，是临床需紧急溶栓救治的重要脑梗死类型，故此特别专门论述。

一、病因病理

闭塞原因主要是原位血栓形成和栓塞。以往认为血栓形成多于栓塞，近年来由于辅助检查的手段不断提高，脑栓塞的诊断率也逐年增高。上述澳大利亚报告心源性栓塞引起的占 58%。国内白求恩医科大学第一医院神经内科刘群报道的一组 84 例 MCA 主干梗死患者中有风湿性心脏病和心房颤动 41 例，冠心病心房颤动 5 例，心脏室壁瘤及附壁血栓各 1 例，颈内动脉有改变 9 例，即有明显栓子来源占该组 70% 左右；该组死亡患者中经解剖证实心源性栓子栓塞 3 例，血管源性栓子栓塞 1 例，故作者认为中动脉主干梗死的主要病因是栓塞。当有风湿性心脏病、二尖瓣脱垂、黏液瘤、非细菌性心内膜炎、心房颤动、心肌梗死与主动脉瓣病变时，栓子可来自心脏。MCA 闭塞部位可在主干或某些分支。如果主干段突然被栓子阻塞，因该处阻塞位于 Willis 环之外，是脑循环网络关键易损节点之一，不能通过前、后交通支获得对侧和后循环的血流代偿作用，只能靠脑表面与同侧大脑前、后动脉吻合获得侧支循环，如这些侧支循环代偿不良，则梗死区域与一侧 MCA 主要的供血范围吻合甚至更大，呈现大片梗死。

二、临床表现

MCA 主干闭塞表现为完全 MCA 综合征：对侧偏瘫、偏身感觉障碍、偏盲和双眼向对侧注视障碍，在优势半球可有完全性失语，迅速发展为广泛脑水肿，常有颅内高压、昏迷，甚至脑疝，处理不当患者可死亡。幸存者可有严重的偏瘫，此时上肢最严重，呈皮质型感觉障碍。在优势半球时，失语症明显，有时有不完全性偏盲，详见本章第二节的完全 MCA 综合征。

三、诊断

MCA 比任何动脉更易发生闭塞。闭塞时其症状几乎无法与颈内动脉闭塞鉴别，除非做血管造影。一般有前驱症状如一过性视物不清或一眼失明，则大多为颈内动脉闭塞。然而，栓子可起自颈内动脉而闭塞症状表现在 MCA。常规 CT、MRI 在发病 24 小时（或更早）可显示梗死范围占大脑中动脉供血区（包括大脑皮层和基底节）75% 以上，其中有少数可扩展至部分大脑前或大脑后动脉供血区。CT 早期影像的诊断价值：①最常见为病侧 MCA 分布区显示：局部密度减低；岛叶与基底节分界模糊；大脑外侧裂、脑沟及蛛网膜下腔稍变，侧脑室稍受压。提示为 MCA 主干或颈内动脉终末段闭塞。②偶在患侧颅底可见 MCA 高密度征（HMCAS），提示该处有血栓。但这要求有较高分辨率的 CT 和保持患者头部不动。

急性期确定 MCA 主干闭塞方法：

（一）临床判断

根据 OCSP 分型法为完全前循环梗死的临床表现（详见本章第一节）。

（二）MCA 高密度征（high density middle cerebral artery sign，HMCAS）

此病症指因血栓致 MCA 闭塞后，在单纯 CT 扫描时，MCA 本身 X 线吸收值比脑实质或对侧正常 MCA 高，是 MCA 主干闭塞的超早期 CT 表现。1981 年首先由 Yock 等报道，当时他们认为高密度影为钙化的栓子所致。1983 年 Gacs 等经脑血管造影研究发现，MCA 的高 X 线吸收值并非一定是钙化的血栓，可发生导致动脉闭塞的任何血栓或栓子。1989 年 Tomsick 等经大量病例研究指出，MCA 的高 X 线吸收值比钙化时 X 钱吸收值低，诊断 HMCAS 时，应除外在动脉硬化基础上出现的动脉壁的钙化。

1. HMCAS 出现的时间

龟井彻正等观察了 22 例脑栓塞患者，发现 HMCAS 最早可见于发病后 30 分钟，在发病后 6 小时内至少有 63% 的病例可见到 HMCAS，半数患者于 24 小时至 14 天内消失。据 Tomsick 等报告，发病后 1.5 小时内即可见到 HMCAS，7 天内消失。目前多数学者认为 HMCAS 于栓塞后 6 小时内出现，24 小时至 7 天内消失。

2. HMCAS 的出现频度及部位

关于 HMCAS 的出现频度各家报告不一，占 MCA 区域闭塞患者的 21% ～ 63%，差异之大是主观或客观因素影响所致，这些因素可导致假阳性或假阴性结果的产生，诸如：①部分容积效应（partial volume average）：某些 HMCAS 在 10 mm 断层图像上未能检出，而在 3 mm 或 4 mm 层面上可能检测到；②解剖变异：动脉的走行变异可影响 HMCAS 的检出，因血管的垂直方向切比斜切或水平切密度高；③将血管钙化误诊为 HMCAS：多见于老年动脉粥样硬化，其钙化常表现为双侧血管，且 X 线吸收值高于 HMCAS；④扫描伪影；⑤诊断者本身的分辨能力：Tomsick 等于 1990 年报道了由 6 位放射科专家共同参与研究的 25 例急性 MCA 栓塞患者的 HMCAS 现象，双盲分析结果表明，其敏感度为 78.5%，特异性为 93.4%，精确率为 91.3%，说明如果诊断正确的话，HMCAS 是 MCA 栓塞的一个非常敏感而精确的指标。HMCAS 可出现在 MCA 的任何部位，其中以 M1 段出现频率最高，且较易诊断。

3. HMCAS 的临床意义

有学者认为 HMCAS 的消失可能意味着动脉内栓子溶解、血管再通，因此以 HMCAS 消失作为 t-PA 等溶栓药有效的评定指标。HMCAS 的消失也可能是随着时间推移，栓子逐渐成为等密度的变化。据我们的经验，HMCAS 可作为时间窗内溶栓的重要客观根据。

Tomsick 等曾对 55 例 MCA 栓塞患者的 HMCAS 与临床关系方面进行研究，发现 18 例伴有 HMCAS 者比不伴 HMCAS 者梗死面积大，龟井彻正等报告的 22 例 MCA 栓塞患者死亡的 9 例中，有 8 例 HMCAS 阳性，故提示 HMCAS 阳性者易出现大面积梗死，且预后不良。

（三）床边 TCD 检查

患侧 MCA 无血流信号，或流速极慢，如患侧 MCA 血流速度、血流信号基本正常，则可排除 MCA 近端主干闭塞的可能。

四、治疗

参见本章第七节。

第七节　脑梗死的分型、分期诊治

一、脑梗死分型分期治疗的必要性

（一）溶栓复流治疗

虽然迅速溶解血栓、恢复血流是最基本、最有希望的治疗方法，大量的研究也证明，溶栓只能在血管闭塞 3 ～ 6 小时的时间窗内恢复血流，脑梗死才可能挽救，超过时间窗复流，可能引起严重后果。但脑梗死不是单一疾病，而是一组包括不同类型亦即有不同病因、严重程度、临床转归的疾病的总称。影响病情轻重和预后的主要因素是由闭塞血管大小、部位和侧支循环功能所决定的梗死灶的范围、位置。轻者如小动脉闭塞引起的腔隙梗死可在数小时、1 ～ 2 天内，不必溶栓或其他治疗也能自愈，溶栓则要冒脑出血的风险；重者如 MCA 近端主干闭塞引起的动脉血栓性梗死，发病后很快就恶化，时间窗内尽早溶栓或及时去骨瓣减压术可能挽救。以往已进行的 5 个大规模多中心临床随机对照试验，无论是失败的用链激酶的意大利急性脑血管病多中心研究（MAST-I）、欧洲急性脑血管病多中心研究（MAST-E）、澳大利亚链激酶研究（ASK），还是用组织型纤溶酶原激活剂（rt-PA）静脉溶栓的欧洲急性脑血管病协作研究（ECASS），以及认为成功的著名的美国国家神经病与卒中研究所（NINDS）rt-PA 静脉溶栓研究，都是根据临床、CT 排除脑出血、达到最低神经功能缺损评分、排除禁忌证后确定入选病例的，都不再区分脑梗死的类型。著名专家 Caplan 曾评价后两组研究："两组大规模的随机静脉溶栓治疗试验表明，急性卒中患者应用 rt-PA 可能是有效的。然而，也有很高的出血发生率，有时甚至是致命的。以上两组试验无明确血管病理或卒中的病因，没有把血管研究作为溶栓的基础……如果没有进行血管造影或无创性血管研究（CTA、MRA 或超声检查），治疗时，医生甚至不知道患者是否有血栓存在……我认为目前已发表的有关溶栓治疗的建议是不成熟的。如果在 3 小时的时间窗内，所有 CT 扫描怀疑急性脑缺血的患者均予溶栓剂，我们将永远对那些尚无答案的重要问题做出回答，而且我们还会造成许多脑出血和死亡。单纯脑扫描并不足以确定病因或指导治疗。个人意见，溶栓剂只能在卒中专家指导下进行，而且只能在血管研究发现大动脉内血栓时使用……仅以存在缺血为标准对患者进行大系列研究是不恰当的，可能只是浪费精力、时间和资金。"因此，脑梗死溶栓治疗前就必须再分型，选择适合溶栓的亚型病例，排除不适合的血型病例，否则，脑梗死溶栓治疗不可能取得理想疗效并能普及推广应用。

（二）药物的临床疗效评价

由于脑梗死发生发展的复杂性，单独一种药物可能仅有轻微治疗作用，临床评价其疗效必须进行大规模的随机对照研究。过去这些研究的人选病例也多是根据临床、CT 排除脑出血、达到最低神经功能缺损评分要求来确定的，通常也不再区分脑梗死的类型。但不同国家，不同种族的脑梗死的亚型构成比有显著差异，如我国由高血压小动脉硬化引起的腔隙性梗死占脑梗死的 50% 以上，而欧美国家只占 25% 左右。相反由颅内外大动脉粥样硬化引起的颅内主要动脉血栓闭塞性梗死欧美人的比例相对要比中国人高（见后）。大组病例多中心随机对照研究可保证同一地区治疗组与对照组的亚型构成具可比性，但不能保证不同地区、不同种族、不同国家的研究中的亚型构成的一致性。如阿司匹林治疗急性缺血性脑血管病有两个著名的研究：①国际性卒中临床药物实验研究（International Stroke Trial，IST）36 个欧美国家，467 家医院 19 435 例缺血性卒中患者（96% CT 检查），其中一半患者分为 2 组对比观察阿司匹林疗效：病后 4 小时内服药 300 mg/d 或静脉注射 100 mg/d，维持 14 天。结果：14 天死亡率治疗组 / 对照组无差异。6 个月死亡与残废率治疗与对照组比为 62.2%/63.5%。治疗组缺血性脑血管病复发率下降，脑出血率不增加，6 个月死亡与残废率，相当每 1 000 例减少 14 例。②中国人急性卒中临床药物研究（Chinese Stroke Trial，CAST）413 家医院 21 106 例（96% CT）随机抽样安慰剂对照。病后 48 小时服 160 mg/d，维持 4 周，4 周或出院时评价结果：治疗组与对照组比较，死亡 343 例（3.3%）/398 例（3.9%），复发 167 例（1.6%）/215 例（2.1%）均明显下降。颅内出血 115 例（1.1%）/93 例（0.9%）稍增加，但无统计差异。总评相当出院时死亡与残废每 1 000 人减少 11 人。欧洲 IST 与中国 CAST 两组研究均取得相似的阳性结果。根据这两组结果认为，缺血性脑血管病急性期应用阿司匹林是有效而安全的。但如果从两组亚型的疗效分析，则两组结果有明显差异，见（表 5-2）。

表 5-2 按 OCSP 分型, IST 和 CAST 的 2 疗效

	IST 例数	6 个月疗效	CAST 例数	14 天疗效
TACI	4638（24%）	有效	1883（9%）	有效
PACI	7921（40%）	有效	11445（55%）	有效
POCI	2228（12%）	无效	1444（6%）	有效
LACI	4657（24%）	无效	6263（30%）	有效

从上表可看出，在 IST 中阿司匹林只对大动脉粥样硬化血栓性脑梗死引起的 TACI 和 PACI 有疗效。它并不降低 14 天内死亡率，主要通过降低缺血性卒中复发率，在 6 个月后体现疗效；但在 CAST 中对所有亚型均有效，既降低 14 天内死亡率也降低 4 周后死亡率和残废率。阿司匹林是抗血小板聚集剂，对血栓形成有预防作用，但对脑血管病无直接治疗作用，IST 结果证实了这一点。但 CAST 结果似乎超出了阿司匹林本身的药理作用。因此，CAST 的亚型确定是否准确，可能是疗效与 IST 似同实异的关键。

已有些大型药物研究注意到对脑梗死不同亚型的疗效差异进行比较。如低分子肝素样物 ORG10172（Danaparoid）治疗急性缺血性脑血管病的随机对照试验，总体评价是该药对 3 个月后的转归无改善，但按亚型评价发现该药对大动脉粥样硬化梗死亚型的有效、显效率明显高于对照组，而其他亚型与对照组比较无差异，说明对脑梗死治疗药物疗效评价非区分亚型不可。

另外如"腔隙性脑梗死的经典定义为纯白质病变，而脑白质不含突触或受体复合物，因此，针对 NMDA 受体复合物质的治疗不可能对这种卒中有效"。如果要评价这类药物的疗效，就不能选腔隙性梗死的患者作研究对象。总之，必须区分不同脑梗死亚型来分别评价药物或治疗方法的疗效，无论是抗血小板聚集剂、纤溶剂、脑保护剂，中医中药，还是各种物理、康复疗法的疗效。这可能是改变目前对脑梗死治疗评价混乱的关键。

二、紧急分型诊断

脑梗死的主要特异治疗是时间窗内紧急溶栓，但并非所有脑梗死病例均适宜溶栓。MCA 主干完全闭塞导致的大片脑梗死的重症患者，起病急骤，缺乏良好的侧支循环，紧急溶栓是最重要的治疗措施。相反，没有主干闭塞或有良好侧支循环的轻型或腔隙性脑梗死患者，就诊时已有部分恢复，不必溶栓也能恢复良好。因此，当头颅 CT 排除脑出血后，及时做出相应的紧急亚型诊断，区分患者的轻重和梗死灶大小，以便实施针对性治疗。避免重型轻治，丧失抢救时机或轻型重治要冒脑出血等并发症的风险。但国外的卒中指南，都没有提出溶栓前必须紧急临床分型的方法。或寄希望于多模式 CT 和多模式 MRI 来早期发现缺血半暗带，但限于时间和设备，目前无法在临床普遍推广使用。

目前各国指南对诊断方法的评价都是对单一诊断方法的价值评价，并无集成多种诊断方法得到可靠的综合诊断信息方法的评估。在我国医疗条件和设备相对落后的现实状态下，学会集成整合病史、临床症状、体征和简单、容易进行的必要辅助检查（如 CT、TCD）的信息，进行 OCSP 分型，指导缺血性卒中的临床诊治的方法，具有重大推广和应用价值。

为了指导诊治决策我们推荐 OCSP 分型为紧急诊治分型；急性期后、多项辅助检查都有结果时，为"判断预后"和"选择二级预防措施"也可用 TOAST 病因分型。

（一）结合 NIHSS 与 OCSP 分型的脑梗死紧急快速分型法

美国国家卫生研究院卒中评分法（NIHSS），归纳了所有与卒中相关的神经功能缺损，用简单的不同分值表示。其初始的评分能很好预测最终梗死灶的大小。一次检查评分只需 5 ~ 8 分钟，可靠性好。通常总分 10 分以上就提示大血管闭塞。这些用量表评分方法（包括 NIHSS）主要用于评估病情严重程度，不能准确区分病变部位和大小。

OCSP 分型方法能区分梗死部位和大小，但比较粗略，不够精确。为此我们将二者优点结合，通过根据皮层症状和运动、感觉等长传导束症状重新排列 NIHSS 的各项目，曾设计出改良 NIH 评分 OCSP 分型法。但在实用中仍感觉烦琐，为此再精简为卒中快速 OCSP 分型法（表 5-3）。

按表 5-3 的方法 1 ~ 2 分钟内确定脑梗死的大小、部位，实现快速 OCSP 分型，值得推广应用。

表 5-3 卒中快速 OCSP 分型法

分型	皮层症状（意识、凝视、失语）	长束症状
TACI	≥1 项	3 部位（面舌瘫和上肢、下肢运动，感觉障碍）
PACI	≥1 项	2 或 1 部位
LACI	0	3 或 2 部位（纯运动，或单感觉）
POCI	0 或 ≥1 项	交叉或双侧体征（或小脑征）

注：意识指不同程度意识障碍；凝视（可称反方向为注视不能：与偏瘫同侧为前循环大脑病变，交叉为后循环脑干病变）；失语（感觉、运动或混合性）而非构音障碍

（二）综合诊断信息的紧急分型

紧急分型的目的是区分梗死灶大小，确定是否适合溶栓或扩容稳压、开放侧支循环治疗。脑梗死溶栓治疗难题是时间窗很窄，常规的 CT、MRI 在时间窗内难以确定梗死灶大小、部位。溶栓治疗又有可能引起脑出血，但愈早开始脑出血概率愈低。因此，要紧急收集各种诊断信息：脑梗死时间窗期能提示闭塞血管及脑损害大小、部位的主要临床信息，如语言、高级神经活动、偏视、鼻唇沟、上下肢肌力、感觉等定位征基础上的 OCSP 分型。CT 可确定有无出血；早期缺血、梗死征。TCD 可测 MCA 血流指标；主干闭塞表现为无血流或血流极慢，$V_s < 30cm/m$；腔隙性脑梗死血流正常。根据 MCA、BA 血流也能评估血管闭塞部位及侧支循环状态。

脑梗死形成阶段能提示梗死灶大小、脑水肿、颅高压程度的主要信息是临床症状、体征、TCD，24 小时后的 CT 或 MRI 可准确确定梗死灶部位、大小，是评估侧支循环状态、脑水肿颅高压严重程度的决定性指标（金标准）。

三、分期诊断

按病理生理观点，缺血性卒中是一个复杂的动态变化过程，较为严重的临床亚型都可分为超早期（溶栓时间窗，3 ~ 6 小时）、脑水肿颅高压期（6 小时 ~ 14 天）、恢复期、后遗症期等。每一期都有重要或关键的病理生理环节和相应的最合适的治疗处理方法或药物。也即是说每种治疗方法或药物都只适合某病程分期或时间窗，并不一定适合缺血性卒中的全过程。这也同时说明要取得最好疗效，必须在每一期都采用最适合的疗法或药物，否则某一期错误治疗将导致前功尽弃，治疗失败。因此，应制定分期诊断的时间标准、临床症状体征标准和影像学标准。这对重症缺血性卒中的治疗处理非常重要。目前各国指南对治疗干预的方法和措施都是单独评估，没有分型、分期选用不同治疗方法获得更好治疗效果和预后的系统治疗方法的评估。

四、脑梗死急性期分型分期综合治疗决策

（一）轻症（小动脉病变引起的 LACI 及较轻的 PACI）

轻症用简单或对症方法治疗。

（二）重症（大动脉闭塞引起的 TACI、POCI 和较重的 PACI）

重症综合集成各种治疗手段，分期治疗。治疗措施：

（1）溶栓治疗。

（2）扩容稳压与开放侧支循环治疗，注意过分扩容升压可能加重脑水肿，升高颅内压。

（3）脱水降颅压脑水肿期应用。根据脑水肿、颅内高压程度和反映血容量的参数：血 HCT、渗透压、中心静脉压、出入水量、皮肤弹性调节脱水剂用量和时间间隔。

（4）重症监护（图 5-6）。

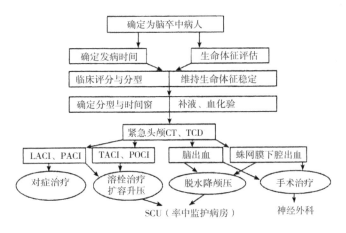

图 5-6　脑血管病急诊流程简图

五、脑血管病治疗方法与药物系统评价

（一）一般治疗与特异性治疗

（1）两类治疗都重要。《欧洲指南 2003》说："'一般治疗'是指针对维持重症患者病情稳定，以便控制能对卒中转归起负面作用的全身问题以及为完成特异性治疗提供最佳生理基础所进行的治疗策略。目前的共识是，一般内科问题的处理是卒中治疗的基础……大多数作者同意对生命功能提供足够的支持是基本的治疗。"可见，一般治疗是所有重症卒中治疗的前提和基础，与特异性治疗都是整个治疗程序的不可或缺的组成部分。这也是重症卒中要尽快送入重症卒中病房救治的主要原因。应强调一般与特异性治疗是同等重要的，不要造成以为特异性治疗才是特效的错觉。

（2）溶栓复流与增加灌注压、开放侧支循环。《美国指南 2003》说："由于大多数卒中是颅内动脉的血检栓塞性闭塞引起的，恢复或改善缺血区的灌注是治疗的关键……到目前为止，只有静脉 rt-PA 治疗被证明是有效的。"

但不应忘记人脑动脉系统经历数百万年的进化，除有前后左右颈内动脉和椎动脉 4 条主要人脑动脉供血外，还有颅底动脉环沟通这 4 条动脉；人脑表面人脑中、前、后动脉的软脑膜上分支可沟通同侧前、后循环，额、题、顶、枕各脑叶；颅外的颈外动脉可通过五官的吻合支和脑膜中动脉与颅内的颈内动脉分支沟通，共同构成复杂、有效的网络供血系统。目前认为："侧支循环在脑缺血的病理生理中起关键作用，可以决定缺血性脑损害的严重程度。"因此，我们不应只考虑通过溶栓恢复闭塞动脉血流这一单一的途径，而忘记迅速开放侧支循环也是恢复或改善缺血区血流，挽救缺血半暗带脑组织的另一重要治疗途径。要开放侧支循环，改善缺血区血流，扩张血容量、维持较高的平均动脉压以升高脑灌注压是最直接有效的方法。当供应大脑某部分的动脉（如大脑中动脉 MCA）近端因血栓或栓塞导致严重狭窄或闭塞时引起该脑区的血流急剧减少，可致脑梗死，但梗死大小还决定于侧支循环的有效性。侧支循环不能有效代偿，就发生 MCA 供血区完全性梗死。相反，在较高灌注压下，软脑膜侧支循环及时开放可从大脑前、后动脉分支反向供血 MCA 皮层供血区，完全代偿大脑中动脉主干闭塞引起的相应额顶颞叶皮层缺血而只发生小穿通支供血的基底节脑梗死。

《欧洲指南 2003》指出："通过维持正常的高水平的血压和正常心率来保证理想的心排出量是卒中处理的必要基础。中心静脉压应维持在 8 ~ 10 cmH$_2$O……可早期提出血容量不足或超负荷的警告，这两种情况都对脑灌注有不利影响。血容量必须维持稳定……心排出量增加可能会增加急性缺血后自动调节能力丧失区域的脑灌注。"又说："研究表明，缺血半暗带的血流被动地依赖于平均动脉压。因此，要想维持足够的脑灌注压，就必须避免血压急剧下降。"可见，液体管理以增加血容量、心搏出量和维持较高的平均动脉压这一系列增加脑灌注压的一般扩容稳压治疗措施，也是开放侧支循环、恢复缺血区血流、挽救缺血半暗带脑组织的关键特异性治疗措施，甚至比溶栓治疗更符合病理生理代偿机制，更安全，更少副作用。各国卒中指南都只推荐时间窗内溶栓治疗，但都没有专门提及扩容稳压、开放侧支循环等治疗，反映治疗策略上存在极大的片面性，原因就在于"卒中一般治疗的许多方面尚未在随机临床试验中充分评价"。

（3）脱水降颅压治疗。

由于缺血性卒中是动态变化过程，脑水肿、颅高压是重症卒中全过程中不可逾越的阶段，是决定是否会发展为脑疝和死亡结局的关键病理环节。它们不是脑血管病的并发症，而是重症脑血管病不可分割的重要组成部分。脑水肿、颅高压期的监测、早期的液体管理和高渗脱水降颅压与适时施行去骨瓣减压术一起，应看作是重症卒中脑水肿颅高压期的系列特异诊治措施。《欧洲指南 2008》就是将"脑水肿、颅高压"治疗与溶栓等一起列为"特殊治疗"之一。当然也要防止对没有脑水肿颅高压的腔隙性脑梗死或还没有进入脑水肿颅高压期的病例，过早或过长时间的脱水降颅压治疗，导致血容量不足或血压过低，加重脑缺血甚至肾功能不全。

（二）抗血小板、抗凝、降纤维蛋白药物

病理生理和药理学证明它们都不能恢复已经被血栓闭塞的动脉血流，也不能开放侧支循环，更不能挽救缺血死亡的脑组织，而主要起预防血栓形成作用。缺血性卒中绝大多数是动脉或心腔局灶血栓栓塞引起，不是全身止血、凝血、纤溶功能异常。而应用抗血小板、抗凝、降纤药物将可能引起全身止血、凝血、纤溶功能改变，可能导致各器官出血的副作用。不应将这些治疗列为缺血性卒中的特异性治疗。

目前抗凝药只用于心房颤动引起心源性脑栓塞的患者。非心源性脑梗死的患者，也不能无选择使用阿司匹林等抗血小板药物。尤其在我国由高血压小动脉硬化引起的腔隙性脑梗死占缺血性卒中的大多数，而高血压性小动脉硬化也是脑出血的病理基础。这些腔隙性脑梗死患者随时可能脑出血及微出血，就不应长期应用能延长出血时间、会诱发或加重出血的抗血小板药。降纤药物确实疗效还没有得到公认。

（三）溶栓治疗

1. 溶栓剂

目前各国指南溶栓只推荐 rt-PA。我国九五攻关课题大组多中心研究证实"6 小时内采用尿激酶溶栓相对安全、有效"，国内很多医院都有尿激酶溶栓治疗脑梗死获得良好效果的临床实践经验。当前 rt-PA 基本是进口的，尿激酶国产，药费是 6 千多元比 6 百多元。从注意兼顾疗效、风险、价格和易使用性上考虑，目前国内应首先推荐尿激酶。

2. 我国溶栓治疗必须分型

国外指南不分型只考虑 NIH 评分，6 ～ 23 分都是溶栓适应证。鉴于我国缺血性卒中以腔隙性脑梗死占大多数，而重症卒中只占少数。国内已有多个临床研究证实 OCSP 分型法与 CT、MR 及 DSA 等影像学检查有很好的相关性，肯定 OCSP 分型法在卒中紧急溶栓治疗中的价值。主张一般的腔隙性脑梗死（LACI）不必溶栓治疗，只选择完全前循环和部分前循环梗死患者进行溶栓。可以结合 NIH 评分快速 OCSP 分型法；OCSP 分型法与 CT 和 TCD 结合，能帮助在时间窗内做出是否适合溶栓的准确判断。减轻医护人员的压力，避免轻症患者承担不必要溶栓的痛苦和经济损失。

3. 基底动脉闭塞溶栓

约 1/5 的缺血性卒中为后循环梗死，其中基底动脉闭塞引起的预后恶劣，死亡与重残达 90%。一篇系统分析在 6 ～ 12 小时时间窗内对基底动脉闭塞患者实施静脉或动脉溶栓的多个小样本临床研究的文章，纳入的达大样本的 420 例，溶栓后近一半闭塞血管再通，近一半能生活自理。并认为静脉与动脉溶栓效果相近。说明基底动脉闭塞引起的严重脑梗死与前循环大片脑梗死都是应积极溶栓的卒中类型。《欧洲指南 2008》推荐"即使在发病 3 小时以后，静脉溶栓也是基底动脉闭塞的一种容许的治疗选择（Ⅲ级推荐，B 级证据）"。在中国当前条件下，基底动脉闭塞者在 12 小时内也应争取静脉或动脉溶栓。

（四）神经保护剂

常规静脉溶栓治疗脑梗死的安全性和有效性已经得到普遍公认，但溶栓治疗有时间窗限制（3 ～ 4.5 小时内），这使人们寄希望于没有严格的时间限制的神经保护治疗。

神经保护是指用于阻止缺血后脑组织的一系列病理生化反应，干预缺血级联的各个环节，达到延长

神经组织存活的药物或方法。认为缺血级联反应的每个环节都是神经保护治疗的靶点。但在过去 20 年中，估计有 10 亿美元用于研发卒中治疗药；然而，这一巨大的投资除溶栓剂（rt-PA）外没有产生临床有效的药物，使基于神经保护剂的当代卒中药物发明战略备受质疑，前景暗淡。

其实脑缺血级联（缺血性脑细胞损害的主要病理机制）一旦启动，缺血性脑损害就是一个迅速、单向正反馈、不可逆的恶性动态过程。兴奋性氨基酸拮抗剂、钙通道阻滞剂、自由基清除剂等所谓神经保护剂，从时间和空间上都难以达到"缺血半暗带"脑细胞内外能发挥药理作用的靶点，从而无法显出疗效。因此，经 20 年研究还没有一种神经保护剂研究成功，就不难理解了。从病理生理上说，葡萄糖和氧气才是脑细胞真正的活命剂和保护剂。有则生，无则死！有血流就有糖和氧，维持和保证脑的血流供应就是最好的脑保护。有文献指出，维持血压、血糖、体温和氧饱和度四大生理参数是适用于所有缺血性卒中患者、最基础和最好的非药物性的脑保护措施。

总之，脑血管病没有单一的、特效的灵丹妙药，但有很多在特定型、初期应用，能发挥良好作用的药物或疗法。但正如战争武器有飞机、导弹、大炮，也有步枪、刺刀、手榴弹，没有任何一种武器可以打赢一场战争，《中国卒中指南》概括地指出："脑梗死的治疗不能一概而论，应根据不同的病因、发病机制、临床类型、发病时间等确定针对性强的治疗方案，实施以分型、分期为核心的个体化治疗。"

第六章

脑出血

第一节　壳核出血

壳核出血（putaminal hemorrhage）是最常见的脑出血类型，约占脑出血的60%。由于壳核出血常损害内囊，临床上又称为内囊出血。

一、病因病理

高血压动脉硬化是壳核出血最常见的病因，70%～80%病例有高血压病史。其他原因有脑动脉瘤、动静脉畸形、脑瘤和凝血障碍等。脑出血好发于壳核，与豆纹动脉的外侧支易于破裂有关。豆纹动脉外侧支共3～6条，自大脑中动脉主干发出，入脑后先向外侧斜行上升，绕过和穿过壳核，然后转向内侧，穿过内囊达尾状核体部。豆纹动脉从大脑中动脉几成150°角发出，而大脑中动脉又是颈内动脉的直接延续，相距很近，故其管腔内压与颈内动脉内压相近，血流量亦大，常超过大脑前动脉、后动脉血流量总和，豆纹动脉分支处环状狭窄，在高血压时，该处承受压力较大，动脉硬化性改变亦较他处显著，故血压升高时易于破裂。因该动脉最易破裂，又称之为出血动脉。壳核出血常侵入内囊、丘脑，并可破入侧脑室而使血液流入脑室系统和蛛网膜下腔。壳核出血虽距大脑外侧裂很近，但因外侧有坚实的U形纤维，因穿破岛叶而进入蛛网膜下腔者不多见。

根据血肿部位和是否破入脑室将壳核出血分为壳核局限型、壳核内囊型和壳核脑室型3种类型。CT问世之后，各国学者多采用这种分型方法，因CT所显的血肿与病理所见一致。

（一）壳核局限型

此型是指血肿局限于壳核范围或外囊附近，血肿量一般不大于10 mL。

（二）壳核内侧型

此型是指血液向上、向下、向前、向后扩展而累及内囊，以向上后方扩展而累及内囊后肢最多见。血肿量一般为10～30 mL，临床上表现为典型的内囊型偏瘫。部分病例血肿虽然较大，但因扩展到额叶、颞叶、顶叶甚至枕叶的白质，常不累及内囊后肢，不产生典型内囊型偏瘫。

（三）壳核脑室型

此型是指血肿较大，已经通过内囊后肢破入侧脑室体部和三角部，血肿量往往大于30 mL，甚至超过60 mL。如果血肿向前方扩展，可经前角破入侧脑室，这种病人内囊型偏瘫也不典型。

二、临床表现

壳核出血的临床表现除具有脑出血的一般症状外，病灶对侧常出现"三偏综合征"，即偏瘫、偏身感觉障碍与偏盲。临床上由于出血所累及的范围不同，"三偏"可不完全，即常见的是偏瘫及偏身感觉障碍。

（一）偏瘫

偏瘫即出血灶的对侧出现明显的中枢性偏瘫。瘫痪侧鼻唇沟变浅，口角无力下垂，呼气时从口角漏气。伸舌偏向瘫痪侧，患侧上下肢有明显的瘫痪症状。轻者肌张力较高，瘫痪程度较轻，对压眶或疼痛刺激可见瘫痪肢体有运动反应。重者患肢瘫痪较重或完全瘫痪，偏瘫呈弛缓性，反射消失，甚至病理反射也引不出。经数天或数周后，瘫痪侧肢体肌张力逐渐增高，瘫痪由弛缓性转为痉挛性。腱反射亢进，出现踝阵挛，病理反射阳性；呈典型的中枢性偏瘫，上肢屈曲内收，下肢伸直。昏迷较深者常因四肢肌张力降低处于弛缓状态而掩盖了偏瘫体征。如详细检查尚可检出有定位意义的偏瘫体征：瘫侧足外展位；如重度疼痛刺激其肢体或用力压眶时，非瘫痪的肢体常可见运动；或将其双上肢举起，然后放手让其自然落下时，可见瘫肢下落较健肢迅速；或将其双上肢旋后时，瘫肢比健肢较快地恢复至旋前位。

（二）偏身感觉障碍

此症即出血灶的对侧半身（包括头面部在内）深浅感觉均减退或消失。针刺病灶对侧肢体或面部时可见其并无反应。偏身感觉障碍一般比偏瘫少见，程度也轻。

（三）偏盲

在患者意识状态能配合检查时，还可发现病灶对侧同向偏盲，主要是经过内囊的视放射受累所致。

此外，如出血在优势半球常有失语症，但在昏迷时常被掩盖不易发现，当意识转清后常可发现各种类型不同程度的失语症状。约有半数以上的患者有"凝视病灶"的现象，即意识障碍时患者的头颈歪向出血侧，两眼同向出血一侧凝视。这种核上性侧视瘫痪常是暂时性的，随患者的意识转清可迅速恢复。但如令患者向出血灶对侧凝视时，其双眼仍然无力或缓慢向对侧移动。部分患者因核上性凝视中枢受病灶的刺激，头眼向瘫痪侧凝视，这常是初期的暂时性体征，随病情的发展很快过渡到向出血侧凝视。有不少患者在昏迷状态下，健侧肢体尤其是上肢无目的地乱动或不规则地舞动，甚或偏瘫肢体在不全昏迷或意识转清的过程中亦可见这种乱动现象，这是由于大脑皮质损害或壳核与尾状核及丘脑的正常功能受损所产生的不自主运动。个别可有癫痫发作。

壳核出血多在活动时或情绪激动时突然感到头痛或头部不适，继而出现口角歪斜、半身肢体活动不灵和感觉障碍，伴有意识不清。意识障碍的程度与出血量多少、出血部位、脑干受压与脑水肿有关。出血量大时即刻昏迷，甚至死亡。轻型壳核出血的意识障碍、感觉和运动障碍均轻微，可表现为突发的纯运动性偏瘫、纯感觉性卒中、可逆性缺血发作症候群，甚至有的病例完全无局灶定位体征。重型壳核出血病情严重，出血多破入脑室，死亡率高。临床特点是发病急骤、病情凶险、迅速出现昏迷，面部潮红、大汗淋漓、鼾声呼吸、频繁呕吐、血压升高。呕吐咖啡样液体，血糖升高，体温调节障碍。若出现病灶侧瞳孔散大常是脑疝（天幕疝）的表现。出血继续进展则昏迷加深，出现眼球浮动或分离性斜视、双侧肢体瘫痪或去大脑强直。进而脑干受压加重，出现呼吸节律性异常及血压波动，继而瞳孔散大，最后呼吸循环衰竭而死亡。

三、辅助检查

血性脑脊液发生率为56.2%，较其他各型脑出血为低。头颅CT扫描可以清晰地显示出血的部位、血肿的大小及破入脑室的情况。脑血管造影有助于明确查明出血原因。

四、诊断

典型病例多在50岁以上，有高血压动脉硬化病史，情绪激动或活动中发病，进展迅速，有不同程度的意识障碍及头痛、呕吐等颅内压升高症状，出现"三偏综合征"及其他脑部定位体征，诊断不难。小量壳核出血与脑梗死相似；壳核出血与出现明显颅内压升高的重症脑梗死不易鉴别。CT有助于明确诊断。脑血管造影适用于寻找非高血压出血病因，如脑血管畸形、脑动脉瘤等。

根据临床表现和血肿发展方向不同将壳核出血分为3型：①外侧型：主要波及外囊、屏状核等。由于不波及内囊，临床上无明显的偏瘫、头痛、呕吐和意识障碍等症状。当外侧型出血量较大时，可波及额叶、顶叶及颞叶，则表现为脑叶出血的征象。②内侧型：常波及内囊，出现典型的"三偏综合征"，常有意识障碍，严重者可出现脑疝。③混合型：外侧型向内扩散与内侧型向外扩散所致，波及范围较广，血肿较大。此型病情严重，多属重型壳核出血。

五、治疗

壳核出血的治疗原则是保持安静，防止继续出血；积极抗脑水肿，减低颅内压；调整血压，改善循环；加强护理，防止并发症。手术治疗清除血肿，可降低颅内压，使受压而未破坏的神经元恢复功能，对某些危重患者，不但可以挽救生命，而且可以提高生存质量。一般认为年龄不太大，生命体征平稳，心肾功能无明显障碍。血压 < 200/120 mmHg，并符合以下情况可作为手术适应证：①血肿 > 50 mL。②颅内压明显升高有可能形成脑疝者。③血液大量破入脑室者，可行颅骨钻孔，脑室外引流加腰穿放液治疗。恢复期康复治疗宜尽早进行。

临床神经功能缺陷程度评分（Brunnstrom 法）在Ⅲ～Ⅳ级的重型壳核出血者，直接手术的病死率低；而Ⅱ～Ⅲ级的轻至中度壳核出血，内科治疗可获得较好的生命质量。Kanaya 等对 2561 例直接手术和 811 例血肿穿刺引流术进行比较，发现立体定向穿刺引流，轻度壳核出血的病死率低，Ⅰ～Ⅲ级者功能恢复好，Ⅳ级患者的直接手术比立体定向穿刺引流的预后较优。

六、预后

壳核出血如局限在壳核而未损及内囊及其后肢者，症状较轻，偏瘫亦较轻，预后较好。病情稳定、偏瘫不完全者多可有好转；发病后很快出现弛缓性完全偏瘫者，一般功能恢复不良；起病后很快出现昏迷，脑水肿明显使脑干受压或出现脑疝者预后很差。一般而言，壳核出血引起的偏瘫比脑梗死所致者恢复较满意。

第二节　丘脑出血

丘脑出血（thalamic hemorrhage）过去认为占高血压脑出血的 10%～15%。自从头颅 CT 扫描广泛应用于临床以后，检出率增高，约占脑出血的 20%～25%。在各类脑出血中，其发病率仅次于壳核出血。

一、病因病理

丘脑出血的病因与壳核出血的病因类似，高血压动脉硬化是丘脑出血的最常见原因。丘脑出血根据出血部位可分为 3 型：①丘脑内侧核出血，为来自大脑后动脉的后丘脑穿通动脉破裂所致。②丘脑外侧核出血。③全丘脑出血。后两型均系大脑后动脉的丘脑膝状体动脉破裂引起。丘脑内侧核出血易破入第三脑室，向丘脑下部和中脑延伸，或发展成全丘脑出血。丘脑外侧核出血往往向外波及豆状核和内囊后肢，尤其是向内囊之上、下发展，沿内囊在尾状核底部之间向侧脑室三角区穿破。根据出血扩展方向和出血量的多少分成 3 型：①丘脑局限型：血肿限于丘脑本身，血肿量一般小于 5 mL。部分患者可扩展至内囊或前肢，血肿量往往超过 15 mL。这些病人多引起典型的内囊型偏瘫。②丘脑内囊型：血肿扩展至内囊后肢，血肿量为 5～15 mL。③丘脑脑室型：血肿从第三脑室侧壁或侧脑室下方破入脑室系统。

二、临床表现

多见于 50 岁以上患有高血压动脉硬化的老年人，发病形式有两种：一种发展较快，发病半小时内出现偏瘫；另一种发展较慢，先有头痛、呕吐、头晕、麻木等前驱症状，再逐渐出现偏瘫，最后多发展为昏迷。几乎都有眼球运动障碍，如下视瘫痪、瞳孔缩小等。小量而局限性出血，意识障碍较轻，预后较好。临床上常有丘脑症候群，即病灶对侧躯干及肢体深浅感觉障碍较重，且多有主观感觉异常或自发痛（丘脑痛），少数人还可能有丘脑手或多动，只有波及内囊者才有偏瘫，一般为轻偏瘫，而以感觉障碍较重为特点。在优势半球可有严重语言障碍，包括语调低沉、语言缓慢、讲话不流畅，还可以出现错语、重复语言等。精神症状也可见于丘脑出血，主要表现为情感淡漠，还有欣快感和视听幻觉等。此外，还可出现定向、计算和记忆功能减退。丘脑出血常出现自主神经功能紊乱，如胃肠道出血、心律失常和呼吸障碍等，还可引起严重的尿频、尿急或尿失禁，而大便失禁相对少见。常可见睡眠障碍，表现为嗜睡、睡眠周期紊乱及睡眠减少。

丘脑出血的临床表现与出血的部位有密切关系。

（一）丘脑后外侧部出血

此病主要表现为丘脑综合征：①偏身感觉异常，即对侧偏身深浅感觉消失或减退，丘脑性自发性疼痛、感觉过度；三者兼备则为典型的 Dejevine-Roussy 综合征。②分离性轻偏瘫，系丘脑性不全瘫，特征为下肢重于上肢，上肢近端重于远端。③肌张力低与感觉共济失调，系丘脑外侧内囊后肢的锥体束、齿状核 – 红核 – 丘脑 – 皮质径路受累所致。④少数有眼位异常，如双眼向病灶侧注视等，累及内囊后肢可见对侧同向偏盲。

（二）丘脑前内侧部出血

此病主要表现：①精神障碍，系丘脑前内侧核受累所致，表现为遗忘、主动性缺失、精神错乱，典型者呈 Korsakoff 综合征。丘脑前核是边缘系统 Papez 环路的重要环节，丘脑内侧核是 Livangston 环路的重要环节，故受损后有精神症状。②尿便障碍，系丘脑 – 下丘脑联系纤维中断之故。③少数小血肿直接破入第三脑室，可主要出现脑膜刺激征。

（三）全丘脑出血

此病症状严重，其意识障碍也严重，可出现四肢瘫痪、抽搐、去脑强直发作、眼位异常、瞳孔大小不等、呕吐、脑膜刺激征阳性及高热等症状和体征。

（四）左侧丘脑出血

此病有 3 种基本特征：①感觉障碍重于运动障碍。②眼部障碍，如注视不能、瞳孔缩小、光反应迟钝或消失。③丘脑性失语，属皮质下失语，丘脑参与语言程序的编制、发动与修正过程，左丘脑腹后核受损后可致语言缓慢，重复性语言及语义性错语，发音含糊，复述较差，但朗读、认读可正常，无命名性失语。丘脑出血引起语言障碍可达 40%，已引起人们的重视。

（五）右侧丘脑出血

此病临床表现主要是：①结构性失用：患者对形状、体积、长度、重量等产生错觉。②偏身体象障碍：表现为病觉缺失和自体认识不能。③偏身忽视症：乃右侧丘脑至皮质的传入纤维断裂所致。右半球对注意力起主导作用，受损后可见运动性忽视，左侧视、听、皮肤觉忽略。

虽然丘脑出血有特殊的症状与体征，但往往不够典型，又变化多样，易被忽视，给临床诊断带来困难。Fisher（1959）提出丘脑出血有三大征象：① Parinaud 综合征，即垂直注视瘫痪，主要是上视不能，瞳孔缩小，对光反射迟钝或消失。②感觉运动障碍，感觉重于运动。③意识障碍：通常是大量出血继发严重脑干功能障碍。垂直注视瘫痪是丘脑出血损及丘脑内侧部、后连合和丘脑下部，双侧内侧纵束间质核头部或一侧后连合核受损所致。此外可见：①眼球浮动。②霍纳综合征。③眼球向病灶侧凝视。④同向偏盲。⑤丘脑出血破入第三脑室，双眼可向瘫痕侧凝视，瞳孔缩小，光反射消失，双侧瞳孔不等大。⑥血肿压迫第三脑室，累及丘脑下部或脑干，可出现高热、脉搏增加及血压升高等生命体征改变，并有应激性溃疡、针尖样瞳孔，常提示预后不良。⑦偏身舞蹈样不自主运动、小脑性共济失调和意向性肢体震颤等。

三、辅助检查

脑 CT 扫描可以发现丘脑出血的部位、范围以及破入脑室情况。脑脊液压力常升高，多为血性。

四、诊断

患者多在 50 岁以上，有高血压动脉硬化病史，活动或情绪激动时发病，起病多急性，进行性进展，多有意识障碍和特征性眼症状，感觉障碍重于运动障碍，可考虑诊断丘脑出血。重症丘脑出血，极少出现丘脑症候群，绝大多数有意识障碍和偏瘫，有时与重症壳核出血难以区别，但其某些眼部体征可为丘脑出血提供证据，如①眼球垂直运动不能，两眼向下内侧凝视。②血液破入第三脑室时两眼向瘫痪侧凝视。③上视瘫痪为出血波及顶盖前区，还可早期出现视盘水肿、瞳孔缩小及反应迟钝。除重症丘脑出血外，还有不少出血局限于丘脑部位，血肿较小的轻型丘脑出血，临床上表现轻微，可为纯感觉性卒中，有时不易与 TIA 及缺血性卒中相鉴别。头颅 CT 扫描有助于及时精确的诊断，以及治疗方法的选择。脑血管造影有助于病因诊断。

五、治疗

丘脑出血除一般内科治疗外，一般认为年龄不太大，生命体征平稳，心肾功能无明显障碍。血压 < 200/120 mmHg，并符合以下情况可作为手术适应证：①血肿 > 10 mL，病情继续恶化者。②丘脑内侧出血，血液大量破入脑室者，可行颅骨钻孔，脑室外引流加腰穿放液治疗。恢复期的康复治疗原则上尽早进行。

六、预后

丘脑出血的预后与以下因素有关：①意识改变：意识障碍轻比意识障碍重预后好。②血肿部位：丘脑外侧核型预后好，全丘脑型预后差。③锥体束征：双侧出现锥体束征比单侧锥体束征阳性预后差。④血肿大小：血肿大于 3.3 cm 者绝大部分死亡，血肿量在 10 mL 以上者预后差。大血肿破入脑室者可比较小血肿不破入脑室者预后好。⑤脑室扩大预后差，反之预后好。重型丘脑出血如不死于出血本身，常合并肺部感染、泌尿道感染、脑疝形成、继发性脑干出血以及脑室出血，导致呼吸循环衰竭而死亡。总病死率约为 50%。

第三节　尾状核出血

尾状核出血（caudate hemorrhage）占脑出血的 7% ~ 10%，仅比小触出血略少。在 CT 技术广泛应用于临床以前，尾状核出血的报道甚少。由于尾状核头部与侧脑室相连接的面积较大，此处出血很容易破入侧脑室内，而对内囊区的锥体束与感觉传导束影响不大，除引起脑膜刺激征与血性脑脊液外，几乎不出现神经定位体征。这种小量的继发性脑室出血在 CT 问世之前极易误认为原发性蛛网膜下腔出血，即使做血管造影与前尾状核静脉显影，亦难以显示尾状核头部的出血灶，所以只能靠剖检做出病理诊断。以前尾状核出血被归结到原发性脑室出血或基底节和内囊出血中，并未单独分类。CT 技术广泛应用于临床使尾状核出血的诊断简便、迅速、可靠，使人们加深了对本病的临床特点、治疗和预后的认识。

一、病因病理

尾状核出血的主要病因是高血压动脉硬化，其他原因依次为先天性动脉瘤、脑血管畸形、原发性或转移性脑瘤、动脉炎、血液病等。大片出血形成血肿压迫邻近脑室或破入脑室和内囊，周围脑组织受压，引起脑水肿及脑梗死。尾状核出血破入脑室者，此时血液经脑室系统流入蛛网膜下腔。血肿局限于尾状核内仅穿破脑室为轻型；血肿以尾状核为中心，破入脑室并侵及内囊、丘脑、壳核、苍白球或额叶等处，脑内血肿及脑室内积血总量 < 35 mL 多为中型；出血量 > 35 mL，出现昏迷、脑疝为重型。

二、临床表现

尾状核出血的临床表现复杂多样，程度轻重不一，缺乏特殊症状和体征，概括如下：起病急骤，头痛、恶心、呕吐为首发症状，表现为颈项强直、凯尔尼格征及布鲁津斯基征阳性。脑膜刺激征的发生主要与尾状核头部血肿破入脑室有关，故本病易与原发性脑室出血及蛛网膜下腔出血相混淆。部分患者可有不同程度的意识障碍，如表现为昏迷、意识模糊、昏睡等。一般发病后数小时内急性神经功能缺失达高峰。尾状核出血的肢体瘫痪一般并不严重，约 50% 的患者可有双侧或单侧的病理反射，部分患者可出现原始反射，如吸吮发射等。40% ~ 50% 的患者出现病灶对侧偏身麻木和痛觉迟钝，部分患者复合感觉如形体觉、定位觉、两点辨别觉消失，个别患者出现触觉丧失。尾状核出血在优势半球，可导致失语，而非优势半球的尾状核出血可引起运用不能、病觉缺失和触觉忽略。有的患者可见眼球水平性凝视瘫痪或垂直性眼球运动障碍。部分患者可有痴呆、智能障碍、时间地点人物定向力下降，甚至出现错构虚构及行为障碍、幻听幻视等精神改变。尾状核出血的病人 80% 可有锥体外系症状，表现为病灶对侧的肌张力下降、腱反射减弱、偏身舞蹈症、不自主运动、手足徐动症，并可出现共济失调步态。个别病人还可有自主神经症状，表现为同侧交感神经功能异常，如 Horner 综合征。尾状核小量出血可无局灶定位体征，仅有脑膜刺激征。

三、辅助检查

腰穿可有脑脊液压力增高，呈均匀血性。CT 表现为尾状核头、体、尾区出现高密度影，周围可有水肿带。主要可有局限于尾状核头部的高密度；出血可破入脑室，合并侧脑室扩张，或延伸入额叶；或出血流入蛛网膜下腔。出血量大时，很难区分出血位置。

四、诊断

此病多见于 50 岁以上的高血压动脉硬化患者，常急性发病，脑膜刺激征明显，可有意识障碍，仔细检查可发现脑部定位症状。脑脊液均匀血性。CT 不仅可确诊尾状核出血，还可对出血量和破入脑室情况做出准确的判定，应尽早进行。结合临床表现、CT 及其他辅助检查如脑血管造影，尽可能做出病因诊断。本病应与以下疾病相鉴别。

（一）蛛网膜下腔出血

蛛网膜下腔出血者多为中青年人，既往无高血压病史，常有明显的脑膜刺激征，很少出现脑部定位体征。尾状核出血常破入脑室和蛛网膜下腔而出现脑膜刺激征，临床上容易混淆。但蛛网膜下腔出血先出现脑膜刺激征，后出现脑部定位体征，而尾状核出血定位体征出现于脑膜刺激征之前。临床上应用 CT 和脑血管造影以来，二者的鉴别已很容易。

（二）原发性脑室出血

尾状核出血极易破入侧脑室内，且很少出现定位体征，易与原发性脑室出血相混淆。但尾状核出血一般无意识障碍或短暂性意识障碍，出血不仅见于脑室还见于脑实质，预后较好。而原发性脑室出血临床症状严重，意识障碍深而持久，出血仅见于脑室系统，预后较差。

五、治疗

尾状核出血的治疗除一般内科治疗外，血液大量破入脑室，可考虑颅骨钻孔行脑室外引流加腰穿放液治疗。脑动脉瘤破裂、肿瘤引起的尾状核出血应尽早手术。动静脉畸形者可择期手术治疗。

六、预后

本型预后较好，约 2/3 可以恢复，1/3 有不同程度的后遗症。病死率较其他部位脑出血低，死亡病例一般迁延较长，多合并肺炎、消化道出血、脑疝而致死。

第四节　脑叶出血

脑叶出血（lobar hemorrhage）又称皮质下白质出血（subcortical white matter hemorrhage），发生于额、颞、顶、枕各叶，是皮质下动脉破裂所致。CT 术应用于临床以前难以诊断，应用 CT 以后国内已有不少报道。脑叶出血占脑出血的 13% ~ 18%，尤易见于中青年患者。

一、病因病理

动静脉畸形破裂是中青年脑叶出血最常见的病因。老年人脑叶出血多由高血压动脉硬化引起，我们报道经 CT 证实的脑叶出血，过半数病例的主要原因是高血压脑动脉硬化。其他病因有动脉瘤、隐匿性血管畸形、脑瘤内出血、大脑淀粉样血管病、凝血障碍、脑底异常血管网症、颅内感染等。脑叶出血以非高血压病因为多见。

脑叶出血好发于顶叶、颞叶和枕叶即大脑后半部。国内报道以顶颞出血最多见。左、右侧无明显差别。血肿常侵犯 2 ~ 3 个脑叶，也可两侧同时发生，亦可合并基底节区出血。多叶出血的平均出血量明显多于单个脑叶出血。大脑外侧裂区域的血管破裂易形成大的血肿。这可能与侧裂动脉直接接受大脑中动脉的血液，其血流量比大脑前动脉或大脑后动脉血流量大有关。

二、临床表现

脑叶出血的临床表现多种多样，程度轻重不等，主要取决于出血的部位和血肿的大小。小量出血似脑梗死，出血破入蛛网膜下腔者易与蛛网膜下腔出血混淆。脑叶出血绝大多数呈急性起病，多先有头痛、呕吐。其特征为：①意识障碍少见而轻微，昏迷者仅占 3.1%。②偏瘫与同向凝视瘫痪较少，程度较轻。脑叶出血中偏瘫者占 62.5%（基底节出血者则为 98.1%），同向凝视瘫痪占 18.7%（基底节出血者达 60.1%），此乃脑叶出血不像基底节出血那样累及内囊的结果。③脑膜刺激征多见。脑叶出血者头痛、呕吐、颈强、凯尔尼格征及布鲁津斯基征阳性者占 53.1%，而基底节出血者仅 21.9%。④血肿常同时侵犯 2 ~ 3 个脑叶，因此临床症状常为各脑叶病损的综合表现。

额叶出血以剧烈头痛、呕吐、抽搐、尿失禁、轻偏瘫及精神症状（包括欣快、情感淡漠、行为障碍、智力障碍和幻觉）为主要表现。顶叶血肿主要是轻偏瘫（面、上肢瘫痪轻或无，下肢瘫痪重）、偏身感觉障碍、失用及格斯特曼（Gerstmann）综合征。颞叶以偏瘫（上肢、面部重于下肢）、偏身感觉障碍、感觉性和健忘性失语为基本表现。枕叶出血以一过性黑蒙或皮质盲为主。额顶叶出血主要有偏瘫、偏身感觉障碍、抽搐及混合性失语等。

三、辅助检查

脑脊液压力增高，常为血性。CT 扫描可见血肿多呈圆形或不规则形高密度区，血肿周围为低密度水肿带围绕，可有脑室、脑池、脑沟受压和中线结构移位等占位表现，血肿常破入蛛网膜下腔。

四、诊断

多见于中青年人，活动或情绪激动时发病，脑膜刺激征明显，血性脑脊液（小量出血可无血性脑脊液），仔细检查可有脑部定位体征，确诊常需 CT 扫描。病因诊断仍需要依靠脑血管造影来确定。

临床上部分病人缺乏神经系统定位体征，仅有头痛、呕吐、脑膜刺激征和血性脑脊液，需与蛛网膜下腔出血鉴别，仔细检查可发现一些与脑叶病变相应的体征，如偏盲或象限盲、各种类型不全失语、精神异常、摸索或强握等。病人出现意识障碍、失语、抽搐、偏身运动及感觉障碍，应注意与壳核出血相鉴别。

五、治疗

脑叶出血绝大多数内科治疗有效。若病因已确诊为动脉瘤、动静脉畸形、脑瘤出血时应手术治疗。脑动脉瘤出血应争取早期手术，以免复发延误了治疗时机。动静脉畸形复发出血的机会小，手术可适当延迟。肿瘤引起的脑叶出血，一旦确诊应争取早日手术治疗。内科治疗症状持续加重或血肿较大（20 ~ 40 mL）者宜手术治疗。对高龄的淀粉样血管病引起的脑叶出血，手术不易止血，且手术后复发率高，须极为慎重。

六、预后

脑叶出血的预后与出血量多少、是否并发脑疝及机体状态有关。总预后较其他类型出血好，病死率约为 13%。非动脉硬化引起者易再发出血，再发出血死亡率极高。存活的脑叶出血病人中，一半以上可以恢复其功能，其余病人仅有轻度后遗症。

第五节　脑干出血

脑干出血（hemorrhage of brain stem）约占脑出血的10%。脑桥出血（pontine hemorrhage）是最常见的脑干出血类型，约占脑出血的6%。中脑出血（midbrain hemorrhage）和延髓出血（medullary hemorrhage）少见。以往的传统观念认为脑干出血起病急骤、病情危重、突然意识丧失、四肢瘫痪、去脑强直、瞳孔针尖样缩小、有明显呼吸障碍及高热、呕吐咖啡样物质，病情进展迅速，多在1～2d内死亡。自CT问世以来，脑干出血可在发病后迅速确诊，因而不论在临床、病理及诊治方面都有了新的认识，尤其是在其临床表现和估计预后方面。

一、病因病理

原发性脑干出血多由高血压动脉硬化引起。脑桥中线旁出血是由于旁中央动脉破裂，该支由基底动脉主干发出后突然变细，流向与主干相反，易受血压波动影响而破裂，又称为脑桥出血动脉。血肿多位于基底部与被盖部交界处。脑桥较外侧的出血由短旋动脉破裂所致；脑桥背外侧裂出血由长旋动脉破裂引起。血肿可上侵及中脑，或向后破入第四脑室，从斜坡破入蛛网膜下腔者很少，向下侵入延髓者罕见。中脑出血多由于大脑脚内侧的动眼动脉起始部的微动脉瘤破裂出血所致，血肿开始位于中脑尾端接近中线部分，常很快扩展至对侧。若动眼动脉终末分支的破裂则引起小灶性中脑出血。继发性脑干出血多发生于中脑及脑桥上段，其产生途径如下：①大脑半球深部血肿直接经丘脑底部破入脑干。②大脑半球深部血肿顺着内囊纤维束的间隙下达大脑脚。③丘脑血肿破入第三脑室，使中脑导水管突然极度扩张及积血，血液随即渗透至中脑导水管周围组织中。④小脑幕上出血引起中脑及上段脑桥点片状出血，这是继发性脑干出血最常见者。是由于颅内压增高，小静脉扩张、瘀血，静脉壁缺氧，红细胞及血浆渗出，成为中脑及脑桥上段的多发性病灶，脑干明显水肿。近来更强调出血来源于动脉，认为急速颅内压增高时造成中脑与脑桥扭曲，脑干背部向下移位，使基底动脉的穿通支拉长与撕裂，产生该动脉的末梢部分出血。

继发性脑干出血的发生与小脑幕上压力增高的速度，病变的部位、大小、性质都有关系。因大脑半球深部出血而继发脑干出血者约占50%。

二、临床表现

依据出血部位和范围，可有各种临床综合征。

（一）原发性中脑出血

原发性中脑出血不很常见。多突然发病，昏迷或晕倒，双侧锥体束征，四肢瘫痪，一侧或双侧眼肌瘫痪，瞳孔散大，光反射减弱或消失，去脑强直，急性颅内压增高，呼吸障碍，终因脑干功能衰竭而死。可分为两种类型：

1. 一侧中脑出血

此病多表现为Weber综合征，即病灶同侧的动眼神经瘫痪（上睑下垂，瞳孔散大，眼球向内、上、下方运动障碍而处于外斜位），对侧中枢性偏瘫。

2. 双侧中脑出血

如一侧出血扩展至对侧，则出现双侧动眼神经瘫痪，双侧中枢性偏瘫，因导水管梗阻而有意识丧失和高颅压症状，常病情危重。

（二）原发性脑桥出血

脑桥出血的临床表现比较复杂，因脑桥中有向心、离心各种神经纤维通过，尚有某些脑神经核（如面神经核、展神经核、双眼侧视中枢）及其发出纤维的髓内段、内侧纵束及网状结构等，而出血的部位、大小及其周围水肿程度的差别，造成了脑桥出血临床表现的复杂化。

脑桥出血常突然起病，先有剧烈头痛、呕吐、头晕、复视、构音障碍、面部麻木、偏身麻木。意识于起病时可部分保留，常在数分钟内进入昏迷。出血量少时，患者意识可清楚，出现脑桥一侧受损体征，表现脑干损害典型的交叉性瘫痪，即出血侧面神经周围性瘫痪和对侧上下肢瘫痪，头和双眼转向非出血侧。此类脑桥出血者约占 1/5。脑桥出血常迅速波及对侧，出现双侧面部及肢体均瘫痪，患肢大多数呈弛缓性，少数为痉挛性或呈去脑强直，双侧病理反射阳性。临床上脑桥出血的眼部体征最多见，亦较复杂。双侧瞳孔极度缩小，这种针尖样瞳孔见于 1/3 的脑桥出血病人，为脑桥病变的特征性症状，系由于脑桥内交感神经纤维受损所致。尚可见核间性眼肌麻痹、一个半综合征、靠边眼（二眼外展位，但辐辏动作保存）、分离性斜视（患侧眼向内向下，健侧眼向外向上）。此外，尚可有霍纳征、眼球震颤、单眼外展不能、双眼部分垂直性注视障碍等。由于意识障碍，脑桥出血后的感觉障碍常被掩盖。意识清醒者可有偏身感觉障碍、单侧面部感觉障碍、味觉障碍等。脑桥出血常阻断丘脑下部对体温的正常调节，而使体温急剧上升，呈持续高温状态。由于脑干呼吸中枢受影响，常出现不规则呼吸，可于早期就出现呼吸困难。脑桥前部出血可呈现四肢瘫痪、言语不能，但可用眼球活动来表达信息，即闭锁综合征。脑桥出血后，如两侧瞳孔散大、对光反射消失、呼吸不规则、脉搏和血压失调、体温不断上升或不断下降则表示病情严重。但小量局限性一侧脑桥出血，临床表现颇似梗死，常需 CT 确诊。

（三）原发性延髓出血

原发性延髓出血很少见。临床上常急骤发病，突然昏迷和偏瘫而急死。若为小灶性出血，意识清楚时可出现延髓定位症状：如第 9、10、11、12 脑神经损害，对侧偏瘫，痛温觉障碍，声嘶，呛咳，噎食，呃逆，眩晕等。延髓出血较延髓梗死更易发生血压、呼吸、心脏等的明显变化和高颅压症状。延髓微小出血病例可在临床上未发现任何延髓受损征象。

（四）继发性脑干出血

继发性脑干出血的临床症状有：意识障碍出现早且重，是因为脑桥的上行性网状结构活化系统被破坏或受压，血压升高，体温升高或过低，各型呼吸异常，脉速，高热，呕吐，出汗紊乱，多数脑神经瘫痪，特殊眼球位置，瞳孔变化，去脑强直，肢体瘫痪，假性延髓瘫痪，上消化道出血，二便失去控制等。

三、辅助检查

CT 扫描尤其是螺旋 CT 可明确脑干出血的部位和范围。疑诊为脑干出血不宜行腰椎穿刺，否则易诱发或加重脑疝而导致病人死亡。

四、诊断

常见于 50 岁以上的老年人，多有高血压动脉硬化病史，活动或情绪激动时发病，起病突然，典型者呈交叉性瘫痪，常迅速进展为四肢瘫痪、深度昏迷。进展缓慢或出血量小时，临床表现与脑干梗死相似，常需 CT 确诊。

脑干血肿量在 1～16 mL 之间，10 mL 以上为巨大血肿。按血肿横径来分，小于 1 cm 为小血肿，1～2 cm 为中等血肿，大于 2 cm 为大血肿。

五、治疗

脑干出血的治疗原则和一般出血性卒中相同，避免搬动，绝对卧床。脱水降颅压作用不大，关键在于维持气道通畅，保持氧供。昏迷病人应行气管插管或切开，人工控制呼吸。要注意血钾和心肾功能差的患者，可选用呋塞米静脉推注，同时进行预防感染、控制血压。有凝血障碍者可考虑用止血治疗。对呼吸不规则的病人，应给予呼吸兴奋剂，必要时行气管切开。由于脑干是生命中枢，手术危险性大，目前一般采用内科保守治疗。患者年龄小于 70 岁，生命体征平稳，心肾功能较好，血肿超过 5 mL，脑干明显受压，临床症状加重者或血肿接近脑干表面，有破入脑室和蛛网膜下腔的危险，可急性手术。对于脑干部位的血管畸形和海绵状血管瘤引起的脑干出血择期施行显微神经外科手术，效果较好。

六、预后

原发性中脑出血常因脑干功能衰竭而死。而一侧小灶性出血，因锥体束损害很轻或不持久，或可迅速恢复，预后较好。原发性脑桥出血在 CT 问世之后发现，凡 > 10 mL 的巨大脑桥血肿多迅速死亡；而 < 5 mL 的局限性脑桥血肿病情不很严重，病人大多数存活。目前认为，原发性脑桥出血中轻型病例并不少见，血肿量 < 1 mL 者可仅表现为腔隙综合征。总的预后并不比幕上脑出血差。出血量大时，可向中脑下部，甚至向丘脑部位发展，血液可破入第四脑室，并累及延髓，3/4 死于 24 h 内，1/4 可存活 2 ~ 10 d。因被盖部网状结构损害，病人迅速昏迷，四肢瘫痪，双瞳孔针尖样缩小，中枢性高热，呼吸不规则，血压不稳定，病情进行性恶化，终至死亡。原发性延髓出血常迅速死亡，延髓微出血预后较好。继发性脑干出血，国内报道，1/2 在 12 h 内死亡，74.4% 在两天内死亡。

第六节　小脑出血

小脑出血（cerebellar haemorrhage）是指出血原发于小脑而不包括外伤、肿瘤、感染、中毒等引起的出血，又称自发性小脑出血（spontaneous cerebellar hemorrhage）。自 CT 和 MRI 应用以来，小脑出血的确诊率得到了极大提高，近年国内外较大样本研究显示小脑出血占脑内出血的 5.86% ~ 10%。

一、病因病理

小脑出血的病因以高血压动脉硬化最多见，占 50% ~ 80%，40 岁以下者主要是小脑血管畸形，此外尚有动脉瘤。Ruiz-Sandoval（1999）报道年轻人脑出血 200 例中有小脑出血 10 例，其中 6 例小脑动静脉畸形，2 例海绵状血管瘤，另 2 例原因不明。尸检和神经影像都证实小静脉瘤偶尔也引起小脑出血。

中老年人非高血压性脑出血可能为淀粉样血管病引起，主要是脑叶出血，少数为小脑出血。Lee 等观察的 7 例淀粉样血管病中发现 1 例小脑出血。由 Wattendoff 等报道的一组 63 例遗传性淀粉样血管病，年龄大多数在 45 ~ 55 岁，至少有 80% 的患者发生脑出血，其中 1 例为小脑出血。其他少见的病因有血液病，使用抗血小板和抗凝剂。中国和印度的分子遗传学研究显示，血管紧张素转换酶的基因多态性与脑出血尤其是小脑出血发病有关联。

小脑出血多数发生在半球（51.4% ~ 94.2%），蚓部次之（5.8% ~ 28%），半球波及蚓部者较少（10% ~ 26.4%），双侧半球同时出血罕见。半球出血大多数发生于齿状核区域，因为其主要供血的小脑上动脉易发生高血压性损害。有人研究齿状核的微血管构筑发现：①由三对小脑（上、下前、下后）动脉的较大分支发出的齿状核动脉穿经皮质时几无分支，达齿状核附近，动脉分支突然增多，且有的动脉末端同时发出许多分支。②许多齿状核动脉的 2 ~ 3 级分支自其上一级血管发出后，口径大大变细，且有的以直角发出。③齿状核附近髓质内存在大量螺旋动脉。这些特点可能导致齿状核及其附近血管的阻力及血流动力学变化，在分支处产生湍流或涡流，对血管内皮切应力加大，当有一定诱因时，此部位血管易破裂出血。供应小脑的 3 支动脉尚有分支供应脑干，因此，有 25% 的小脑出血合并大脑脚或脑桥出血。

血肿的直径不等，可小至 0.5 cm，大者达 5 ~ 6 cm，但以 2 ~ 3.5 cm 居多，直径在 2 cm 以上者称为大块出血。新鲜出血周围脑组织肿胀，慢性者可形成囊腔。小的血肿仅局限于小脑实质内，大块血肿向前可破入第四脑室和脑干，积血量大时可逆行上升进入第三脑室、侧脑室，甚至形成全脑室系统铸型。血肿向后可破入后颅窝致蛛网膜下腔出血。血肿压迫第四脑室、中脑水管以及脑室积血的阻塞，可造成阻塞性脑积水。小脑肿胀时可使小脑扁桃体进入枕骨大孔压迫脑干，亦可向上发生小脑幕裂孔上疝压迫中脑。小脑出血时可以发生脑干坏死，导致不可逆的脑干功能损害，又称为原发性脑干死亡，可能与血肿、出血后幕下室腔压力升高及全身性血压下降的联合作用有关；动物实验也证明，小脑出血时可以发生脑干缺血。

二、临床表现

自胎儿开始任何年龄均可发病，发病率一般随年龄而增加。Narris 和 Yoshida 等认为性别差异为 14：5，男性居多，但也有认为男女发病机会相等。

通常急性起病亦可呈亚急性。突然发生后枕部头痛、恶心、反复呕吐、眩晕（较为顽固，偶呈发作性位置性眩晕），严重者意识障碍或昏迷，但病初即昏迷者少见，约占 10%，意识清醒者可有小脑受损的症状和体征，如言语障碍、眼球震颤、步态蹒跚、站立不稳、行走时向患侧倾倒、患侧肢体肌张力低，意向性震颤，轮替动作不能，指鼻和跟膝胫试验不稳或不准等。脑干受累时可有瞳孔缩小或不等大、眼睑痉挛、双眼同向偏斜、患侧注视瘫痪、周围性面瘫、声音嘶哑、交叉性感觉障碍或锥体束征。大量出血压迫第四脑室，中脑水管可引起急性阻塞性脑积水，导致颅内压急剧升高，甚至脑疝形成，迅速出现意识障碍，危及生命。此外，脑膜刺激征常见，多由于出血进入蛛网膜下腔引起。

临床上尚可观察到一些小量出血（< 6 mL）的患者，意识始终清醒，没有明显的小脑和脑干受损的表现。

三、辅助检查

（一）腰穿

由于现代影像诊断技术的发展和应用，此项检查一般情况下已无必要。但在无条件做 CT 或 MRI 时，谨慎腰穿仍有一定诊断价值。脑脊液多数呈血性或黄色，少数脑脊液清亮，因此，腰穿脑脊液清亮时，不能完全排除小脑出血的可能。腰穿有一定危险性，使用不当，可诱发枕骨大孔疝致病人迅速死亡，术前应给脱水剂降低颅内压，有颅高压或早期脑疝症状时禁忌。

（二）颅脑 CT

颅脑 CT 是识别急性出血的金标准，为确立诊断的首选检查，其益处是简便、迅速，能显示血肿的部位、范围和对脑脊液系统的影响，重复检查，可动态观察病情和估计预后。但是 CT 易受后颅窝骨伪影干扰，影响影像清晰度，显示直径 < 1 cm 的血肿阳性率低，薄层扫描或者多排 CT 可增加阳性率。

（三）颅脑 MRI

与 CT 比较，无骨质伪影，能多断面扫描，清晰显示后颅窝病灶和 < 1 cm 的病灶，但是传统的加权成像在出血早期（1 ~ 3 d）的信号显示不如 CT 特异，易与梗死灶混淆，且扫描时间长，费用较贵，因此，当依靠 CT 不能确诊时，可以选用或与 CT 结合使用。目前认为梯度回波和 T2 敏感加权 MRI 检测急性出血与 CT 一样敏感，识别急性早期出血更敏感，扫描速度也加快，与 CT 具有同等地位。

（四）血管成像

如果患者年龄较轻或者既往没有高血压病史，应该进一步行 CT 血管成像（CTA）、磁共振血管成像（MRA）和（或）数字减影血管造影（DSA），以便明确潜在的病因，如动静脉畸形、动脉瘤、肿瘤、烟雾病等。

四、诊断

小脑出血的临床表现复杂多样，出血量小者可没有小脑症状，在 CT 和 MRI 应用之前常易误诊或漏诊。现今的诊断已不困难，关键是医生和患者对该病要有警惕性，对急性发生的头痛、恶心、频繁呕吐、眩晕，或伴有眼震、眼球运动障碍、共济失调、肌张力降低、血性脑脊液等，要考虑小脑出血的可能，及时进行颅脑 CT、MRI 明确诊断。小脑出血的临床和 CT 分型对分析病情、估计预后和制定治疗方案很有帮助，但均未统一。

（一）临床分型

依据出血量多少、受压部位和临床表现常分为三型。

1. 爆发型

爆发型又称凶险型，约占 20%，突然起病，呈闪电样经过，1 ~ 2 h 内迅速死亡。

2. 进展型

进展型亦称渐进型、普通型或恶化型，约占 50%，逐渐进展，常有明显头痛、呕吐、眩晕、共济失调等，数小时内意识丧失。

3. 良性型

良性型又称轻型、慢性型或假脑瘤型，约占 30%，病灶较小，血肿直径 < 3 cm，限于一侧半球，不影响脑室和脑干，或缓慢进展，可自行恢复。

（二）CT 分型

国内马景鉴等的三型分法较为明了，即外侧型（小脑半球）、中间型（蚓部）和混合型（半球累及蚓部），每型再分为 3 个亚型：A 型血肿量 < 15 mL，B 型 > 15 mL，C 型破入脑室。

小脑出血需要与以下情况鉴别：①其他脑血管病，如小脑梗死、蛛网膜下腔出血、原发性脑室出血、脑干出血和椎基底动脉缺血发作等。②小脑或桥小脑角的肿瘤。③晕厥、前庭神经元炎和梅尼埃病。④文献尚有报道误诊为急性胃炎、上消化道出血和冠心病者等，也应注意区别。

五、治疗

以往主张诊断一旦明确，即要开颅清除血肿，CT 应用以后，提出血肿直径 > 3 cm 或出血量 > 15 mL 即应手术治疗，以减少对患者生命的威胁。但近年经验表明，血肿大小或出血量多少并非决定治疗方案的绝对准则，有不少患者也可非手术治疗，已有报道血肿 > 4.5 cm 和出血量达 15 ~ 30 mL 经内科治疗而好转者。因此，治疗方案的选择，除考虑出血多少外，更重要的是尚需结合患者的意识状态、血肿类型、脑室脑池 / 脑干是否受压，有无阻塞性脑积水、手术时机和年龄、全身状况等综合考虑，即治疗方案应该个体化，方可提高治愈率，降低病死率。

（一）内科治疗

一般认为：意识清楚，病情无恶化趋势，血肿主要位于小脑半球，直径 < 3 cm 或出血量 < 15 mL，无明显急性脑积水时可先行内科治疗。主要措施：①严密监视患者的意识、血压、呼吸、瞳孔、对光反射和视盘的变化，如有条件和必要，可监测颅内压，及时复查颅脑 CT。②脱水降低颅内压，可选用 20% 甘露醇、呋塞米和 10% 甘油果糖等。③注意保持水电解质平衡和营养支持。④对症处理，如镇痛、止呕、抗眩晕和纠正凝血障碍等。⑤防治肺、心及消化道并发症。

（二）手术治疗

虽然手术治疗幕上出血的效果至今不明确，但是多数认为能改善有适应证的小脑出血的结局。手术目的是清除血肿，降低颅内压，解除压迫，防止脑疝，改善脑血液循环，减轻血肿周围脑组织的损伤。

1. 适应证

神经功能持续恶化，或者脑干受压及（或）脑室阻塞引起脑积水者。国内有人依据其 CT 分型和治疗体会，提出手术适应证为：① GCS 评分在 7 分或观察意识无好转者。②血肿为中间型或混合型。③血肿为亚型 B 或第四脑室及脑干严重受压、消失者。④颅内压监测 > 2.67kPa（272.26 mmH$_2$O），并持续升高和亚型 C 者。

2. 手术方式

参照《2010 年美国心脏协会 / 美国卒中协会指南》的推荐意见，有以下方式可供选择。

（1）持续脑室引流术：不推荐单独使用，主要适用脑室系统积血或阻塞性脑积水，可为手术清除血肿争取时间和机会，并能经引流管注入药物。引流时避免急速减压，以防发生小脑幕裂孔（切迹）上疝。

（2）后颅窝开颅血肿清除术：为传统的基本手术方法，特点是清除血肿彻底，解除压迫迅速，可直视下止血和了解出血情况。有脑室穿破或有脑疝者，可先行脑室引流术，再手术清除血肿。但需全麻进行，创伤大，时间长，对高龄和体质差者不适用。

（3）微侵袭血肿清除术：立体定向脑内血肿穿刺引流术和神经内镜手术的损害小，施术时间短，出血少，但是疗效尚无确切证据，可酌情选用。

六、预后

小脑出血的治疗和预后还缺乏前瞻性随机对照研究。回顾性资料显示 CT 应用之前，小脑出血的病死率高达 80%，CT 应用之后，国内外资料显示为 20% ~ 22% 或更高，但其病死率和致残率均低于幕上出血，至少有 50% 以上的患者能存活，且恢复满意。影响预后的因素有：①入院收缩压高于 200 mmHg，神经功能障碍（累及脑干，角膜反射者眼头反射消失）或意识障碍重者预后差：血肿属中间型及破入脑室的病死率较高。②以往认为血肿量大的预后较差，最近有研究显示血肿量不能预测患者的结局。③脑池、脑室的改变明显也成为小脑出血的致命因素。④高龄、全身状况差及有肺、心、消化道并发症者预后不良。如果以上数种因素同时存在，则预后极差。然而即使极重型小脑出血，如能及时开颅减压，也可有良好预后。存活的患者偶可复发出血，或者有迟发性口下颌、颈部肌张力障碍。

第七节　脑室出血

脑室出血（intraventricular haemorrhage，IVH）是指非外伤性因素引致血管破裂，血液进入脑室系统，通常又称自发性脑室出血。1881 年 Sanders 依据病理解剖资料，首先将自发性脑室出血分为原发性和继发性两大类，前者的出血来源于脑室内、脑室壁及脑室旁的血管，后者是脑实质血肿破入或蛛网膜下腔出血逆流入脑室。

一、病因病理

原发性脑室出血较少见，占脑室出血的 7.4% ~ 18.9%。通常认为最常见的病因是脉络丛的动脉瘤及动静脉畸形，但最近有学者认为脑淀粉样血管病、烟雾病是脑室出血的重要原因，其次是血管畸形和动脉瘤。其他常见的原因有高血压、颈动脉闭塞，少见或罕见的有脑室内脉络丛乳头状瘤或错构瘤、脉络丛囊肿、出血性素质、脑室旁肿瘤、静脉曲张破裂、室管膜下腔隙梗死性出血、白血病、动脉炎、先天性脑积水、真菌性动脉瘤、脉络丛囊虫病、垂体卒中及术后（脑室穿刺、引流术、分流术）等。病因不明者，须注意影像或大体病理未能发现的"隐匿性血管瘤"。危险因素包括高血压病，特别是未经治疗的高血压病、高龄、男性、黑人或日本裔人种、低胆固醇血症、大量酒精摄入、服用可卡因等。

继发性脑室出血占脑室出血的大多数，可高达 93%。其常见的病因有高血压、动脉瘤、动静脉畸形、烟雾病。其他少见或罕见的有颅内肿瘤、凝血功能异常（白血病、再生障碍性贫血、血友病、血小板减少性紫癜等）、脑梗死性出血、酒精中毒、脑室分流术及引流术等。脑实质内血肿可沿着阻力最少的方向扩展，因而穿破脑室壁进入脑室系统，其穿通部位依次为侧脑室体部或三角区、侧脑室前角、第三脑室、侧脑室后角、胼胝体等。蛛网膜下腔出血多经第四脑室的侧孔及正中孔逆流入内，也可直接穿破或形成血肿再穿破脑室壁进入脑室系统。

脑室内积血的占位效应可引起颅内压增高、压迫脑室周围组织，影响脑脊液循环，从而形成脑功能损害的重要病理生理基础。慢性血管壁的损伤、血肿的形成、脑的低灌注、血凝固产生的体液及细胞毒和血液降解后的产物、炎症因子等，这些综合因素对血肿周围的继发性组织损伤具有一定的作用。脑室出血严重的可出现持续脑室扩大和颅内高压，易导致死亡。

二、临床表现

绝大多数为急性起病，少部分可呈亚急性或慢性发生。多数有明显诱因，最常见的是情绪激动，其次为用力活动、洗澡、饮酒、分娩等。最常见的首发症状是头痛、头晕、恶心、呕吐，其次为意识障碍、偏瘫、失语、发热、大小便障碍、抽搐等。主要体征有血压升高、四肢肌张力增高或减低、感觉障碍、一侧或双侧病理反射阳性、颈强直、Kernig 征阳性、瞳孔异常、眼底水肿或出血、上视困难等。临床表现为轻重不一，主要同出血量、部位、病因等有关。轻者仅呈现脑膜刺激征，无脑局灶损害的定位体征，有的可在完全无意识障碍情况下，主要出现认知功能的减退。严重者则有意识障碍、抽搐、偏瘫、失语、肌张力高、双侧病理征阳性、瞳孔异常、高热等。继续发展可出现去脑强直、脑疝。晚期可有呼吸循环衰竭、自主神经功能紊乱。部分患者可并发上消化道出血、急性肾衰竭、坠积性肺炎等。

继发性脑室出血，由于先有脑实质血肿或蛛网膜下腔出血，临床症状较多，体征较明显，病情较重，进展也较迅速。相比之下，原发性脑室出血的意识障碍相对较轻或甚至缺如，定位体征不明显，如运动障碍轻或无，脑神经受累和瞳孔异常也较少，而认知功能（记忆力、注意力、定向力）障碍及精神症状则较常见。若无急性梗阻性脑积水，整个临床过程较缓慢。

三、辅助检查

脑室出血的实验室检查，基本上可依据其目的及方法分一般性及特殊性两大类。

（一）一般性检查

大多数病例的血白细胞增多，主要是中性粒细胞。除了极少凝血功能异常、肝病、妊娠高血压综合征等之外，绝大多数的出凝血时间及凝血酶原时间均正常。部分患者可出现尿糖及蛋白尿，凝血功能异常者可发生血尿。谨慎而缓慢放液的腰穿几乎所有病例均出现血性脑脊液，压力增高，细胞增多，以红细胞及中性粒细胞为主，出血 3 ～ 5 日后可见含铁血黄素的吞噬细胞，其后则为含胆红质的巨噬细胞。

在继发性脑室出血的病例，头颅 X 线片有的可见松果体或脉络丛钙化的移位、颅骨血管沟异常、颅内异常钙化斑或慢性颅内高压征象。脑室穿刺可发现压力升高及血性脑脊液，造影可显示脑室扩大、变形、移位、充盈缺损等。脑动脉造影主要显示动脉瘤、动静脉畸形、脑内血肿或肿瘤；侧位片可见大脑前动脉膝部呈球形、胼周动脉弧度增大、静脉角变大、室管膜下静脉拉直等脑室扩大征；正位可提示血肿破入脑室的征象，外侧豆状动脉向内侧移位、远端下压或变直，大脑前动脉移位不明显，大脑内静脉明显移向对侧，与大脑前动脉呈"移位分离"现象。

（二）CT 检查

CT 扫描最安全可靠、迅速、便于复查，又可动态观察。典型表现为脑室内高密度影，不但显示脑室形态、大小、积血程度、中线结构移位、脑积水的阻塞部位及其程度，还可帮助了解脑部原发血肿的部位及大小、穿破脑室的部位、脑水肿程度等。依据 CT 值可区分血性脑脊液（ + 20 ～ + 40 亨氏单位）及血凝块（ + 40 ～ + 80 亨氏单位）。通常出血至少 1 h 才显示高密度影，1 ～ 2 周内达到 100%，3 ～ 4 周降至 50%，4 周以后血液吸收则与脑脊液相同。血肿形态可呈点片状、液平状及铸型状。依血液是否充填室间孔、导水管、第三及四脑室而分为闭塞型和非闭塞型。前者易梗阻脑脊液循环通路而急性脑积水。其程度可由侧脑室前角后部（尾核头部之间）的宽部与同一水平颅骨内板间的距离之比（脑室 – 颅比率，正常为小或等于 0.15）来判断，脑室 – 颅比率 0.15 ～ 0.23 为轻度脑积水，大于 0.23 属重度积水。一般认为血液充满整个脑室而没有一点缝隙，称为脑室铸型，其分布可呈侧脑室铸型（一侧或双侧）第三脑室铸型、第四脑室铸型及全脑室铸型。由于血肿不规则、形态各异，难以精确计算血肿量。多数依据血液占据脑室面积的多少来推断，占 1/3 以下为小量，2/3 属中量，2/3 以上为大量。

由于扫描体位，常见枕角高密度或液平面，多不能显示出血或穿破脑室的部位。脑实质血肿越大、离脑室越近，破入脑室的时间越短，可短至卒中后 1 h 内，大多数在 1 ～ 2 日，故不能满足于 1 次 CT 扫描未发现而否定脑室出血。

CT 的动态及随访观察可发现脑室内高密度随病程进展而降低，通常平均 12 日降至正常，小量出血可在 1 周内消退，而铸型者吸收较慢，可达 3 个月。此外，迟发性交通性脑积水在 1 周左右出现，一般约 1 个月逐渐消退。

（三）DSA 检查

目前 DSA 仍是脑血管疾病最有价值的检查方法。由于烟雾病、脑动静脉畸形、动脉瘤是脑室出血的常见原因。因此，有条件的医院对脑室出血的患者应常规行 DSA 检查明确病因，以指导病因学治疗。

四、诊断

脑室出血的临床表现轻重不一，变动范围大，在 CT 应用之前，大多数依靠手术或尸解来明确诊断。通常，患者突然发病，出现意识障碍、急性颅内高压、脑部定位体征、脑膜刺激征等，应考虑脑室出血的可能。有些轻型病人，仅有头痛、头晕、恶心、呕吐等症状，无意识障碍或脑部定位体征，容易漏诊。因此，临床上应积极争取 CT 扫描，并及时进行其他辅助检查。为较好指导治疗和判断预后，近二十多年来努力探讨脑室出血的分类分型。1977 年 Little 依据临床表现和 CT 所见，分为 3 型。Ⅰ 型：大量出血，通常充满整个脑室系统或脑桥出血破入第三、四脑室，表现为突然发病、深昏迷、脑干受损，多于 24 h 内死亡。Ⅱ 型：脑实质大血肿破入脑室、积血范围较 Ⅰ 型小，呈现起病突然、意识障碍及脑部定位体征也较 Ⅰ 型较轻。Ⅲ 型：脑实质水肿、积血较局限，临床为急性起病，有轻的脑部定位体征或仅突然头痛、昏睡。1982 年 Graeb 及 1987 年 Verma 根据 CT 的脑室内血液量及脑室大小进行分级评分，其具体标准见表 6-1。

表 6-1 Graeb 及 Verma 分级

	Graeb 分级		Verma 分级	
	CT 表现	评分	CT 表现	评分
侧脑室（左右分叶计分）	微量或少量血液	1	血液等于或小于脑室	1
	血液小于脑室一半	2	血液占脑室一半以上	2
	血液大于脑室	3	血液充满并扩大	3
	充满血液并扩大	4		
第三脑室	积血、大小正常	1	积血但无扩大	1
	充满血液并扩大	2	积血并扩大	2
第四脑室	积血、大小正常	1	积血但无扩大	1
	充满血液并扩大	2	积血并扩大	2
总分		12		10

Graeb 评分：1 ~ 4 分为轻度；5 ~ 8 分属中度；9 ~ 12 分为重度。Verma 评分：少于 3 分为轻度；4 ~ 10 分属中度至重度。1980 年 Fenichel 按 CT 及病理解剖所见，将脑室出血分为 4 级。Ⅰ 级：单纯室管膜下出血；Ⅱ 级：单纯脑室出血；Ⅲ 级：脑室出血伴脑室扩张；Ⅳ 级：脑室出血伴脑室扩张及脑实质出血。脑室出血确定后，进一步分为原发性及继发性两大类，后者包括高血压、动脉瘤、动静脉畸形、颅内肿瘤、原因未明等，须依据临床表现、CT、DSA 及其他辅助检查的结果进行综合的全面分析，尽可能寻找出原因。

五、治疗

（一）对脑室出血的处理

依据临床情况，基本上分为急性期、恢复期及后遗症的治疗。急性期：控制出血、稳定病情、减轻脑损害成为治疗的重心，通常可分为内科治疗及外科治疗两大类。

内科治疗在临床上具体的指征：①患者入院时意识清醒、嗜睡或昏睡。②临床定位体征轻度。③血压不高于 200/120 mmHg。④无急性梗阻性脑积水。⑤中线结构移位少于 10 mm。⑥非闭塞型血肿。⑦高龄伴多个内脏功能衰竭，脑疝晚期不宜手术者。其原则基本上同脑出血及蛛网膜下腔出血，常规的措施包括镇静、调控血压、抗脑水肿降低颅内防治并发症、改善脑营养代谢，有适应条件者还须用止血剂、亚低温疗法等。对颅内压不高的原发性脑室出血，可慎重腰穿缓慢放脑脊液，甚至适量的脑脊液置换，有利于缓解症状，减少高热反应及迟发性脑积水。当内科治疗未能控制病情进展，而颅内高压症严重，甚至出现急性梗阻性脑积水及存在脑疝危险时，应争取及时的外科治疗，主要有脑室穿刺脑脊液引流术和立体定向脑内血肿穿刺吸除引流术。

经过急性期处理而存活下来的患者，进入恢复期多有不同程度的脑功能障碍，如偏瘫、失语、精神症状、延髓麻痹、尿便失禁等。其中有的可能成为后遗症，须根据患者的不同情况，选择相应的治疗措施。

（二）病因学治疗

与蛛网膜下腔出血类似，在首次脑室出血后的2周内很容易发生再出血，发生率为5%，死亡及致残率也明显升高。因此，需采取积极有效的措施保持脑脊液循环通畅，尽早行DSA检查明确病因并及时行病因治疗，减少再出血，可明显改善预后，降低死亡及致残率。目前针对抑制脑室出血的继发性损伤的治疗方法也在临床验证之中，如针对凝固异常的重组激活因子VH（rFVla，NovoSeven）、针对炎性因子的药物Argatroban（一种潜在的纤维蛋白原抑制剂），这些药物的早期应用将为减轻脑室出血后的继发性损伤起作用。

六、预后

脑室出血后30 d的死亡率为30% ~ 40%，1年后的死亡率为47%。预测不良预后包括高的Verma评分、意识障碍、高龄、大出血量、幕下来源的出血、合并蛛网膜下腔出血、大脉压差、有冠心病史和高体温。

第八节　脑出血的分型、分期诊治

自从提出重视脑血管病的个体化治疗的观点以来，尤其是近年进一步论述脑梗死的分型分期治疗，各方反应强烈，受到普遍关注。然而有关脑出血的分型分期治疗，尚未引起足够的重视。在我国，脑出血占脑血管病的比例远比国外的高，其主要原因在于未能有效控制高血压，故更引人关切。而且脑出血又是病死率最高的脑血管病，因此，紧急的早期有效治疗是至关重要的。由于脑出血多数有显著的临床征象，能为CT等影像学及时确诊，因而有利于及早治疗并及时选择合适的治疗方案。大量的临床实践证明，脑出血的治疗也同脑梗死一样，必须遵循个体化的原则，才能有效地降低病死率及致残率，提高整体的治疗水平。

一、临床病理

脑出血形成的急性膨胀，其机械压迫使局部微小血管缺血，加上血液分解产物的损害作用，引起脑组织的水肿、变性、坏死。实验证实，出血30 min，其周围实质发生海绵样变（海绵层），6 h后紧靠血肿的组织出现坏死（坏死层）。在坏死层之外，依次为血管外出血层、海绵层。12 h后坏死层和血管外出血层融合成片。由此可见，出血的6 h，其周围组织呈现变性、出血、坏死，这种病理过程成为早期治疗的理论基础。

脑出血的临床表现，基本上可分为全脑损害的征象、局部病灶的体征及继发内脏功能障碍，均有相应的病理基础。

（一）脑血肿

出血在脑内形成血肿，其中心为血块及坏死的脑组织，周边是缺血水肿区，其中也存在半暗带。这些病理改变成为脑局灶性损害的病理基础。

（二）脑缺血

血肿压迫使受压局部脑组织严重缺血，血管通透性增加、管壁破坏、血液成分渗出或漏出，成为中心坏死区不断扩大的重要原因。有的缺血体积可超过血肿的几倍，更加重脑水肿，导致颅高压，诱发远离血肿的其他脑区，甚至全脑的供血不足。

（三）脑水肿

开始主要是局部病灶的水肿，很快弥散发展至全脑，主要在白质。早期基本上是血脑屏障受损的血管源性水肿，后期则合并细胞毒性水肿。血肿靠近或破入脑室，易引起脑脊液循环障碍，可加重颅内高压和脑水肿，后二者又加重全脑缺血，形成恶性循环。

（四）继发性损害

血肿及脑水肿、颅内高压可引致邻近脑组织受压移位而形成脑疝。也可损害下丘脑，继发中枢性高热、上消化道出血、代谢及电解质的紊乱等。加上药物（如脱水剂）、免疫功能改变、合并感染等因素，可引发心、肾、肺等功能不全，甚至出现多脏器功能衰竭。

综上所述，脑出血患者的临床征象，主要决定于血肿的部位、大小，其继发的缺血、水肿、脑脊液循环障碍、颅高压等严重程度，而原有的高血压脑动脉硬化的严重程度、相应的侧支循环的代偿能力等，也可影响临床表现。可见，颅内病变情况，各个患者均有差异。此外，全身状态，尤其是内脏功能变化，也有很大不同，在脑出血的不同阶段还会有千变万化。这些均成为治疗上必须采取个体化原则的基本依据。

二、目前的治疗

总体上应进行综合性治疗，重心是去除血肿，减轻脑损害，最大限度恢复正常的功能。治疗方法基本上可分为内科和手术两大类。

（一）内科治疗

内科治疗主要有血压调控、抗脑水肿、降颅内压、改善脑营养代谢、防治并发症等。出血而形成血肿，其缺血的面积可超过血肿数倍，而局部缺血时间一长，大多数不可逆，成为去除血肿后而临床疗效不理想的一个重要原因。因此，保证脑部良好的灌注压对防止或减轻缺血性损害是非常重要的。伴发的脑水肿及其他的继发性脑损害，都有一系列的病理生化改变，于是脱水、脑保护等疗法，成为重要方面。由此可见，内科的各种疗法是脑出血的基础治疗。

（二）手术治疗

手术治疗有血肿穿刺抽吸、脑室引流、开颅血肿清除术等。由于血肿的占位效应及血红蛋白等的一系列化学性脑损伤，故迅速解除血肿对脑组织的压迫，可使半暗带神经细胞功能改善，以开颅清除术的效果较好。脑室引流可助清除脑室内积血，减轻压迫周围组织，分流脑脊液，降低颅内压，减轻脑损害。血肿穿刺抽吸引流，损伤小，不用全身麻醉，床旁内科医生也可施行，适用于高龄病人及无开颅手术条件者。

原则上经内科治疗不能有效控制颅内压，脑损害征象加重，应争取施行手术。通常仔细观察，最好在严密的监护下，积极进行内科治疗。患者的意识清醒，双瞳孔等大，光反应存在，位于大脑半球的血肿小于 30 mL（丘脑血肿 < 15 mL），中线结构移位小于 0.5 cm 等，则采取非手术疗法。

下列情况，可进一步观察，同时做好手术准备：①嗜睡，双瞳孔等大，光反应存在。②血肿量在大脑半球 30 ～ 50 mL，丘脑血肿 15 ～ 30 mL，小脑为 10 mL 以下。③中线结构移位 0.5 ～ 1 cm。

必须急症手术（具备其中 2 条）：①浅或中度昏迷。②双侧瞳孔不等大，光反应迟钝。③壳核或丘脑出血破入脑室并充满全脑室系统。④血肿量在大脑半球多于 60 mL，丘脑 30 ～ 50 mL，小脑则为 10 mL 以上。⑤中线结构移位大于 1 cm。

一般认为不宜手术的有：①深昏迷、双瞳孔散大、光反应消失、去脑强直。②心、肺、肾等脏器的功能严重损害，或消化道出血。

三、分型治疗

由于出血部位、血肿量多少及继发损害程度等的差异，临床表现有很大的不同，因而形成不同的类型。通常依据病理、临床征象、影像、预后等进行类型的划分。有按临床表现、发病及进展过程，分为急速型、暴发型、进展型、稳定型。也有依据意识状态区分为清醒、嗜睡、浅昏迷、中度昏迷和深昏迷，即Ⅰ、Ⅱ、Ⅲ、Ⅳ、Ⅴ级（型）。较合理而全面的是根据脑部受征象划分为下列五型：

Ⅰ：清醒或嗜睡，不同程度的失语和偏瘫。

Ⅱ：朦胧或昏睡，不同程度的失语和偏瘫，瞳孔等大。

Ⅲ：浅昏迷，不全或完全偏瘫，瞳孔等大或轻度不等大。

Ⅳ：中度昏迷，偏瘫，单或双侧病理反射阳性，病灶侧瞳孔散大。

Ⅴ：深昏迷，去大脑强直，双侧病理反射阳性，病灶侧或双侧瞳孔散大。

考虑到 CT 影像已较普遍应用，且能早期及时诊断，并可明确血肿的位置及范围，另外，血肿的部位及大小同预后有密切关系，故应用 CT 进行分型，方便可靠，价值大，被广泛用于临床。主要是根据出血的部位、血肿大小、破入脑室、累及中线结构的程度来进行分型，结合脑部受损征象，来选择治疗方法。

（一）壳核出血

此为临床最常见类型。CT 上可按血肿的范围、破入脑室与否，再分为五个亚型：

Ⅰ：血肿位于外囊、壳核。

Ⅱ：血肿扩展至内囊前肢。

Ⅲa：血肿扩展至内囊后肢。

Ⅲb：血肿扩展至内囊后肢，破入脑室。

Ⅳa：血肿扩展至内囊前后肢。

Ⅳb：血肿扩展至内囊前后肢，破入脑室。

Ⅴ：血肿扩展至内囊、丘脑。

治疗方法的选择，上述各型血肿量在 30 mL，脑干池形态正常，采用内科疗法，血肿量 ≥ 31 mL，脑干池受压，则需手术治疗。手术方式可按 CT 分型进行，Ⅰ、Ⅱ多采取钻颅穿刺，Ⅲ、Ⅳ、Ⅴ多数须开颅清除血肿，破入脑室者，有的尚可加脑室引流。

（二）丘脑出血

CT 上显示血肿的范围，有无破入脑室，可分为三个亚型：

Ⅰa：血肿局限于丘脑。

Ⅰb：血肿局限于丘脑，破入脑室。

Ⅱa：血肿扩展至内囊。

Ⅱb：血肿扩展至内囊，破入脑室。

Ⅲa：血肿扩展至下丘脑或中脑。

Ⅲb：血肿扩展至下丘脑或中脑，破入脑室。

血肿小，尤其在 10 mL 以内，无明显症状，采用内科治疗。血肿 ≥ 15 mL，症状进行性加重，应钻颅穿刺或开颅清除手术，破入脑室者可行脑室引流。血肿多 30 mL，脑干无严重受压，则需开颅清除手术。但近年有文献认为，同样出血量，丘脑出血破入脑室反而预后比无破入脑室者好，可能因血液破入脑室可减轻对脑实质的压迫。

（三）脑叶（皮质下）出血

依据血肿大小和脑室受压情况而定，出血量小于 30 mL，用内科疗法；31 ~ 50 mL 的，可采取钻颅穿刺抽吸术；大于 50 mL，多数须行开颅清除术，尤其是脑室明显受压时，更为适宜。

（四）小脑出血

因为病变靠近脑干，在出现恶化之前多无明显先兆，为防止突然发生脑疝，大多认为手术是唯一有效的治疗手段，除非临床症状轻，出血量 < 10 mL 者可考虑暂时进行内科治疗。伴破入脑室而严重积血者，则需同时脑室引流。

（五）脑干出血

大多采取内科疗法，有继发脑室积血者，可行脑室引流。随着技术水平提高，有不少手术（尤其显微手术）成功的病例，以血肿 > 5 mL 为宜。在脑出血的急性期，尤其是早期，在临床病理改变中，血肿起主导作用，决定预后的重要因素是血肿的部位、大小以及脑脊液循环受影响的程度，即血肿的类型起关键的作用。因此，分型是早期治疗的重心。

四、分期治疗

脑出血后，由于血肿的压迫，血红蛋白及脑组织缺血等引发一系列病理生理变化，造成脑水肿、颅高压。经过一段时间，脑病理损害达高峰，其后经历稳定、减轻、逐渐恢复的过程。在临床上就有相应的症状和体征的加重至减轻的变动。这些是分期治疗的理论依据。因此，必须针对不同的临床病理阶段，采取相应的最佳疗法。但以调控血压、保持良好的内脏功能、改善脑营养代谢等内科治疗，才能较好保证颅内环境的稳定，仍是每个患者的重要基础治疗。

（一）急性期

由于血肿的位置、大小及继发脑损害的差别，治疗的主要措施也有不同。血肿小且无明显颅内压增高，基本上是内科的基础治疗，有的可早期用改善脑血循环的药物，较多采用有活血祛瘀的中药制剂。伴发脑水肿、颅内高压症的病人，则需积极而合理的脱水疗法。对血肿大、中线结构移位明显者，大多须及时手术。事实上，重症脑出血，治疗核心是血肿区，主要在于减轻缺血水肿的损害，尽可能恢复脑功能。依据血肿的部位、范围及继发性损害等，以及技术条件，而选择血肿穿刺引流、开颅清除术。有时为了抢救危重症患者，则应紧急手术。有认为在病理损害中起启动和关键作用的是血肿，其引起的缺血水肿又可达到数倍，故主张尽早手术，甚至在发病 6 h 内的早期手术，可极大减轻继发性损害，提高抢救成功率，降低致残率，因而获得较好的疗效。

（二）恢复期

脑部基本病变稳定，脑水肿、颅内高压的临床征象消退，受损的脑功能恢复，此期除了原有的内科治疗外，重点应在改善脑血循环和促进营养代谢方面，前者应注意选用扩血管轻、影响血容量少、作用缓和的药物，开始用低剂量，逐渐增加至治疗量。另一重要的措施是康复治疗，尤其是偏瘫、失语症等神经功能缺损较重的患者，应尽早开始，且有步骤地进行，才能获得较好的效果，显著减少致残。

（三）后遗症期

重症患者多遗留有肢体运动、语言等严重的神经功能缺损，主要是进行以功能锻炼为主的康复治疗，只要方法正确，持之以恒，大多可获得相当的改善。此外，必须注意针对病因及防止复发的治疗。

总之，脑出血的治疗，不能局限于一个不变的模式，必须依据患者的临床具体情况来制定个体化的治疗方案，除了注意病理阶段的分期治疗，在早期按脑部病变情况进行分型，采取针对性强的疗法，才能不断提高疗效，降低病死率和致残率。

第九节　蛛网膜下腔出血

一、蛛网膜下腔出血后脑血管痉挛

脑血管痉挛（cerebrovascular spasm，CVS）是 SAH 最严重的并发症之一，其发病率达 30% ~ 70%，常发生于蛛网膜下腔积血较厚的区域，可表现为局限性、阶段性或弥散性痉挛，损害脑血管自身调节功能，常可引起严重的脑组织缺血或迟发性缺血性脑损害，其中 20% ~ 30% 可造成延迟性缺血性神经功能障碍（delayed ischemic neurological deficit，DIND），甚至导致脑梗死，是病人致死和致残的主要原因之一。

（一）病因病理

严重的 SAH，尤其是动脉瘤破裂者，更易出现 CVS。早发性痉挛是 SAH 后破入脑脊液中的血液对脑血管的机械性刺激所致，一般历时较短而迟发性痉挛则存在血管结构性改变，持续时间较长，其一旦发生，往往难以逆转，并且会诱发进一步的脑缺血性损害，其发生机制目前尚未明了。病理学检查可见痉挛血管结构有明显异常，表现为内皮细胞变性、坏死、部分脱落，内皮下增生，中膜增厚，平滑肌细胞变性、坏死，外膜水肿及炎性细胞浸润等。

近年来随着对血管痉挛研究的不断深入，已认识到 SAH 后 CVS 的发生是多种因素综合作用的结果。

目前发病机制主要涉及以下几个方面：①血管活性物质的作用：如氧合血红蛋白（oxyHb）、一氧化氮（NO）、内皮素 -1（ET-1）、蛋白激酶 C（PKC）、5- 羟色胺（5-HT）、胆红素氧化产物，等等。其中氧合血红蛋白、内皮素 -UPKC 与 NO 之间可以相互作用，使得 NO 含量下降、活性降低，介导血管痉挛的发生。且氧合血红蛋白引发自由基的释放也起到重要作用。②炎症反应和免疫反应：现在越来越多的证据支持炎症反应在 CVS 中的作用。③血管壁自身因素：SAH 后在多种因素的影响下，使得血管壁平滑肌细胞和内皮细胞超微结构及功能发生变化，导致血管自身结构异常。④离子通道活性的改变：SAH 发生后由于血液活性物质的生成，造成血管壁平滑肌离子通道的激活或抑制，引起平滑肌的收缩导致血管痉挛。应用离子通道拮抗剂能够改善血管痉挛可以证明此点。⑤机械因素：动脉瘤的撕裂、积血的牵拉及动脉瘤内张力的变化均可导致 CVS，但一般认为其作用只是局部和暂时的。总之 CVS 的发生机制极其复杂，可能是多环节、多因素共同作用，各个因素之间相互交叉作用的结果。

（二）临床表现

SAH 后已出现一系列临床征象，当继发 CVS 时，由于缺乏特异性症状和体征，有的可无相应的表现，临床上甚难确定，通常是从动态的观察及分析中做出推测性诊断。依据 CVS 发生的时间分为急性或早发性 CVS 和慢性或迟发性 CVS。

1. 早发性脑血管痉挛

短暂的血管痉挛可发生在动脉瘤邻近的主干上，也可扩展至所有的大动脉。

（1）发病时间可在 CVS 之后立即发生，多发生在 30 min 内，持续时间短，多在数十分钟或数小时后缓解。

（2）意识状态出血后早期可发生一过性意识障碍，呈现嗜睡或昏睡、昏迷等。

（3）局灶性神经功能缺损可有轻度神经功能缺损，包括大脑前、中动脉痉挛所致的各种失语、意志缺失、缄默、偏瘫、单瘫或偏身感觉障碍等；大脑后动脉痉挛极少出现症状。

2. 迟发性脑血管痉挛

严重的 CVS 可致脑梗死。临床上常表现为颅内压增高、意识障碍加重等症状。

（1）发病时间：在 SAH 后 3 ~ 4 d 出现，10 ~ 14 d 达高峰，可持续数日至数周。

（2）症状再次加重：SAH 症状经治疗好转或稳定后，又出现恶化或进行性加重，伴发热、白细胞增加且无感染现象。

（3）意识状态：意识呈波动性、进行性障碍。如病人可由意识清醒转为嗜睡或昏迷或由昏迷好转为清醒再恶化为昏迷。

（4）局灶性神经功能缺损：根据血管痉挛部位的不同，可产生相应的局部定位体征，如偏瘫、失语、失认和失用症等，这些神经系统局部损害症状可在数日内逐渐出现，也可在突然发生后数分钟至数小时内达高峰。

（三）辅助检查

现今应用于临床的许多辅助检查，对 SAH 继发的脑动脉痉挛大多缺乏特异性，其结果仅能起到提示作用，对于 CVS 的诊断需要结合病人症状的动态变化。

1. 脑血管造影

造影常用的有 DSA、CTA、MRA 等。其中 DSA 可以直接观察痉挛的动脉，是目前诊断 CVS 的金标准。目前 DSA 判断血管痉挛的标准为：大脑中动脉主干或大脑前动脉 A1，段直径小于 1 mm 或大脑中动脉和大脑前动脉的远端支直径小于 0.5 mm。但其有创且不易重复检查，还可能诱发再出血、血管痉挛等，临床应用有一定的局限性。CTA 和 MRA 具有简便、快捷、可重复、无损伤、费用相对较低等特点。但 MRA 检查耗时长，一般不用来诊断 SAH 引起的 CVS; CTA 所得图像的清晰度接近 DSA，比 MRA 更为逼真迅速，将来可以用来预测 SAH 后 CVS。

2. 颅脑 CT

常规的颅脑 CT 并不能直接发现 CVS，但可通过 SAH 后 24 h 内 CT 显示的出血量来推测发生 CVS 的危险性。现常用的为 Frontem 等提出改良的 Fisher 分级：CVS 的发生率 0 级（未见出血）3%；1 级（仅见基底池出血）14%；2 级（周边脑池或侧裂池出血）38%；3 级（广泛 SAH 伴脑实质内血肿）57%；4

级（基底池和周边脑池、侧裂池较厚积血）57%。而严重的 CVS 致脑梗死可见脑实质内的低密度病灶形成。

3. 经颅多普勒超声（TCD）

其最大优势是操作方便，可以在床边进行检查，费用相对低廉。SAH 继发 CVS，受累血管呈现高流速，高阻力的血流动力学改变，血流频率紊乱。动脉瘤破裂后 72 h，TCD 即可检测到血流动力学改变，较 DSA 所示的血管内径变化要早。同血管造影相比，TCD 在判断大脑中动脉痉挛时的特异性更高，估计有 85% ~ 90% 的准确性。Aaslid 等提出大脑中动脉（MCA）平均速度 > 120 cm/s 作为诊断 CVS 的标准，并提出了严重程度分级标准：轻度即 VMCA 为 120 ~ 140 cm/s，中度即 VMCA 为 140 ~ 200 cm/s，重度即为 VMCA > 200 cm/s。

4. 单光子发射体层显像术（SPECT）

其是另一种无侵袭的检查方法，可提供直接解剖部位的脑灌注，在判断 CVS 致脑缺血方面较 DSA 的敏感性高，而且可以弥补 TCD 对较小的血管痉挛难以判断的不足。但由于其检测 CVS 时存有一定的假阳性及假阴性，故其应用还有一定的局限性。

5. 腰椎穿刺术

若 SAH 早期发现 CSF 中纤维蛋白降解产物水平异常增高，结合病人出现低血容量及低钠血症或脑电图显示弥漫性改变，均可提示可能产生 CVS。

6. 乙酰唑胺（diamox）试验

静注 diamox500 mg 后测定大脑中动脉的血流平均速度，正常人及无 CVS 的 SAH 患者血流速度增加，有 CVS 的反而减慢，甚至在 CVS 出现之前即有血流速度的减慢。

7. 局部血流测定

如果临床情况良好的病人，突然显示意外的低灌注，特别是发生在脑顶部及中央区，可提示病人将会发生 CVS。

（四）诊断

经系统治疗，SAH 病情稳定或好转后，又发生头痛及脑膜刺激征，并呈进行性加重，意识障碍进行性加重，由清醒转为嗜睡或昏迷，也可呈昏迷后清醒再次昏迷；局部原有的症状体征加重或出现新的症状体征，如偏瘫、失语、偏身感觉障碍等，特别是时隐时现者，须怀疑 CVS。若伴有不明原因的发热、血白细胞增多等，特别见于 SAH 后 4 d，有较大提示 CVS 的价值。加上腰穿脑脊液无再出血的改变，则可临床诊断。包括 TCD、脑血管造影等上述实验室检查，尤其是 DSA 发现典型的 CVS 征象，可成为确诊的依据。

临床上主要应同再出血及脑积水、脑水肿、低钠血症等进行鉴别，依靠腰穿、颅脑 CT 扫描、血象检查等，可获得较正确的判断。

（五）治疗

CVS 早期仅为血管壁的可逆性收缩，后期可出现坏死、增生而使管壁肥厚，管腔狭窄。因此关键在预防，一旦发生 CVS，很难逆转其进程，只能减少其神经并发症。现介绍一些已较多研究或应用的治疗方法。

1. 相关药物治疗

（1）利血平和卡那霉素。研究表明，SAH 后血液中释放出的血管活性物质 5- 羟色胺（5-HT）具有强烈的收缩血管的作用。利血平和卡那霉素均可减少血中 5-HT 的浓度，防止 CVS 的发生。利血平每次 1 mg，皮下注射，每日 3 次。卡那霉素每次 1 g，口服，1 日 3 次，对于 SAH 术后预防血管痉挛有效，术前作用不明显。

（2）异丙肾上腺素和氨茶碱。实验显示血中 cAMP 含量的增加可解除平滑肌的痉挛，异丙肾上腺素通过兴奋 β 受体，激活腺苷酸环化酶使血中 cAMP 升高；氨茶碱通过抑制磷酸二酯酶，使 cAMP 破坏减少，亦可提高血中 cAMP 的含量。有报道这两种药物在 SAH 早期用有效。副作用有低血压、脉速、心律不齐等，有时必须停药。

（3）钙离子通道阻滞剂。SAH 后血管内皮细胞和平滑肌细胞 Ca^{2+} 大量内流，通过引起平滑肌兴奋收缩导致 SAH 后 CVS 的发生，而钙离子拮抗剂能抑制钙离子进入平滑肌细胞，抑制血小板及内皮细胞释放血管活性物质，从而扩张血管，改善循环，建立侧支循环，同时还有保护神经细胞的作用。目前公认效果较好的是尼莫地平，因其有很高的亲脂性可使其更易通过血脑屏障，选择性地扩张脑血管，增加脑内血液供应，防止缺血状态对脑细胞造成的损伤，使其保持正常的生理功能，是目前为止发现的选择性扩张脑血管作用最强的钙离子通道阻滞剂，已作为预防 SAH 后 CVS 的常规治疗药物。对于临床状况良好的患者（Hunt-Hess 分级 Ⅰ、Ⅱ、Ⅲ级）应尽早给药（10 ~ 20 mg，静点 1 mg/h，连续 14 d），此期最易因血管痉挛导致神经功能缺损。目前多主张在 SAH 后急性期 72 h 内即开始应用，而且应持续应用 14 ~ 21 d，口服剂量为每次 20 ~ 60 mg，每 4 h 一次。尼莫地平最常见的副作用是低血压，其发生率为 5%。所以，临床上拟 CVS 的病人，血压在正常值以上者，应静脉滴注尼莫地平治疗效果较好，使用时最好以输液泵控制滴速，尽量保持血压在正常范围之内。

（4）氧自由基清除剂。由于 CVS 发生与脂质过氧化以及自由基产生有关，故使用氧自由基清除剂可以阻断氧自由基的积累，减轻脑血管痉挛，也可以减轻痉挛缺血后形成的继发性脑损害。常用的有大剂量的肾上腺素、甘露醇等。

此外，对他汀类药物（包括辛伐他汀和普伐他汀）作用的初步研究也表明，其具有减少血管痉挛和降低病死率的潜力。

2. 3-H 疗法（Hypervolernia、Hypertensive、Hernodilution therapy）

3-H 疗法即扩容、升压、血液稀释疗法，是目前公认的治疗 SAH 后 CVS 所致脑灌注不足和脑缺血的主要方案。其理论基础为 CVS 后血管腔狭窄，脑血流量减少，灌注压降低，血液呈高凝状态，通过升高血压来提高脑灌注压，增加脑血流量，扩充血容量增加前负荷降低血黏度，防止脑缺血缺氧、脑水肿、脑梗死。SAH 后红细胞比容或循环血容量的减少使血容量降低，故应扩容。保持红细胞比容在 30% ~ 40%，此时血液黏度被最大限度地降低，脑供氧便可恒定。在"3-H"治疗中，需监测中心静脉压（维持在 8 ~ 10 mmHg）及肺动脉楔压（维持在 12 ~ 16 mmHg），使患者血压比基础值高 20 ~ 40 mmHg。上述治疗后如仍无效，可用多巴胺或多巴酚丁胺使平均动脉压比治疗前升高 20 ~ 40 mmHg。若效果较好，可维持 48 ~ 72 h，根据症状改善逐渐减量。在动脉瘤性 SAH 患者中，血容量减少的低钠血症并不少见，一般主张用等渗钠溶液、林格乳酸盐溶液来纠正。对 TCD 提示有血管痉挛者更应扩容，有主张用 20% 或 25% 白蛋白每次 50 ~ 100 mL，可每日 1 ~ 2 次。升压药多用多巴胺或皮下注射血管加压素等；扩容药物可用白蛋白、血浆、适当输血、低分子右旋糖酐以及丹参等。但"3-H"治疗也可导致严重的并发症，包括肺水肿、脑水肿、心肌缺血、低钠血症、内置管相关并发症、出血性梗死以及多发性动脉瘤中的其他动脉瘤破裂等。

3. 动脉内灌注罂粟碱（PI）

罂粟碱是鸦片人工合成生物碱，有直接扩张血管的作用，可以高选择性地作用于痉挛动脉，动脉内灌注罂粟碱是治疗严重脑血管痉挛引人注目的方法。其适应证为大脑动脉远端的血管痉挛性狭窄。具体方法为经股动脉或颈动脉穿刺插管造影，找到血管痉挛狭窄部位，将导管送入痉挛血管附近，滴注罂粟碱。开始以罂粟碱 100 mg 溶于 100 mL 生理盐水内 30 min 滴完，视情况逐渐加量。一般在灌注 30 ~ 60 min 可见狭窄部位血管扩张，临床症状改善。理想的灌注剂量和持续时间为 300 mg/100 mL 在 60 min 内注完。罂粟碱的使用可使球形导管进入原先很难进入的痉挛区域。PI 的并发症包括低血压、惊厥、瞳孔散大、失明、心律失常及呼吸停止。

此外，K+ 通道活化剂，如克罗卡林（cromakalin）等在临床实验中证明有一定作用；选择性或非选择性 ET-1 受体拮抗剂以及 ET-1 合成抑制剂能在一定程度上改善 CVS，目前均已用于临床。其他尚有 NO 的生物前体 L-精氨酸，内皮素受体拮抗剂，TXA2 阻滞剂，血小板活化因子受体拮抗剂 E5880，血管紧张素转化酶抑制剂西拉普利等治疗方法已被学者提出，但仍处于动物实验阶段，临床疗效有待验证。

4. 手术治疗

（1）积血清除。①脑脊液置换术：早期最大限度地清除蛛网膜下腔的积血被认为是预防 SAH 后 CVS 的最有效手段。目前较普遍的做法是常规腰椎穿刺，测颅内压。当颅内压 > 300 mmH2O 时，立即快速静滴 20% 的甘露醇 250 mL，待颅内压力降低到 300 mmH$_2$O 以下缓慢放出血性脑脊液 5.0 mL，缓慢注入等量的生理盐水，如此反复缓慢置换 2 ~ 3 次，最后鞘内注入地塞米松 2.0 ~ 5.0 mg，拔出针心，穿刺部位加压包扎固定。脑脊液置换术前、术中、术后注意检测颅内压力变化，动作轻柔缓慢，一般每 1 ~ 3 d 1 次，视病人具体情况，可置换 5 ~ 7 次。脑脊液置换时间越早，清除积血的时间越早，SAH 的并发症越少，治愈率越高。实践证明，脑脊液循环更新快，较大剂量的脑脊液置换不会影响脑脊液的生理功能，也不会引起 SAH 复发。同时配合使用尼莫地平则疗效更佳。②脑池内血块清除：适应于脑动脉瘤破裂后蛛网膜下腔积血的病人。经腰穿放出血性脑脊液，必要时并注气以换出小的血凝块。对池内存集的凝血块也有采用导管池内注入 tPA0.5 mg 溶于生理盐水 3 ~ 5 mL，分别注入基底池、侧裂池，也可同时注入侧脑室内，一般一次用药则可达理想效果，注药后经 CT 扫描呈低密度改变则可以停药，如池内仍存留血块可再注药一次，最大剂量为 2 mg。Mizoi 等通过临床验证认为该方法有效。

（2）血管内球囊扩张术：血管内球囊扩张术是在血管内导管技术发展成熟的基础上提出的一种新的治疗方法。先行脑血管造影找出狭窄血管，按血管狭窄的程度选用扩张性球囊：颈内动脉、椎动脉、基底动脉用较大球囊；大脑中动脉、大脑前动脉或大脑后动脉选较小（微型）球囊。治疗的作用机制不很明确，可能是通过机械性撕裂细胞外膜而实现的，因此可能会发生血管破裂。球囊成形术已被证明对近端且血管壁较厚的大血管痉挛有效，而对于 2 级血管及穿通支则无效。

（3）病变血管手术：为了防止再出血和脑血管痉挛，动脉瘤破裂后倾向于早期手术。主要的病变是动脉瘤和血管畸形，除高龄（60 岁以上）或全身情况甚差、病变极其严重者外，通常都主张手术。

对动脉瘤 Botterell Ⅰ、Ⅱ级患者如 CT 显示无水肿或占位效应、脑血管造影提示单个动脉瘤位于手术的解剖部位且无血管痉挛，则可以早期手术。延期手术适合于那些临床分级较差，如Ⅲ、Ⅳ级，动脉瘤位于手术较困难部位，且血管造影或临床显示有血管痉挛存在的患者。

5. 基因治疗

目前利用反义 mRNA 通过特异性的目标 mRNA 结合，抑制某些基因的表达来治疗血管痉挛。Janjua 等认为，SAH 后早期有害基因转录产物的级联，可在初始损伤中起到重要作用，尤其是微循环，而行 eNOS 基因成功地转移到痉挛的动脉，至少可能达到部分恢复 NO 介导的舒张机制。也有人在动物实验中观察到，ET-1 前体的反义 mRNA 注入 SAH 大鼠体内，可减慢血管痉挛的发展速度。这些都提示基因介入将在治疗 CVS 中发挥一定的作用，但由于其存有较多的并发症，因此其临床治疗价值还有待商榷。

二、蛛网膜下腔出血后再出血

蛛网膜下腔出血后再出血（recurrence of hemorrhage）在临床上较常见，是 SAH 主要的急性并发症，是目前导致 SAH 患者预后差的最主要原因，一旦发生治疗较困难，预后不良，是增加患者伤残率和死亡率的重要因素。SAH 后 1 个月内再出血危险性最大，2 周内再出血率占再发病例的 54% ~ 80%，近期再发的病死率为 41% ~ 46%，明显高于 SAH 的病死率 25%；国外文献报道，动脉瘤破裂引起的 SAH 2 周内再出血率为 9% ~ 23%，再出血高峰在 SAH 后 6 h 内。且有研究表明，SAH 的死亡率一次出血为 19.4%，二次出血达 68.4%，而三次出血的则几乎是 100%，因此再出血是 SAH 主要的死亡原因之一。

（一）病因病理

目前认为 SAH 后再出血的主要发病机制是：①早期再出血（< 2 d）常因疼痛刺激、颅躁、血压波动，使不牢固的血凝块不能耐受；而首次出血后 7 ~ 14 d 内，体内的纤维蛋白系统被激活，脑脊液中纤维蛋白溶酶活性增高达峰，使纤维蛋白裂解产物含量增高，致破裂口处形成的血凝块自溶，而此时破裂处动脉管壁的修复尚未完成，再加上一定的诱因，导致再出血的发生。而出血 3 周后破裂处由于组织的自身修复、血液凝集作用，可使出血暂停再出血机会减少，故再出血的高峰是首次出血后 2 周内。②对于动脉瘤破裂造成的 SAH，其再出血可能因动脉瘤的反复破裂出血及渗血所致，特别是合并高血压的 SAH 患者，如果血压控制不良则高血压成为再出血的诱因。对于再出血发生的诱因和影响因素则存在多种意见。

蛛网膜下腔出血后再出血的发生均有一定的诱因。常见的诱发因素有：①情绪激动：当患者遇到高兴或忧伤的事情，出现极度兴奋或忧郁、悲伤、过度紧张使机体神经、内分泌和免疫三个中介机制的平衡失调，导致交感神经兴奋、血管痉挛，使已变脆变硬的动脉瘤内压力增加，诱发颅内动脉瘤破裂。②过早及剧烈活动：当患者自觉症状明显好转或基本消失时，虽然处于再出血危险期，但仍坚持要起床活动，由于体位变动过多，活动相对剧烈，使血压升高，脑灌注过多，再发出血；且在出血的早期由于组织自身修复、血块凝集作用，使出血暂停，但此时血凝块尚不牢固，过早活动会破坏这种自凝状态，导致再出血。③突发用力：表现为用力排便，剧烈咳嗽或饮水、进食引起呛咳等，这些均可使胸腔、腹腔内压力增高，静脉回流受阻，血压及血流速度的改变使瘤壁上所受压力增大，加之瘤壁血管坏死，引起颅内压增高导致再出血发生。④机体应激：当机体受到外界一定强度的刺激时，机体将处于应激状态而发生一系列病理生理反应，如导尿时疼痛刺激可导致再出血。

（二）临床表现

SAH 后再出血的临床特点主要表现为经治疗后在病情较稳定或好转的情况下，突然出现剧烈头痛、呕吐、颅躁不安等颅内压增高表现，以及突然再现意识障碍或原有的意识障碍加深，有时会出现抽搐，查体可见颈强等脑膜刺激征及局灶性神经系统体征再现或加重。眼底检查可见视网膜新鲜出血灶，甚至视盘水肿。

（三）辅助检查

颅脑 CT 示原有出血增加，腰椎穿刺再现新鲜血性脑脊液。

（四）诊断

SAH 患者经治疗病情较稳定或好转后，临床症状又突然加重，表现为突发剧烈头痛、呕吐、意识障碍、抽搐、昏迷甚至去脑强直发作，同时出现血压升高、双侧瞳孔不等大或一侧瞳孔散大、呼吸停止等生命体征改变，脑膜刺激征加重，局灶性神经系统体征再现或加重，应考虑为再出血，多发生在 SAH 首次出血后 2 周内。一般对于有 SAH 病史，再次出现典型的临床症状和体征，且有再出血的诱发因素，结合相应的检查，不难做出诊断。

颅脑 CT 可发现新的出血灶或原有的出血量增加，在病人条件允许下应尽早进行，一般发病时间距CT 扫描时间越短，CT 的阳性率就越高。同时还可以鉴别颅内血肿，脑血管痉挛，急性脑水肿。腰椎穿刺术也可证实，如有再出血存在，则脑脊液呈橘红色或粉红色，脑脊液中可见大量新鲜红细胞。

（五）治疗

诊断 SAH 后应尽早行 DSA、MRA 检查确诊有无动脉瘤存在，以便及时做相应的处理。对于再出血的治疗，目前认为以预防为主，主要的治疗措施基本上同蛛网膜下腔出血。非手术治疗仅用于不能耐受手术或无手术条件者。对于因动脉瘤破裂导致的 SAH 患者，最积极彻底的预防与治疗再出血的措施是及早行手术或介入治疗。所谓早期手术一般在出血后头 3 d 内进行，即可控制再出血，又可为实施扩容，防止脑血管痉挛的发生。延迟手术仅适用于病情较重者。

（六）预防

预防主要措施如下。

1. 保持情绪稳定

指导患者学会自我调节，培养自我控制情绪的能力，遇事不急躁、不激动。有针对性地做好护理，加强医护沟通，鼓励患者保持乐观心态，减少不良刺激，不要让其持续喜怒、喜忧过度，而应经常保持健康愉快的情绪。

2. 绝对卧床休息

卧床休息是预防 SAH 患者再出血的重要措施，有助于减少再出血，但作用有限，需结合其他治疗措施。患者不论症状轻重均应绝对安静卧床 4 ~ 6 周，复发者要卧床 2 个月以上；床头抬高15° ~ 30°，以利于颅内静脉回流，降低颅内压；不可因自感病情不重而过早下床活动；卧床 4 ~ 6 周后，注意逐渐起床，先由卧位变为半卧位，每日上下午各 1 次，20 min/ 次或根据情况适当延长，经3 ~ 5 d 无明显不适后，可下床站立或扶床边走动，逐步过渡到独立活动；病房保持安静，避免噪声，灯光要暗淡，限制探视；减少搬动患者，避免一切用力；在饮食、排便、清洗等方面给予全面护理，且对症宣教，取得患者及家属的积极配合。

3. 避免诱因

剧烈头痛可引起患者颅躁不安，呻吟不止，增加出血的危险。此时应给予镇静、止痛、脱水剂，如安定、可待因、布桂嗪（强痛定）、20% 甘露醇等药物；禁用吗啡、度冷丁，慎用冬眠灵，以防抑制呼吸中枢及降低血压。保持大便通畅，预防便秘，避免大便用力。指导患者养成定时排便的习惯。让患者多吃新鲜蔬菜、水果及含纤维素多的食物；可预防性地每晚给予果导口服，增加肠蠕动。便秘时可顿服蜂蜜或液状石蜡 30 mL，也可使用开塞露或肥皂条塞肛刺激排便，必要时可小剂量不保留灌肠，忌高压灌肠。剧烈咳嗽能使血压和颅内压增高，诱发再出血。故对有呼吸道感染者应及时使用抗生素和止咳药。喂食时应小心，让患者侧卧，防止误咽引起剧咳，致再出血。

4. 调整血压

去除疼痛等诱因后，如果平均动脉压 > 125 mmHg 或收缩压 > 180 mmHg，可在血压监测下使用短效降压药物使血压下降，保持血压稳定在正常或者起病前水平。可选用钙离子通道阻滞剂、3 受体阻滞剂或 ACEI 类等。

5. 抗纤溶药物

为了防止动脉瘤周围的血块溶解引起再度出血，可用抗纤维蛋白溶解剂。常用 6- 氨基己酸（EACA），初次剂量 4 ~ 6 g 溶于 100 mL 生理盐水或者 5% 葡萄糖中静滴（15 ~ 30 min）后一般维持静滴 1 g/h，12 ~ 24 g/d，使用 2 ~ 3 周或到手术前。也可用止血芳酸（PAMBA，氨甲苯酸）或止血环酸（氨甲环酸）。抗纤溶治疗可用降低再出血的发生率，但同时也增加 CVS 和脑梗死的发生率，建议与钙离子通道阻滞剂同时使用。

6. 外科手术

动脉瘤性 SAH，Hunt-Hess 分级在 m 级时，多早期行手术夹闭动脉瘤或者介入栓塞。手术是最好的防止再出血的方法。

7. 恢复期健康指导

指导患者出院后生活起居要有规律，合理安排生活，避免过度疲劳，保证充足睡眠，避免剧烈活动和重体力劳动，如跑步、打球、持重物等，可根据病情选择适度规律性的运动。减少环境因素的刺激，不看刺激性强的电视节目、小说、报纸杂志等，减少情绪波动，防血压升高再次出血。女性患者 1 ~ 2 年应避免妊娠及分娩。有肢体功能障碍者，应循序渐进，坚持进行肢体功能训练，最大限度地恢复生活及劳动能力，提高生存和生活质量。

三、蛛网膜下腔出血后脑积水

脑积水（hydrocephalus）是 SAH 常见的并发症之一，是由于 SAH 后脑脊液分泌过多或吸收障碍，而导致脑脊液循环梗阻，出现的以脑室和（或）蛛网膜下腔的病理性扩张、脑实质相应减少为特征的一类疾病。脑积水有多种方法分类，按发病时间可分为意性（SAH 后 3 d 内）、亚急性（SAH4 ~ 13 d）和慢性（SAH 后 14 d 或 14 d 以上）脑积水；按梗阻部位可分为阻塞性脑积水（梗阻在脑室系统内）和交通性脑积水（梗阻在脑室系统外）；按颅内压（ICP）是否增高可分为正常压力性脑积水（NPH）和高压力性脑积水；按临床表现分为有症状脑积水和无症状脑积水；还有一种脑外脑积水（EH），表现为额部蛛网膜下腔积液，是一种特殊类型的脑积水。多数学者认为急性脑积水的发生率在 20% ~ 30%，慢性脑积水的发生率在 6% ~ 67% 不等。

（一）病因病理

1. SAH 后脑积水的发病机制

多数学者认为急性脑积水的发生是由于动脉瘤破裂后大量血块聚集、压迫和阻塞第四脑室、导水管出口；小血肿阻塞室间孔或中脑导水管；血液阻塞覆盖蛛网膜颗粒，这些因素共同影响脑脊液循环。急性脑积水不一定都发展成慢性脑积水。

Widenka 等发现约有 30% 的急性脑积水可发展为慢性脑积水，并且依赖分流的脑积水发生率与急性脑积水相关。慢性脑积水的具体发病机制尚未完全明确，最初认为 SAH 后破入蛛网膜下腔的红细胞堵塞蛛网膜颗粒是导致慢性交通性脑积水的发生机制，早在1928年，Bagley报道将血液注入蛛网膜下腔可导致脑积水，但以后的研究发现进入蛛网膜绒毛和蛛网膜下腔内的红细胞3~5d后即变性破碎并被吞噬细胞清除，脑脊液中红细胞的数量与脑脊液循环障碍无明显相关性。目前认为蛛网膜下腔出血后的红细胞分解产物（特别是含铁血黄素、胆红素）及其促进的一系列炎症因子（如凝血酶、IL-6、TGF-β1等）的释放，导致胶原过度合成，刺激引起蛛网膜纤维化和粘连导致蛛网膜颗粒吸收脑脊液障碍是SAH后慢性脑积水的主要形成机制。因为进入蛛网膜下腔的脑脊液在蛛网膜颗粒、脑血管的外膜、毛细血管内皮细胞及蛛网膜等4个部位吸收，但主要是在蛛网膜颗粒吸收。

脑脊液吸收的动力源自脑脊液循环通路中的流体静力差（蛛网膜下腔与上矢状窦的压力差），还与经蛛网膜颗粒吸收的阻力有关。蛛网膜下纤维化造成蛛网膜下腔狭窄经蛛网膜颗粒吸收阻力升高，脑脊液吸收减慢，脑脊液循环减慢，从而产生一个轻度的压力梯度，最终导致慢性进行性脑室扩张，形成慢性交通性脑积水。

2. 影响因素

蛛网膜下腔出血后脑积水是多种因素共同作用的结果，主要有以下几个因素。

（1）年龄。

有人提出SAH患者的年龄越大则更容易发生继发性脑积水，尤其是大于60岁易发生慢性脑积水。其原因可能为：老年人相对年轻患者的蛛网膜下腔的腔隙较大，易出现弥漫性积血导致蛛网膜下腔纤维化发生，且随着年龄的增长，脑脊液的吸收能力减弱，而脑室为缓冲外力的撞击逐渐变大，最终导致脑积水形成。此外，老年人多伴有高血压，而研究表明高血压与脑积水的形成明显相关。

（2）高血压。

SAH后脑积水的形成与患者的高血压病史、入院时的高血压及动脉瘤术后的高血压明显相关，可以互为因果。有研究表明，SAH继发脑积水后，可导致一些发病前无明显高血压病史的患者出现血压增高，其机制可能为颅内压的增高，通过Cushing反射引起血压的升高。另一方面，有人通过动物实验证明高血压可引起脑脊液压力及脑脊液波动压的增高，而脑室内脑脊液波动压的增高与形成脑积水有关。其机制可能是上矢状窦静脉压增高致脑脊液吸收障碍及脉络丛分泌增加造成脑室内波动压增高。

（3）脑室内积血及脑池积血。

大量文献资料证实SAH后脑室积血与脑积水的形成密切相关。Hasan等研究发现脑室积血是脑积水形成的决定因素，且与脑室内积血量有相关性。SAH后脑室内积血或脑池内血量增加，血块常堵塞中脑导水管开口、第四脑室出口及基底池，影响脑脊液的正常循环，此为公认的早期急性脑积水形成的主要因素之一。出血破入脑室不仅与急性脑室扩张有明显关系，也是导致慢性脑积水的一个危险因素。脑室积血可改变脑脊液的循环动力学，在后期引起更为严重的蛛网膜下腔纤维化，从而导致慢性脑积水的发生。

（4）动脉瘤的位置。

有人发现后循环动脉和前交通动脉的动脉瘤出血引起脑积水的发生率明显高于其他部位。这是因为动脉瘤所在的基底池较宽广，动脉瘤破裂后出血较多且不易清除。另外，后循环动脉瘤和前交通动脉瘤破裂后，血液易进入双侧脑室和第三脑室，常表现为较高的Fisher级别，这也增加了脑积水的发生率。

（5）SAH发生次数。

反复多次的SAH发作可导致更为严重的脑脊液循环通路梗阻和慢性蛛网膜下腔纤维化，且临床症状较为严重，因而随着出血次数的增加，脑积水的发生概率也逐渐增高。Gruher等的研究中，首次出血，脑积水的发生率约为18.1%，多次SAH后，则为39.1%，随着出血次数的增加，脑积水的发生概率也逐渐增高。

（6）Hunt-Hess分级及Fisher分级

动脉瘤性蛛网膜下腔出血后Hunt-Hess分级在多项研究中得到证实与脑积水的发生有关。脑积水的发生率的高低与SAH临床Hunt-Hess分级基本平行。蛛网膜下腔内的积血量与脑积水的形成有关，大量的积血不仅易导致脑血管痉挛，也使脑积水的形成增加。

此外，SAH后脑积水常伴有低钠血症，脑积水者血容量常减少，低钠血症使血容量进一步减少，从而易发生脑梗死。

（二）临床表现

SAH 后脑积水一般无特异性的临床症状和体征。急性脑积水常表现为急性颅内压增高症状和意识障碍，基本表现为剧烈头痛、频繁呕吐、脑膜刺激征、意识障碍和眼球运动障碍等，但并非所有的患者都会出现临床征象。其中，意识障碍最有意义，尤其 1 ~ 2 d 内逐渐出现昏迷、瞳孔缩小、光反射消失而脑干反射相对完整者。SAH 后慢性脑积水的临床表现为病情改善不明显或短期好转后再次恶化或表现为典型的正常压力性脑积水（三联症，即智能障碍、步态不稳和尿失禁）。但也还可出现水平眼震、强握反射、吸吮反射等锥体外系或额叶症状。

（三）诊断

在 SAH 的病程中，尤其是病情稳定或好转后又出现临床情况恶化，须怀疑继发脑积水。经头颅 CT 或 MRI 检查可确诊，但常需重复进行动态观察，并计算 Huckman 值及 Hensson 脑室指数（双尾指数）。CT、MRI 表现为早期侧脑室额角呈球形扩张，随后侧脑室对称性扩大和第三脑室圆形扩张，第四脑室也可扩大，严重者双侧室前角周围髓质呈扇形低密度区，50% 发生在出血后 48 h 内。双尾指数（Hensson脑室指数）即尾状核平面的侧脑室前角的宽度（X）与同一平面颅内板间的宽度（Y）之比，其正常值上限随年龄而异（36 岁为 0.16，36 ~ 45 岁为 0.17，46 ~ 55 岁为 0.18，56 ~ 65 岁为 0.19，66 ~ 75 岁为0.20，76 ~ 85 岁为 0.21，86 岁以上为 0.25），超过上述正常值上限即可诊断为脑积水。Huckman 值（指尾状核水平侧脑室前角间最大距离加尾状核头部间距离之和）16 ~ 21 mm 为脑室轻度扩大，22 ~ 29 mm为中度扩大，30 mm 以上为重度扩大。双侧侧脑室额角尖端距离 > 45 mm，或两侧尾状核内缘距离 > 25 mm，或第三脑室宽度 > 6 mm，或第四脑室宽度 > 20 mm，除外原发性脑萎缩也可诊断脑积水。

（四）治疗

目前对于 SAH 后继发脑积水的治疗措施主要有以下几点。

1. 内科治疗

由于 SAH 后合并急性脑积水的患者约半数症状在 24 h 内自行缓解，因此，对于轻度或中度急性脑积水应先行内科治疗。可给 20% 甘露醇、少量肾上腺皮质激素及利尿剂，降低颅内压，改善脑积水。亦可同时给乙酰唑胺（醋氮酰胺）等药物减少脑脊液的分泌。因此，对于轻度的急、慢性脑积水都应先行药物治疗，给予醋氮酰胺等药物减少 CSF（脑脊液）分泌，酌情选用甘露醇、呋塞米等促进水分排出，降低颅内压，减轻脑水肿。

2. 脑脊液外引流

此法是抢救 SAH 后脑积水（尤其是急性脑积水）的有效措施之一。但近年来由于并发症的发生，对其疗效评价不一。但一般认为紧急进行脑室穿刺的外引流，仍是一种必要的抢救措施，但要加强预防并发症的措施，严格掌握适应证。有人认为，紧急的脑脊液外引流的指征是：头痛进行性加剧，有意识障碍（m 或 w），虽病情危重但尚能耐受手术者。同时提出引流后动脉瘤应尽快夹闭，并应用预防性抗生素治疗。一般认为外引流时脑脊液压力保持在 200 ~ 230 mmH$_2$O 比较安全。对于慢性（交通性）脑积水，推荐对症状性患者行暂时性或永久性脑脊液引流。SAH 后常发生脑室扩大，病因通常为脑室内出血导致梗阻性脑积水：SAH 急性脑积水更多地发生在临床症状重的患者，诊断依靠于影像学，许多患者无症状，只有一部分病例需分流术改善临床状态。对于 SAH 后急性脑积水和意识水平减退的患者，一般推荐脑室引流术；约 50% ~ 80% 的此类病例引流术后有不同程度的改善。

CSF 外引流术适用于 SAH 后脑室积血扩张或形成铸型出现急性脑积水经内科治疗后症状仍进行性加剧，有意识障碍者；或患者年老，心、肺、肾等内脏严重功能障碍，不能耐受开颅手术者。紧急脑室穿刺外引流术可以降低颅内压，改善脑脊液循环，减少梗阻性脑积水和脑血管痉挛的发生，可使50% ~ 80% 的患者临床症状改善，引流术后尽快夹闭动脉瘤。CSF 外引流术可与 CSF 置换术联合应用。

3. 脑脊液内分流

目前常用的是脑室腹腔分流术（V–P 分流），疗效最佳。但对本病的分流指征和时机尚认识不明；大多数作者认为此法不宜早做，因脑脊液在早期含血较多，蛋白含量高，容易阻塞分流管，基于 SAH

后血性脑脊液的正常和蛛网膜的纤维化至少需要 10 d，慢性脑积水的分流术手术时机应至少在 SAH 后 2 周脑脊液正常后，一般在动脉瘤夹闭术后或同时进行。

4. 动脉瘤切除术

对于巨大动脉瘤压迫并堵塞 Monro 孔（室间孔）或导水管而继发阻塞性脑积水者，通过脑血管造影、DSA 或 MRA 确定动脉瘤的位置及载瘤动脉后，采用手术治疗，切除巨大动脉瘤，解除脑脊液的梗阻。如以上手术不能施行，可先行脑室分流术，以减轻临床主要症状。但脑室分流术后颅内压降低，可增加动脉瘤破裂机会，应予警惕。

第七章　脊髓疾病

第一节　急性脊髓炎

急性脊髓炎又称急性非特异性脊髓炎，因其病变常为脊髓横贯性损害，故又称横贯性脊髓炎。病变常局限于脊髓的数个节段，多在各种感染或预防接种后发病。临床上表现为受损平面以下所有感觉缺失、肢体瘫痪以及膀胱、直肠和自主神经功能障碍。该病常年均可散发，但以秋、冬季节较为多见。

一、病因

本病病因及发病机制尚未完全阐明，包括不同的临床综合征，如感染后脊髓炎和疫苗接种后脊髓炎、脱髓鞘性脊髓炎（急性多发性硬化）、坏死性脊髓炎、副肿瘤性脊髓炎等。目前倾向病毒感染及其介导的自身免疫反应。多数患者出现脊髓症状前 1 ~ 4 周有上呼吸道感染、发热及腹泻等病毒感染史，但至今未从病变脊髓分离出病毒，脑脊液中也未检出病毒抗体，可能是病毒感染后诱发的异常免疫应答，并非感染直接作用。也有人认为，与病毒感染直接致病相比，免疫反应诱发起病可能更重要，实验性变态反应性脊髓炎动物模型证明为自身免疫反应。其他可能致病原因如血管性病变等。

二、病理

本病可累及脊髓任何节段，胸髓（T_3 ~ T_5）最常见，其次为颈髓和腰髓，病损为横贯性，亦有局灶性或多灶融合或播散性散于脊髓多个节段，通常损害 1 ~ 3 个或更多脊髓节段，甚至累及平面以下脊髓全长。肉眼：受损节段脊髓肿胀、软脊膜充血及炎性渗出。镜下见软脊膜和脊髓内血管扩张、充血，白质髓鞘脱失，轴突变性灰质内神经细胞肿胀、消失，胶质细胞增生。受损脊髓肿胀、质地变软、软脊膜充血和炎性渗出物，切面脊髓软化、边缘不整、灰白质界限不清。髓内和软脊膜血管扩张、充血，血管周围炎性细胞浸润，淋巴细胞和浆细胞为主。灰质肉神经细胞肿胀、碎裂和消失，尼氏体溶解。白质髓鞘脱失和轴突变性病灶可见胶质细胞增生。

三、临床表现

急性横贯性脊髓炎：急性起病，常在数小时至 2 ~ 3 d 发展至完全性截瘫，可发病于任何年龄，青壮年常见，无性别差异，病前数日或 1 ~ 2 周常有发热、全身不适和上呼吸道感染，可有过劳、外伤和受凉等诱因。首发症状：双下肢麻木无力、病变节段束带感和根痛，发展为脊髓完全横贯性损害，胸髓常受累，病变水平以下运动、感觉和自主神经障碍。

1. 运动障碍

早期常见脊髓休克，表现截瘫、肌张力减低和腱反射消失，无病理征。休克期 2 ~ 4 周或更长，脊髓损害严重，合并肺部、尿路感染和压疮者较长。脊髓休克期过后肌张力逐渐增高，腱反射亢进，出现病理征，肌力由远端逐渐恢复。

2. 感觉障碍

病变节段以下所有感觉缺失，在感觉消失水平上缘可有感觉过敏区或束带感，随病情恢复感觉平面逐步下降,较运动功能恢复慢。

3. 自主神经功能障碍

早期尿便潴留,无膀胱充盈感,呈无张力性神经源性膀胱,膀胱充盈过度出现充盈性尿失禁。随着脊髓功能恢复,膀胱容量缩小,尿液充盈到 300 ~ 400 mL 时自主排尿,称反射性神经源性膀胱。损害平面以下无汗或少汗、皮肤脱屑和水肿、指甲松脆或角化过度等。

急性上升性脊髓炎:起病急骤,病变在数小时或 1 ~ 2 d 内迅速上升,瘫痪由下肢迅速波及上肢或延髓支配肌群,出现吞咽困难、构音障碍和呼吸肌瘫痪,甚至死亡。

脱髓鞘性脊髓炎:脱髓鞘性脊髓炎为多发性硬化(MS)脊髓型,临床表现与感染后脊髓炎相似,但进展较缓慢。病情常在 1 ~ 3 周达到高峰,多为不完全横贯性损害,表现一或双侧下肢无力,伴麻木感,感觉障碍水平不明显或有 2 个平面,可有尿便障碍,诱发电位和 MRI 可能发现 CNS 其他部位病灶。

四、辅助检查

1. 脑脊液检查

压颈试验通畅,少数病例脊髓水肿严重可有不完全梗阻。CSF 压力正常,外观无色透明,细胞数、蛋白含量正常或轻度增高,淋巴细胞为主,糖和氯化物正常。

2. 电生理检查

(1)视觉诱发电位(VEP)正常,可与视神经脊髓炎及 MS 鉴别。

(2)下肢体感诱发电位(SEP)波幅可明显减低,运动诱发电位(MEP)异常,是判断疗效和预后指标。

(3)EMG 呈失神经改变。

3. 影像学检查

脊柱 X 线平片:正常。

脊髓 MRI:病变脊髓增粗,病变节段髓内多发片状或斑点状病,T1WI 信号、T2WI 高信号,强度不均,可有融合;有的病例可始终无异常。

五、诊断

(1)病前可有上呼吸道、消化道、出疹性疾病、中毒、疫苗接种史。

(2)急性或亚急性发病,多见青壮年。

(3)呈对称性截瘫,以胸髓损害截瘫多见。急性期出现脊髓休克为弛缓性瘫痪,数周后转为痉挛性瘫痪。

(4)脊髓横贯性感觉障碍,膀胱等括约肌功能障碍。

(5)脑脊液白细胞数及蛋白多有异常。

(6)MRI 检查有助诊断。

六、鉴别诊断

1. 急性硬脊膜外脓肿

亦可出现急性脊髓横贯性损害,病前常有身体其他部位化脓性感染灶,有时原发灶被忽略,病原菌经血行或邻近组织蔓延至硬膜外形成脓肿。原发感染数日或数周后突然起病,出现头痛、发热、周身无力等感染中毒症状,常伴脊神经根痛、脊柱叩痛和脊膜刺激症状等,外周血及脑脊液白细胞增高,脑脊液蛋白含量明显增加,脊髓腔梗阻,MRI 可帮助诊断。

2. 脊髓压迫症

脊柱结核及转移瘤有原发病史,引起病变椎体骨质破坏、塌陷,脊髓受压导致急性横贯性损害。脊柱结核常有低热、食欲缺乏、消瘦、精神萎靡及乏力等全身中毒症状,病变脊椎棘突明显突起或后凸成角畸形,脊柱 X 线可见椎体破坏、椎间隙变窄及椎旁寒性脓肿阴影等。脊柱或硬脊膜外转移癌老年人多见，X 线可见椎体破坏，找到原发灶可确诊。

3. 脊髓出血

由外伤或脊髓血管畸形引起，起病急骤，迅速出现剧烈背痛、截瘫和括约肌功能障碍。腰穿为血性脑脊液，脊髓 CT 可显示出血部位高密度影，脊髓 DSA 可发现脊髓血管畸形。特异性脊髓病如脊髓动脉闭塞、系统性红斑狼疮性脊髓病及放射性脊髓病等均因有特异性病因易于辨认。

4. 视神经脊髓炎

此病表现球后视神经炎合并横贯性脊髓炎，球后视神经炎常出现于横贯性脊髓炎之前，少数病例可发生在横贯性脊髓炎后，早期视觉诱发电位检查可显示亚临床异常，并有视神经萎缩和视力减退。

5. 脱髓鞘性脊髓炎

此病是急性多发性硬化脊髓型，起病和进展较缓慢，持续 1～3 周或更长时间，常表现播散性脊髓炎，脊髓有 2 个以上散在病灶，迟早可出现视神经、脑干及大脑白质损害，缓解与复发病程，脑脊液寡克隆带等。

6. 副肿瘤性脊髓炎

此病是肿瘤远隔效应引起脊髓损害，脊髓损害区无肿瘤存在。肺癌、胃癌、前列腺癌、甲状腺癌及乳腺癌等均可并发。多在 40 岁后发病，迅速出现进行性截瘫，很少疼痛。脑脊液有少量单个核细胞，蛋白正常或轻度增高。

7. 亚急性坏死性脊髓病

亚急性起病，进行性截瘫或四肢瘫，损害由局部扩展为弥漫性，导致持久弛缓性瘫和肌萎缩，感觉障碍可呈上升性，2～3 个月内死亡。

七、治疗

本病无特效疗法，主要是减轻脊髓损害、防治并发症及促进功能恢复。急性期治疗以皮质类固醇为主，免疫球蛋白、维生素 B 族等；当选用抗生素预防感染，加强护理，防止并发症。

1. 药物治疗

（1）皮质类固醇。

急性期可用大剂量甲基泼尼松龙短程冲击疗法，500～1 000 mg 静脉滴注，1 次 /d，连用 3～5 d，可能控制病情进展，但临床症状明显改善通常出现在 3 个月后；或用地塞米松 10～20 mg 静脉滴注，1 次 /d，2 周为一疗程；用上述两药后可改用泼尼松口服，40～60 mg/d，1～2 个月后随病情好转逐步减量停药。

（2）大剂量免疫球蛋白静脉滴注（IVIG）成人剂量 20 g/d，儿童 200～400 mg/kg，静脉滴注，1 次 /d，连用 3～5 d 为一疗程。

（3）抗病毒药可选用无环鸟苷等，重症病人或合并细菌感染需加用抗生素。

（4）胞磷胆碱、ATP、B 族维生素及血管扩张剂如烟酸等对促进恢复可能有益。α - 甲基酪氨酸可对抗酪氨酸羟化酶，减少去甲肾上腺素合成，预防发生出血性坏死。

（5）中药治疗以清热解毒、活血通络为主，可用板蓝根、大青叶、银花、连翘、丹参、赤芍、当归、牛膝、杜仲、独活、桑寄生和地龙等。

2. 防治并发症

本病数日内发生双下肢完全性截瘫、病变以下感觉障碍及尿便障碍，长期卧床尿便潴留或失禁，皮肤营养障碍等综合因素影响，易发生各种并发症。

（1）预防肺炎。

每 2～3 h 定时翻身，勤拍背，保持病房通风，改善肺泡通气量，鼓励病人咳嗽、排痰及变换体位，早期进行床上活动，定时来取半坐位或坐位，注意保暖，预防肺炎或坠积性肺炎发生。

（2）防治压疮。

预防压疮关键是周到细致的护理，定时翻身、按摩，保持床垫平整，及时换尿布，勿使臀部浸泡在尿液中，保持皮肤干燥清洁，避免臀部与橡胶布直接接触，骶尾部、足跟及骨隆起处加垫气圈；忌用热水袋以防烫伤，发现受压部位皮肤发红或有硬块可用 50% 酒精或温水轻揉，涂以 3.5% 安息香酊。出现早期压疮可用 10% 普鲁卡因环形封闭，红外线照射保持创面干燥；如已发生压疮应积极治疗，创面表浅应控制感染，按时换药，防止扩大，如有脓液和坏死组织应手术清创，如创面炎症消退可用紫外线局部照射，外敷紫草油纱条，促进肉芽组织生长愈合。

（3）尿潴留防治。

脊髓休克期发生尿潴留可先用针刺治疗，选取气海、关元和三阴交等穴，无效时及早留置导尿，采用半封闭式冲洗引流装置接 Y 形管，上端接带墨菲滴管的吊挂式闭式冲洗瓶，下端接于垂吊床下的封闭式集尿袋，严格无菌操作，该装置及尿瓶需每日更换，预防尿路感染；发生尿路感染后应及时尿培养，根据病原菌种类选用足量敏感抗生素静脉滴注；膀胱排空后用庆大霉素 8 万 U 加入生理盐水 500 mL，或用甲硝唑 250 mL 膀胱冲洗，保留半小时放出，1 ~ 2 次 /d。鼓励病人多饮水，每 3 ~ 4 h 放一次尿液，使膀胱保持一定容量，避免膀胱容积缩小、挛缩和形成小膀胱，促使反射性膀胱早日形成，尿液排空后关闭导尿管。为保证膀胱引流作用，有利于预防尿路感染，保持每日尿量 2 000 ~ 2 500 mL 为宜。当膀胱功能逐渐恢复，残尿量减少到 10 mL 或尿液自导尿管与尿道口间外溢时，更换导尿管时可观察自主排尿情况，如已形成反射性膀胱（膀胱中尿液达到一定容积时自动排出）可拔除导尿管。

（4）呼吸道管理。

急性期重症病人或上升性脊髓炎病人，特别是病变损害节段达到上胸段或颈段时出现呼吸肌麻痹，可威胁生命。应密切监护呼吸状况，保持呼吸道通畅、及时吸痰、输氧，必要时气管切开和辅助呼吸。

（5）加强营养。

注意调理饮食，加强营养，应给予易消化食物和富含维生素食物，补充多种和复合维生素，适当补钙，以防长骨脱钙。高位脊髓炎有吞咽困难者可放置胃管鼻饲。

第二节　脊髓压迫症

一、概述

脊髓压迫症是一组椎骨或椎管内占位性病变引起脊髓、脊神经根及其供应血管受压的一组病症。病变进行性发展，最后导致不同程度的脊髓横贯性损害和椎管阻塞。脊髓压迫症的轻重取决于脊髓受压的程度及时间的长短。一般来说，由于这类病症脊髓本身多没有受到直接损伤，而是脊髓单纯受到机械性的压迫，早期表现为弛缓性瘫痪，如能将压迫因素及时解除，其功能可以全部或者大部分恢复。否则，当脊髓受压时间过长或程度过重时，脊髓组织可因血液循环障碍而发生缺血、缺氧而坏死、液化，最后形成瘢痕或者出现萎缩等病变，这就丧失了功能恢复的机会，可造成难以恢复的瘫痪。

（一）病因分类

1. 肿瘤

起源于脊神经根、脊膜及脊髓的原发性肿瘤，脊柱及邻近脏器的转移瘤。

2. 炎症

脊髓及邻近组织的化脓性病灶直接蔓延，或体内其他部位的炎性病灶，经血行播散发生的椎管内脓肿、结核性肉芽肿等。

3. 外伤

因脊椎骨折脱位、血肿、椎间盘突出，或弹片压迫脊髓。

4. 先天性疾病

此项包括脊髓血管畸形、脊膜脊髓膨出、环枕畸形、颈椎融合畸形等。

5. 其他

其他有各种寄生虫囊肿或肉芽肿。

（二）病理生理

脊髓受病变压迫后的病理改变，与压迫病变的性质、部位、生长速度、扩张性或浸润性及其质地软硬度的不同有密切关系。在受压过程中与脊髓长传导束、神经根、血管被压迫的程度及其供血障碍和耐受适应代偿能力的差异不同有关，因而可造成各种不同程度可逆和不可逆的功能和病理改变。初期，神经根或传导束受刺激牵拉压迫，继而脊髓移位被压扁变形，重者或晚期，传导束纤维髓鞘及轴索脱髓鞘溃变、神经细胞变性，逐渐产生病变部位的神经功能障碍。同时，因其供血动脉受压引起其支配区供血不足、缺氧和营养代谢障碍，静脉受压扩张瘀血而加重缺氧，致血管壁通透性增加，导致脊髓水肿、软化坏死。如为炎性病变，因炎性血栓及血管栓塞，更可加重脊髓的病理变化与不可逆损害，如硬膜外脓肿。

（三）临床表现

起病形式的急缓、症状体征特点、病程长短，均因病变性质、生长速度及所在节段平面，脊髓内、外等不同而异。可分为急性、亚急性和慢性压迫型，其自然病程顺序有根性神经痛期、脊髓部分受压或半侧损害期、脊髓完全横断损害期3个阶段。椎管内脓肿及炎性肉芽肿、脊椎骨折脱位和血肿等急性脊髓受压，其症状出现早而严重，病程短，数小时或数天内发生脊髓横断性损害或脊髓休克。而肿瘤等慢性脊髓压迫，其病程较长，一般为半年至数年，有的在缓慢进展的基础上可因肿瘤内出血等原因突然恶化，或因受压迫的神经滑脱或囊变而减轻，甚至反复波动出现暂时缓解，但总的发展趋势是加重。其主要临床表现如下。

1. 根性神经痛

此症是早期最常见的首发症状，在受累节段后根或感觉传导束分布的皮节区、相应的内脏反射区，出现阵发性放射痛，性质如刀割、烧灼或电击样。咳嗽、喷嚏、用力大便、体位变换时加重，常常于夜间痛醒，有时起床步行可缓解。根痛开始局限一侧、部位固定沿神经根放射，因而患者常倚椅取半坐卧位，甚至彻夜难眠，以髓外压迫性病变较多见。

2. 感觉障碍

在脊髓一侧受压迫时（脊髓半横断损害），病变对侧1～2个节段以下痛、温、触觉减退或消失；髓内病变，病灶部位支配的皮肤区出现痛温觉消失而触觉存在即感觉分离的情况。感觉障碍在髓外病变常自下向上发展至病变节段平面，故早期感觉障碍常低于受压病变平面，而髓内病变则常自上向下发展；后索受损为同侧深感觉障碍。晚期脊髓完全横断损害时，病变节段以下的各种感觉完全消失。

3. 运动与腱反射障碍

此症比感觉障碍出现晚，急性受压迫者早期表现为"脊髓休克"，主要表现为急起四肢或双下肢软瘫，二便失禁。一侧受压表现为脊髓半侧综合征；前角前根受压时，该节段支配区的肌张力减低、肌无力、肌束或肌纤维颤动和肌萎缩。

4. 括约肌功能障碍

此症比感觉障碍出现晚，早期排尿费力、晚期尿潴留或充溢性尿失禁和便秘，圆锥马尾病变时，二便失禁出现较早且严重。

5. 自主神经功能和营养障碍

在病变节段以下的皮肤干燥少汗、脱屑、易产生褥疮，出现灰指（趾）甲。

（四）辅助检查

1. 腰椎穿刺

当临床疑有椎管内占位病变时，需做腰椎穿刺。当脑脊液初压正常，Stooky试验（压腹试验，见腰椎穿刺节）通畅，而Queckenstedet试验示半梗阻或完全梗阻，表明肿瘤在腰穿部位以上，距腰穿部位较远。如果初压低，脑脊液少，Stooky及Queckenstedet试验均不通畅，表明肿瘤在腰穿部位以上，距腰穿部位不远。当腰穿时确认腰穿针进入蛛网膜下腔无误，而又没有脑脊液流出，即干性穿刺，表明穿刺部位即肿瘤部位，应在更高部位再穿刺，若仍无脑脊液流出，则肿瘤广泛。而马尾圆锥部肿瘤如果位于L5～S1时，在L3～L4作腰穿奎氏试验常通畅，为了解病变节段以下是否梗阻，可辅以骶管腔加压试验（从骶骨管裂孔穿刺进针4～5 cm即可进入骶椎管硬脊膜外腔），操作方法与骶管阻滞麻醉相同，穿刺完成后，拔去针芯，应无脑脊液或血液，此时便可注入生理盐水每次 5 mL，同时观测腰穿测压管内的压力是否明显升高或无变化。有些病例腰穿放液、做压力动力学测试后，疼痛或症状加重，可能与肿瘤移位牵拉神经根有关。

腰椎穿刺后，可能出现病情加重的情况，必须在腰椎穿刺前与病人及家属说明并签字，以避免医疗纠纷。症状加重后，占位病变的部位明确时，应尽早手术。

2. 脑脊液细胞数可因病因不同而异

炎症者常明显增多，蛋白相对增加不多呈细胞蛋白分离；肿瘤则细胞数正常或略增多，而蛋白增加明显呈蛋白细胞分离。梗阻部位越低、程度越完全、时间愈长者，蛋白量增加愈明显，硬膜下髓外病变的蛋白量比髓内和硬膜外病变增加明显，蛋白量可高达 19%，脑脊液呈黄色，流出片刻自凝呈胶冻状者称为黄变征（Froin 综合征或 Froin 现象）。

3. 脊柱 X 线平片

早期无脊椎改变，炎性或恶性转移瘤、病程长或病变较大累及椎管外者，骨质破坏吸收率较多，而髓外硬膜下病变如肿瘤病程长者，可有椎弓根间距增宽、椎间孔扩大。脊椎外伤，可有骨折移位或碎片压迫脊髓，或椎间隙变窄髓核脱出等改变。

4. 脊髓腔造影

这是确诊椎管内压迫性占位性病变部位及大小与梗阻程度的有创伤性检查的可靠方法。脊髓腔碘水造影由于碘水可与脑脊液弥散混合，其阳性 X 线对比度较清晰，可显示椎骨内结构与病变轮廓。CT 脊髓造影是将碘水先注入脊髓蛛网膜下腔行脊髓造影后，再做 CT 扫描，能显示椎管内病变与脊椎、蛛网膜下腔的细微改变及其相互关系。

5. MRI

这是当今诊断脊髓压迫病变的无损伤性最佳方法，脊柱矢状、横切断层图像、T_1 与 T_2 像能清晰显示脊髓全长的正侧位、横切位的正常与病变的解剖结构关系，能清晰显示病变的准确部位、大小形态，髓内或髓外以及区分病变属实质性及囊性或出血灶等，现已广泛应用，并已取代了脊髓腔造影。

（五）诊断

1. 脊髓压迫病变定位诊断的主要依据

（1）根性痛、脊椎与棘突叩压痛的恒定部位。

（2）感觉传导束障碍的发展顺序及感觉障碍恒定的上界平面。

（3）脊椎平片骨质继发性改变的部位。

（4）MRI 较 CT 更能清晰显示病变的部位。

2. 与脊髓非压迫性疾病和脊柱疾病鉴别

（1）其他躯体性疾病：早期出现于胸腹部的根痛，需与引起类似根痛的某些内脏疾病如阑尾炎、胆、肾结石，胸膜炎，心绞痛，胃十二指肠溃疡病鉴别，这些病都有其固有的症状体征和临床表现。

（2）脊髓空洞症：可能出现脊髓内占位病变的表现，但病程进展缓慢，有节段性感觉分离，运动长传导束体征少，椎管蛛网膜下腔无梗阻，脑脊液化验正常。MRI 可予鉴别。

（3）肌萎缩性侧索硬化症：一般无感觉障碍，可有上下运动神经源性瘫痪症，椎管内通畅。

（4）脊髓蛛网膜炎：起病缓慢，病变范围广泛，症状分散波动多变，脊髓腔阳性对比剂造影显示造影剂缓流分散呈点片或条索状。

（5）急性脊髓炎：起病较急，数日出现急性双下肢软瘫，椎管可通畅，严重时椎管内可阻塞，脑脊液正常或淋巴细胞与蛋白稍增加，有呼吸道感染前驱症状。

（6）椎间盘脱出：发病常与外伤有关，白天活动多则症状加重，夜间平卧休息缓解，椎管通畅，脊椎平片示椎间隙狭窄。MRI 可显示脱出的髓核。

（7）脊柱结核：身体其他部位常有结核病史，脊椎平片示椎体破坏与椎旁脓肿多见。

（8）脊柱肥大性骨关节炎：多为不典型根痛，脊柱平片示骨关节肥大性改变、椎管腔前后径狭窄。

（六）处理原则

1. 脊髓肿瘤

应早期去除病因，解除脊髓压迫，采取手术治疗切除病变，是唯一有效的治疗。恶性者辅以放疗、化疗。

2. 炎性病变

针对致病菌尤其是药敏试验结果，尽早选用有效的抗生素治疗。

（七）预后

脊髓压迫症的预后与下列因素有关：

1. 病变的性质

良性肿瘤如神经鞘瘤、脊膜瘤比恶性肿瘤、转移瘤的预后好得多。急性脊髓炎比急性硬脊膜外脓肿和肉芽肿的预后好。

2. 病变的节段和部位

高位节段、髓内病变比低位节段、髓外硬膜下病变的预后差，硬膜外病变比髓外硬膜下病变的预后差。

3. 术前脊髓功能受损障碍的程度

凡感觉和运动功能受损症状较轻者，多属可逆性损伤，预后一般较好；半横贯性损害比完全性脊髓损害的预后好；痉挛性硬瘫比松弛性软瘫的预后好；只有根性痛并早期确诊治疗者比有传导束受损症状才确诊者治疗疗效好。

4. 病变的发展速度

凡急性脊髓受压和短时内迅速发生弛缓性软瘫或脊髓休克者，其预后较差；而病程较长、慢性受压过程或缓慢进展症状波动反复较大者，其预后一般较好。

5. 手术时机及切除程度

凡手术及时、病变切除减压彻底、充分解除脊髓压迫者其预后较好，而手术拖延或难以全切除，又不能充分减压者，其预后较差。

6. 脊髓神经受损后其功能恢复的次序

常常是一般浅感觉恢复较快，自上而下恢复，而运动功能恢复较晚，自下而上；括约肌功能的恢复最晚，但经过训练可形成自律性或反射性膀胱排尿。

二、椎管内肿瘤

椎管内肿瘤是指生长于椎管内的脊髓、脊膜、脊神经根、血管和脂肪组织等的原发性和转移性肿瘤的统称。发病率为 0.9 ~ 2.8/10 万，以青壮年男性多见。

（一）病理

1. 按肿瘤发生的来源分类

（1）起源于脊髓外胚叶的室管膜和胶质细胞的肿瘤，如神经胶质细胞瘤、神经纤维瘤。

（2）起源于脊髓中胚叶间质的脊膜瘤。

（3）起源于胚胎脊索残余或先天性囊肿，如脊索瘤、上皮样囊肿及皮样囊肿、畸胎瘤。

（4）来自身体其他部位的恶性肿瘤通过血型播散转移或局部直接浸润，如肺癌、乳腺癌、前列腺癌、鼻咽癌或淋巴肉瘤等。

（5）脊髓血管发育异常，如脊髓血管畸形、血管瘤。

2. 按肿瘤位于脊椎的部位和肿瘤与脊髓、脊膜的解剖关系分类

（1）按脊髓脊柱节段分为颈、胸、腰、圆锥和马尾部肿瘤，以胸段最多，颈和腰骶段次之。

（2）按脊髓横切定位分为脊髓髓内、硬膜下髓外和硬膜外肿瘤。而穿过脊膜骑跨于硬膜内外的肿瘤，称为哑铃型肿瘤，有的可长入椎间孔至椎管外、后纵隔及胸腹腔内，以神经纤维瘤常见。

（二）临床表现

大多数脊髓肿瘤，尤其是硬膜下髓外肿瘤的症状演变，常常先由神经根痛期进展到脊髓半侧损害，最后发展到脊髓完全横贯性损害期。主要表现为脊髓进行性压迫症，常以根性痛或感觉分离为首发症状。决定临床症状出现的早晚、轻重和表现特点，主要取决于肿瘤的病理性质、部位、生长速度、质地软硬度，有否肿瘤出血或囊性改变和脊髓本身的耐受代偿能力等因素。

1. 硬膜下髓外肿瘤

脊髓肿瘤以位于硬脊膜下脊髓外占大多数，其中神经纤维瘤和脊膜瘤等良性肿瘤较多见，且好发于胸段。肿瘤生长缓慢，早期症状较轻，常以根痛为首发症状，从一侧开始进展到双侧，棘突叩压痛明显，夜间与平卧加重，咳嗽、用力大便时加剧，逐渐出现脊髓半侧损害综合征。感觉和运动障碍常自下而上发展至病变节段，括约肌功能障碍出现较晚。

由于肿瘤在蛛网膜下腔生长，椎管梗阻出现较早，脑脊液蛋白量明显增高，脊柱 X 线平片在肿瘤部位有椎弓根受压变薄、根距增宽、椎间孔扩大等症。脊髓腔造影可见脊髓向健侧移位，肿瘤的上下界呈杯口状，MRI 对确定诊断最有价值。

2. 硬膜外肿瘤

以恶性肿瘤为多，起病较急，病程较短，病情发展较快。常有剧烈持续性根痛，伴有相应部位的棘突叩击痛。脊髓功能障碍常为双侧性且出现早，并迅速由不完全性截瘫进展到完全性截瘫即脊髓麻痹期。肿瘤平面以下深浅感觉消失，肢体完全瘫痪，并出现大小便障碍，易于产生褥疮及尿路感染。脊柱 X 线平片可见到椎骨的继发性改变，如骨质破坏。脊索瘤好发于骶尾部，其骨质破坏明显，甚至向前突入盆腔，向后压迫马尾神经根。脊髓腔造影在肿瘤病变梗阻处呈梳齿状或斜坡状改变。

3. 髓内肿瘤

髓内肿瘤主要是胶质瘤，多呈浸润性生长，可累及多个节段，在各种弥漫性胶质瘤中心，可因水肿、软化、出血形成含有黄色液体的囊腔。而室管膜瘤自脊髓中央管或终丝长出，半数以上位于胸腰段、圆锥马尾部，质地较硬，常有明显分界（是有可能全切除的脊髓内肿瘤），可有明显分界（是有可能全切除的脊髓内肿瘤），可有假包膜，肿瘤生长快而易引起脊髓横贯性损害。髓内肿瘤常以感染分离为首发症状，感觉和运动障碍常为双侧性，自上而下进展。腰骶段肿瘤常为对称或不对称性马鞍形感觉障碍和肛门反射消失，括约肌功能障碍出现较早且较严重，皮肤营养障碍明显。在病程中可先出现节段感觉、运动障碍区，如颈段肿瘤，可有肩带及上肢肌萎缩、肌束震颤，累及后角后根者，可有束性或根性痛或深感觉障碍等。髓内肿瘤虽呈膨大性生长，但椎管梗阻出现较晚，脑脊液蛋白量增多不明显，脊髓腔碘油造影在肿瘤部位呈梭形充填缺损。MRI 可明确肿瘤的部位、大小及性质。

4. 脊髓肿瘤的几种少见症状

（1）上颈段肿瘤：可有强迫头位、呼吸困难、后组脑神经损害表现、小脑损害症状和脑膜刺激症状，屈颈时双上肢触电样刺痛沿脊柱而下，称为 Lhermite 征，下颈段肿瘤可有 Horner 综合征。

（2）腰骶段肿瘤：脑脊液蛋白量显著增高者或黄变征者，可引起颅内高压视神经盘水肿征，当肿瘤摘除后眼底水肿逐渐消失。

（3）某些髓内肿瘤、转移瘤和血管瘤及血管畸形：可因出血并发蛛网膜下腔出血、血肿形成，甚至造成急性脊髓压迫症致症状突然加重。

（4）胸段肿瘤：根痛可表现为肋间神经痛、胸背紧束感或腹部束带感，少数患者因根痛向腹部放射而表现为内脏痛，因此可误诊为急腹症，阑尾炎，胃十二指肠溃疡，胆、肾结石等病。

（5）圆锥马尾部肿瘤：根痛可表现为坐骨神经痛、骶尾部剧痛，感觉障碍呈马鞍状（臀部两侧），而双下肢感觉常正常，肛门反射消失，肛门松弛最为常见，有性功能减退或消失。

（6）多发性肿瘤以神经纤维瘤病常见：临床上常可同时或先后出现不同节段平面的根痛、脊髓受压症状，但多伴有神经纤维瘤病的特征，如皮肤上有多个散在分布的牛奶咖啡色素斑、皮下瘤结节等。

（7）先天性肿瘤如表皮样和表皮囊肿、畸胎瘤等：常可在背部见脐样凹陷或小孔、多毛、血管痣以及各种皮肤异常。

（三）诊断

椎管内肿瘤的诊断应包括以下几个方面：①有无椎管内肿瘤。②肿瘤的节段定位和肿瘤的上下界。③肿瘤的横位定位和髓内髓外肿瘤的鉴别。④椎管内肿瘤与非肿瘤性其他疾病的鉴别。

为了获得正确的诊断，必须重视病史的询问，并做详细的神经系统检查和必要的辅助特殊检查。首发症状对早期诊断极为重要，应详细询问有无根痛、感觉、肌力、肌张力、肌营养、深浅反射、病理征及括约肌功能障碍出现的早晚和发展顺序等，在此基础上做出脊髓肿瘤的定位和定性诊断，并不困难。

（四）治疗原则和预后

手术是唯一有效的治疗，手术目的是彻底摘除肿瘤，解除脊髓压迫，促进脊髓功能的恢复。椎管内肿瘤大多数可以手术全切除，如未能行全切除，如髓内肿瘤与转移瘤等，术后应及时辅以放射治疗和化学药物治疗，如 VM-26（鬼臼）、MeCCNU（甲环亚硝脲、司莫司汀）、顺铂等。胸段巨大哑铃型肿瘤突入胸腔者，可与胸外科医师联合手术切除。近年来，应用显微外科手术，提高了髓内肿瘤全切除率。术后给予激素、脱水治疗以减轻脊髓水肿反应，选择用神生长因子、康络素、加兰他敏等药，以促进神功能恢复的治疗，取得了较好疗效。

三、椎管内脓肿

椎管内脓肿可分为脊髓、硬膜下和硬膜外脓肿 3 种，其感染途径来源、致病菌和病理改变大致相同，但临床表现不易区别，而以硬膜外脓肿最多见。此处仅介绍硬膜外脓肿。

硬膜外脓肿主要是指发生下椎管内硬膜外间隙的局限性化脓性炎症。

硬膜外脓肿多发生于胸段，可涉及 4～5 个节段，这与其解剖生理结构有关，因胸段硬膜外腔间隙较宽，后方及两侧间隙内充满大量结缔组织，脂肪较多，有丰富的静脉丛，局部静脉回流缓慢，易于感染后形成化脓灶及肉芽组织增厚，压迫脊髓和静脉丛，而颈、腰段硬膜外腔逐渐变狭窄与椎管骨壁骨膜紧贴，脂肪与结缔组织较少，故形成脓肿较少。

感染来源途径有：①血源性感染占 70% 以上，大多数继发于全身皮肤、皮下组织炎症和肺部化脓性感染灶，经血行播散到硬膜外间隙最为多见，感染致病菌以金黄色葡萄球菌为主（占 80% 以上），也有革兰阳性链球菌和双球菌等。②直接蔓延侵入，多为邻近或远隔部位的化脓性皮肤疖肿、蜂窝织炎或伤口感染、椎骨化脓性骨髓炎等，直接侵入扩散蔓延到硬膜外间隙而形成脓肿。③隐源性感染，来源不明。

（一）病理

化脓性致病菌入侵硬膜外间隙后，引起局部组织充血、渗出、白细胞浸润、扩散形成蜂窝织炎性反应，数日内形成脓肿，脓液沿间隙向上下节段蔓延扩散，并累及软脊膜与蛛网膜和脊髓，致脊髓水肿、硬膜外脂肪坏死，脓液和大量肉芽组织交错聚积于硬膜外间隙的背面两侧，并纵行扩散多个节段，甚至可穿过椎板及韧带在椎旁产生化脓性炎症反应。

由于脊髓内外的血管炎性阻塞、静脉丛回流障碍，导致脊髓缺血、水肿加重，继而产生脊髓软化坏死，迅速发生不可逆的脊髓横贯性损害。

少数机体抵抗力强或致病菌毒力较低、局部感染灶较轻者，硬膜外腔主要为炎性肉芽组织，而脓液甚少或无脓液，其病程较长，而表现为亚急性或慢性病理变化过程，这与起病后应用抗生素不当或不及时和剂量不足有关。

（二）临床表现

（1）大多数呈急性经过，病前常有皮肤或全身其他部位化脓性感染病灶史。病初有急性化脓性感染或全身败血症表现，如高热、寒战、全身怠倦或头痛，血象白细胞数增高，可有脑膜刺激征。

（2）早期在病变节段部位有剧烈的胸腰背痛，椎旁与棘突叩压痛明显，局部皮肤软组织肿胀水肿。凭脊椎痛及椎旁皮肤水肿可定位。

（3）急性脊髓压迫症状明显而严重，病变进展迅速，很快出现双下肢麻木无力、肌张力及腱反射减弱、病变节段以下感觉减退，在数小时或 1～2 d 内变为松弛性截瘫、感觉和反射完全消失、小便困难或尿潴留。

（4）辅助性检查：腰穿椎管有梗阻、脑脊液呈蛋白细胞分离现象，在病变部位如做硬膜外穿刺检查可以抽出脓液而确诊，如果病变在腰段一般不主张做腰穿检查，以免脓液带入或扩散到椎管蛛网膜下腔。脊柱 X 线平片常无异常改变，脊髓腔造影可显示硬膜外占位现象，梗阻端呈梳齿状或不规则的斜坡形或锥形影像。CT、MRI 显示硬膜外间隙分界不清，密度增高，肉芽肿表现为软组织增厚，显示受累部分蛛网膜下腔变窄。

（三）诊断

凡以胸腰背剧痛起病的急性脊髓压迫症，问病史有僵寒高热，全身感染中毒症状和皮肤或肺部化脓性感染灶史，病变节段脊柱有明显叩击痛，双下肢呈软瘫者，应考虑患本病的可能性。但需与急性脊髓炎鉴别，而后者常无原发化脓性感染病灶史，无明显胸腰背部根痛征，腰椎穿刺椎管常通畅。

（四）治疗原则

1. 手术

本病属外科急症，需早期诊断，尽早手术，这是减少残疾提高疗效的关键。手术目的主要是清除脓肿、切除肉芽组织，以解除对脊髓的压迫和控制感染。术中需切除椎板，充分减压，应用稀释的抗生素溶液和过氧化氢反复冲洗脓腔，刮除肉芽组织，清除脓液坏死组织，并可放置引流管数天。要求手术中避免损伤硬膜和脊髓。

2. 抗生素

尽早选用对致病菌敏感的广谱抗生素，其剂量要足够，时间不能太短期，可配合甲硝唑抗厌氧菌治疗。临床上多选用广谱第三代头孢菌素如拉氧头孢，用药 3 ~ 5 d 控制严重感染后再改用其他抗生素，强调术前开始应用大剂量抗生素。

四、椎管内结核性肉芽肿

脊椎结核病约有 10% ~ 20% 可并发硬脊膜内外结核性肉芽肿或结核瘤，以硬脊膜内髓外、髓内结核瘤最多见，其病灶常呈环状紧贴于硬膜上或直接侵蚀脊髓组织，而引起脊髓受压与病变损害，以胸段较多见，儿童或青壮年多见。

（一）病因病理

感染源大多继发身体其他部位的结核病灶，经血行播散进入椎管内，以肺结核病最常见，也有结核性脑膜炎的病变直接浸入脊髓组织者。

结核性病变在椎管内多形成形态不太规则的，呈暗黄色的小块状结核性肉芽肿，或聚积成堆紧贴于硬膜内外；或直接侵犯脊髓，并可产生结核性脊膜炎或蛛网膜炎，可使硬脊膜明显增厚、粘连或硬膜被环状结核性肉芽肿包裹，结核瘤常嵌入脊髓内而压迫脊髓。此外，还可发生脊髓冠状血管血栓炎，导致脊髓缺血、静脉瘀血扩张，脊髓水肿甚至退行性变、软化坏死，造成脊髓不可逆性损害。脊椎椎体可以正常，也可被病变破坏吸收，呈椎间隙变窄、脊柱后突畸形等特征性改变。

（二）临床表现

（1）多数病人呈慢性病程，一般在半年至一年，既往有结核病接触或患有结核病史，初期常有低热、盗汗、食欲差与全身乏力。

（2）神经系统症状表现为渐进性脊髓压迫症，常以根性痛为首发症状，脊椎及椎旁叩压痛和椎旁肌肉痉挛明显。病变以一侧为重者可先出现脊髓半侧损害综合征，但常为强直性或松弛性截瘫征，病变节段以下出现深浅感觉障碍及括约肌功能障碍。

（3）血沉增快，椎管内蛛网膜下腔多有梗阻，脑脊液蛋白量增高，白细胞增多，主要为淋巴细胞。

（4）脊柱 X 线平片可以正常，可能发现脊椎旁冷脓肿或有病变节段区椎体骨质疏松破坏变形、椎间隙狭窄及脊柱后突，脊髓腔造影，显示病变部位有梗阻阻塞端可呈倒杯形、梳齿状或尖锥、条索状。

（5）CT 显示硬膜外间隙密度增高，软组织增厚，相应部位蛛网膜下腔变窄。

（6）MRI 可清楚显示一硬脊膜外硬膜下占位病变。

（三）诊断

由于本病临床上少见和临床表现多样化，术前多不易确诊。年轻患者，身体其他部位有结核病史，出现脊髓横贯性损害，脑脊液白细胞增多，血沉增快，椎管有阻塞，则诊断并不困难，但病程短者需与产生脊髓压迫症的脊髓炎、急性硬脊膜外脓肿鉴别。一般 MRI 可明确椎管内占位性病变。

（四）治疗原则

（1）椎板切除减压和病灶清除术是本病的重要治疗方法，凡能切除者，应尽量全切。如脊髓病变粘连紧不易剥离切除者，不应勉强分离切除。

（2）术前即开始抗结核治疗，术后辅助足够剂量的抗结核药物治疗，用药时间不应短于 6 个月，可防止结核性病灶扩散与复发。

（3）加强全身营养支持疗法。对截瘫者除辅助多项功能锻炼、促进康复的药物治疗外，还要加强患者的心理护理治疗，预防各种并发症的发生。

第三节　脊髓空洞症

脊髓空洞症就是脊髓内有空洞形成，是一种缓慢进展的脊髓退行性病变。其病理特征是脊髓灰质内的空洞形成及胶质增生导致其正常的功能，如感觉传导、运动传导、躯体营养反射活动等发生明显的障碍。临床表现为受损节段内的浅感觉分离、下运动神经元瘫痪和自主神经功能障碍，以及受损节段平面以下的长束体征。如病变位于延髓者，称延髓空洞症；如病变同时波及脊髓和延髓者，称球脊髓空洞症。脊髓空洞症多在 20～30 岁发病，偶可起病于童年或成年以后，女多于男。起病隐袭，病程进行缓慢，常因手部小肌肉萎缩无力或感觉迟钝而引起注意。临床症状因空洞的部位和范围不同而异。在科学发达的今天，由于检诊技术的进步，脊髓空洞症已是神经外科医生经常遇到的病种。

（一）病因机制

本病确切病因尚不清楚，可分为先天发育异常和继发性脊髓空洞症两类，后者罕见，是指继发于脊髓肿瘤、外伤、炎症等的脊髓中央组织的软化和囊性变，这一类脊髓空洞症的病理和临床均与前者有所不同。

1. 先天发育异常

（1）先天性脊髓神经管闭锁不全：本病常伴有脊柱裂，颈肋、脊柱侧弯，环枕部畸形等先天性异常。

（2）胚胎细胞增殖：脊髓灰质内残存的胚胎细胞团缓慢增殖，中心坏死液化形成空洞。

（3）机械因素：因先天性因素致第四脑室出口梗阻，脑脊液从第四脑室流向蛛网膜下腔受阻，脑脊液搏动波向下冲击脊髓中央管，致使中央管少数扩大，并冲破中央管壁形成空洞。

2. 继发性脊髓空洞症

（1）脑脊液搏动传递学说：当存在导致枕骨大孔区梗阻的病变（如慢性小脑扁桃体下疝、颅颈区畸形及颅底蛛网膜炎与粘连等）时，颅内压升高将使下疝的小脑扁桃体从后方压迫椎管蛛网膜下腔，使得脑脊液的出颅受到阻碍，这使得颅内压进一步升高。等颅压达到一定的程度，第四脑室内脑脊液的搏动冲击作用，使脊髓上端中央管开口扩大，脑脊液进入原本退化的脊髓中央管。如果单纯使脊髓中央管形成扩张性空洞，称为脊髓积水。如使室管膜受损破坏、撕裂，室管膜下脊髓组织受压水肿，靠近室管膜的血管周围间隙也被迫扩大，中央管的液体一方面向外搏动扩大中央管，形成中央空洞，同时沿破裂的室管膜进入其下的血管周围间隙及邻近的细胞间隙形成一些细胞间的小池，这些小池贯通、汇集就形成了中央管外的空洞，称为脊髓空洞性积水。

（2）压迫学说：后颅窝及枕骨大孔处拥挤压迫下脑干及上颈髓造成脑脊液分离。由于颅内压的作用形成一种球瓣效应，使脑脊液向颅侧流动而阻止其逆向流动，在坐起或用力屏气时，瞬时的压力增加，抽吸脑室液进入中央管，并形成空洞，空洞形成后，硬脊膜周静脉压改变可离心空洞液并产生新的空洞。

（3）粘连学说：Dall Dayan 认为用力屏气时，静脉压升高并传递到脊髓硬膜周静脉丛，但由于枕骨大孔处的阻塞不能使脑脊液向颅侧流动，而是经 Virochow-Robin 间隙进入脊髓实质，故空洞可不与第四脑室或中央管相通，水溶性造影剂 Amipaque 可延迟进入空洞。

（二）病理

空洞部位的脊髓外观可正常，或呈梭形膨大，或显著萎缩。空洞腔内充满液体，通常与中央管相通，洞壁由胶质细胞和胶质纤维构成。空洞常位于脊髓下颈段及上胸段的前后灰质连合及一侧或两侧后角基底部。空洞可限于几个节段，也可上及延髓下达脊髓全长，横切面上空洞大小不一，形状也可不规则。在空洞及其周围的胶质增生发展过程中，首先损害灰质中前角、侧角、后角，和灰白质前连合，其后再影响白质中的长束，使相应神经组织发生变性、坏死和缺失。延髓空洞症大多由颈髓扩展而来，通常位于延髓后外侧部分的三叉神经脊束核和疑核部位，以后才影响周围的长束，使之继发变性。

（三）临床表现

多在 20 ~ 30 岁发病，偶可起病于童年或成年以后，男多于女。起病隐袭，病程进行缓慢，常因手部小肌肉萎缩无力或感觉迟钝而引起注意。临床症状因空洞的部位和范围不同而异。

1. 感觉障碍

本病可见两种类型的感觉障碍，即由空洞部位脊髓支配的节段性浅感觉分离性感觉障碍和病变以下的束性感觉障碍。节段性浅感觉分离性感觉障碍，为本病最突出的临床体征。因空洞常始发于下颈、上胸段脊髓，故多因手部不知冷热、被刀切割时不知疼痛而引起注意，并常伴有手、臂的自发性疼痛、麻木、蚁走等感觉异常。检查时可见按脊髓节段性分布的一侧或双侧的痛觉和温度觉明显迟钝或消失，而触觉保留或轻度受损，其范围通常上及颈部、下至胸部，呈披肩或短上衣样分布。如空洞波及上颈髓三叉神经感觉束时，面部也可出现痛温觉障碍。若空洞起始于腰骶段，则下肢和会阴部出现分离性浅感觉障碍。若空洞波及后根入口处，则受损节段的一切深浅感觉均可丧失，束性感觉障碍。当空洞扩展损害一侧或双侧脊髓丘脑束时，产生损害以下对侧或双侧躯体的束性浅感觉障碍。脊髓后索常最后受损，此时则出现损害平面以下的同侧或双侧躯体的深感觉障碍。因空洞的形状和分布常不规则，节段性和束性感觉障碍多混合存在，故需仔细检查，方能确定其范围和性质。

2. 运动障碍

本病可出现下运动神经元性瘫痪。当脊髓颈、胸段空洞波及前角时，出现手部鱼际肌、骨间肌以及前臂诸肌无力、萎缩和肌束震颤。手肌严重萎缩可呈爪状手。随病变发展，可逐渐波及上臂、肩带及部分肋间肌，引起瘫痪。腰骶部的空洞则表现为下肢和足部的肌肉萎缩。当病变压迫锥体束时，可出现损害平面以下一侧或双侧的上运动神经元性瘫痪体征。

3. 自主神经功能障碍

自主神经功能障碍常较明显，由于病变波及侧角所致，常见上肢营养障碍、皮肤增厚、烧伤瘢痕或顽固性溃疡、发绀发凉、多汗或少汗。下颈髓侧角损害可见霍纳征。约 20% 的病人骨关节损害，常为多发性，上肢多见，关节肿胀，关节部位的骨质萎缩、脱钙、被磨损破坏，但无痛感，这种神经源性关节病称为夏科关节。

4. 其他症状

常合并脊柱侧弯、后弯，脊柱裂，弓形足，扁平颅底，脑积水及先天性延髓下疝等畸形。

5. 延髓空洞症

其空洞常从脊髓延伸而来，也可为疾病的首发部位。因常侵及延髓疑核、舌下神经核和三叉神经脊束核而出现吞咽困难，发音不清，舌肌萎缩及震颤甚至伸舌不能，面部痛温觉减退但触觉存在。如空洞波及前庭小脑通路时可引起眼球震颤、眩晕、步态不稳。当损害脑桥面神经核时可出现周围性面瘫。

（四）诊断

本病多在中青年发病，病程缓慢。症状为节段性分离性浅感觉障碍，肌肉萎缩无力，皮肤关节营养障碍，常伴有脊柱畸形、弓形足等。脑脊液检查压力及成分大多正常，空洞大时也可致椎管梗阻，脑脊液蛋白含量增高。X 线摄片可证实所伴有的骨骼畸形，脊髓碘油造影可见脊髓增宽。延迟脊髓造影 CT 扫描及脊髓磁共振可显示空洞的部位、形态与范围，尤以后者为理想的检测方法。辅助检查可见：

（1）脑脊液检查多正常，空洞较大，造成脊髓腔部分梗阻时 CSF 蛋白可增高。

（2）X 线检查可以发现夏科（Charcot）关节、颈枕区畸形、脊柱畸形等。

（3）延迟脊髓 CT 扫描（DMCT）将水溶性造影剂注入蛛网膜下腔后，延迟一定时间，如注射后 6 h、12 h、18 h 和 24 h 分别进行脊髓 CT 检查，可清晰显示高密度的空洞影像。

（4）MRI 是诊断本病最准确的方法，能多平面、多节段获得全脊髓轮廓，可在纵、横段面上清楚显示出空洞的位置及大小、累计范围与脊髓的对应关系等，以及是否合并 Arnold-Chiari 畸形。

（五）鉴别诊断

1. 脊髓内肿瘤和脑干肿瘤

前者临床表现与脊髓空洞症相似，但脊髓内肿瘤一般病变节段较短，早期出现括约肌症状，椎管梗阻现象常较明显；后者好发于儿童和少年，多有明显的交叉性麻痹，病程短，发展快，晚期可有颅压增高现象。

2. 颈椎病

虽可有上肢的肌萎缩及节段性感觉障碍，但无浅感觉分离，根性疼痛多见，肌萎缩常较轻，一般无营养障碍，颈椎 X 片可见骨质增生及椎间孔变窄等征象。

3. 麻风

麻风可引起手及前臂的痛触觉分离、肌萎缩及皮肤溃疡。但感觉障碍范围不符合节段性分布，体表皮肤可有散在脱屑和色素斑，受累神经变粗，并有麻风接触史，皮肤、黏膜及神经活检可查见麻风杆菌。

（六）治疗

本病进展缓慢，常迁延数十年之久，目前尚无特效疗法。

1. 手术治疗

较大空洞伴椎管梗阻可行上颈段椎板切除减压术，合并颈枕区畸形及小脑扁桃体下疝可行枕骨下减压。手术矫治颅骨和神经组织畸形，继发于创伤、感染的脊髓空洞以及张力性空洞可行脊髓切开及空洞 - 蛛网膜下腔分流术。合并 Arnold-Chiari 畸形的患者应先考虑脑脊液分流，部分患者术后症状可有所改善，脊髓内肿瘤所致空洞可行肿瘤切除术，囊性空洞行减压术后压力可暂时解除，但常见复发。

2. 放射治疗

试用放射性同位素 [131] 碘疗法（口服或椎管注射），但疗效不肯定。

3. 对症处理

可给予镇痛剂、B 族维生素、ATP、辅酶 A、肌苷等，痛觉消失者应防止外伤、烫伤及冻伤，防止关节挛缩，辅助按摩等。

第四节　脊髓亚急性联合变性

脊髓亚急性联合变性（SCD）是由于维生素 B_{12} 缺乏影响机体造血机能及神经系统的代谢而发生的贫血和神经系统变性。维生素 B_{12} 缺乏通常是与内分泌的先天性缺陷有关，也可能因各种原因造成维生素 B_{12} 吸收不良。本病病变主要在周围神经以及脊髓后索与侧索。多于中年发病，起病呈急性或慢性。临床症状有贫血、深感觉缺失、感觉性共济失调及痉挛性瘫痪，常伴有周围性感觉障碍。本病如能在发病后 3 个月内积极用维生素 B_{12} 治疗，常可获得完全恢复。若不经对症治疗，常在发病 2～3 年后进展，甚至危及生命。因此早期诊断、及时治疗是决定本病预后的关键。

（一）病因机制

本病与维生素 B_{12} 缺乏有关，维生素 B_{12} 是正常血细胞生成、核酸及核蛋白合成与髓鞘形成等生化代谢中必需的辅酶，维生素 B_{12} 缺乏引起核糖核酸合成障碍，影响神经系统代谢及髓鞘合成，神经轴索代谢障碍可导致神经变性，产生的中间代谢产物毒性作用也可造成神经纤维脱髓鞘。维生素 B_{12} 还参与血红蛋白的合成，患者常伴有恶性贫血。正常人维生素 B_{12} 日需求量仅 1～2 μg，从食物摄取游离维生素 B_{12} 必须与胃底腺壁细胞中内质网微粒体分泌的内因子结合成稳定复合物，才不被肠道细菌利用，在回肠远端与黏膜受体结合，吸收入黏膜细胞。先天性内因子分泌缺陷、萎缩性胃炎、胃大部切除术后、小肠原发性吸收不良、回肠切除、血液中运钴胺蛋白缺乏等是导致维生素 B_{12} 吸收不良的常见病因。由于叶酸代谢与维生素 B_{12} 的代谢有关，叶酸缺乏也可产生相应症状和体征。

（二）病理

病变主要在脊髓后索及锥体束，严重时大脑白质、视神经和周围神经可不同程度受累。脊髓切面可见白质脱髓鞘，镜下髓鞘肿胀、空泡形成及轴突变性。起初病变散在分布，以后融合成海绵状坏死灶，伴不同程度胶质细胞增生。大脑轻度萎缩，常见周围神经脱髓鞘及轴突变性。

（三）临床表现

多在中年以上起病，男女无明显差异，慢性或亚急性起病，缓慢进展。出现神经症状前多有苍白、倦怠、腹泻和舌炎等，伴血清维生素 B_{12} 降低，常在神经症状前出现。早期症状为双下肢无力、发硬和手动作笨拙，步态不稳，踩棉花感，步态蹒跚、基底增宽。足趾、手指末端持续对称性刺痛、麻木和烧灼感等，双下肢振动、位置觉障碍，远端明显，Romberg 征（＋），肢端感觉客观检查多正常，少数有手套、袜子样感觉减退。有些病人屈颈时出现 Lhermitte 征（由脊背向下肢放射的针刺感）。极少数患者脊髓后、侧索损害典型，但血清维生素 B_{12} 含量正常（不伴维生素 B_{12} 缺乏的亚急性联合变性）。

可出现双下肢不完全痉挛性瘫，肌张力增高、腱反射亢进和病理征。周围神经病变较重可见肌张力减低、腱反射减弱，但病理征常为阳性。少数患者视神经萎缩及中心暗点，提示大脑白质及视神经广泛受累，很少波及其他脑神经。晚期可出现括约肌功能障碍。

常见精神症状：易激惹、抑郁、幻觉、精神错乱和类偏执狂倾向，认知功能减退，甚至痴呆。

（四）辅助检查

（1）血液检查。

周围血象及骨髓涂片显示巨细胞低色素性贫血，网织红细胞数减少，诊断试验：注射维生素 B_{12} 1 000 μg/d，10 d 后网织红细胞增多有助于诊断。血清维生素 B_{12} 含量降低（正常值 220～940 pg/mL），血清维生素 B_{12} 正常者，应做 Schilling 试验（口服放射性核素 57 钴标记的维生素 B_{12}，测定尿、粪中排泄量），可发现维生素 B_{12} 吸收障碍。

（2）脑脊液正常，少数蛋白轻度增高。

（3）注射组织胺作胃液分析，可发现抗组胺性胃酸缺乏。

（4）MRI 示病变部位脊髓呈条形点片状，T_1WI 低信号、T_2WI 高信号，多有强化。

（五）诊断

中年以后发病，脊髓后索、锥体束及周围神经受损症状和体征，血清中维生素 B_{12} 缺乏，合并恶性贫血，维生素 B_{12} 治疗后神经症状改善可确诊。

（六）鉴别诊断

1. 非恶性贫血型联合系统变性

这是一种累及脊髓后索和侧束的内生性脊髓疾病，与恶性贫血无关。本综合征与亚急性联合变性的区别在于整个病程中皮质脊髓束的损害较后索损害出现早且明显，进展缓慢，有关其病理和病因所知甚少。

2. 脊髓压迫症

脊髓压迫症多有神经根痛和感觉障碍平面。脑脊液动力学试验呈部分梗阻或完全梗阻，脑脊液蛋白升高，椎管造影及 MRI 检查可作鉴别。

3. 多发性硬化

起病较急，可有明显的缓解复发交替的病史，一般不伴有对称性周围神经损害。首发症状多为视力减退，可有眼球震颤、小脑体征、锥体束征等。MRI、脑感诱发电位有助于鉴别。

4. 周围神经病

可类似脊髓亚急性联合变性中的周围神经损害，但无病理征，也无后索或侧索的损害表现，无贫血及维生素 B_{12} 缺乏的证据。

（七）治疗

1. 病因治疗

纠正或治疗导致维生素 B_{12} 缺乏的原发病因和疾病，如纠正营养不良，改善膳食结构，给予富含维生素 B 族的食物，如粗粮、蔬菜和动物肝脏，并戒酒，治疗肠炎、胃炎等导致的吸收障碍的疾病。萎缩性胃炎患者胃液缺乏游离胃酸，可服胃蛋白酶合剂或饭前服稀盐酸合剂 10 mL，3 次 /d。

2. 药物治疗

（1）一旦确诊或拟诊本病应立即给予大剂量维生素 B_{12} 治疗，以防不可逆性神经损害，常用剂量为维生素 B_{12} 500 ~ 1 000 μg/d，肌肉注射，连续 2 ~ 4 周，以后相同剂量，2 ~ 3 次 / 周，2 ~ 3 个月后维生素 B_{12} 500 μg 口服，2 次 /d，总疗程 6 个月。维生素 B_{12} 吸收障碍者需终身用药，合用维生素 B_1、维生素 B_6 等效果更佳，无须加大维生素 B_{12} 的剂量，因并不能加快神经的恢复。

（2）贫血病人用硫酸亚铁 0.3 ~ 0.6 g，口服，3 次 /d，或 10% 枸橼酸铁铵溶液 10 mL，口服，3 次 /d；有恶性贫血者，建议叶酸每次 5 ~ 10 mg 与维生素 B_{12} 共同使用，3 次 /d。不宜单用叶酸，否则可导致症状加重。

3. 康复疗法

加强瘫痪肢体功能锻炼，辅以针刺、理疗等。

第五节　脊髓血管疾病

脊髓血管病和脑血管病一样，可以发生梗死、出血、畸形、动脉瘤等，但由于脊髓内部解剖结构密集，较小的血管病损发生在脊髓相对在脑部可能引起更严重的临床后果。脊髓供血动脉有三个来源。

脊髓的动脉：起于两侧椎动脉颅内段末端，在延髓腹侧合并成一支，沿脊髓前正中裂下行至脊髓末端，该动脉在下行过程中发出一系列分支（称沟连合动脉），伸入脊髓实质，主要分布于脊髓前角、侧角、后角基部、前索和侧索。

脊髓后动脉：是椎动脉颅内段位置较低的一对分支，发出后绕向颈髓后外侧，左右两条平行地沿脊髓后外侧沟下行，直达脊髓末端，其分支分布于脊髓后角与后索。根动脉：来自一些节段性动脉，如颈深动脉、甲状腺下动脉、肋间动脉、腰动脉、骶外侧动脉等的脊髓支，这些脊髓支与相应的神经根进入椎管，统称根动脉。每一根动脉进入椎间孔后即分成前后两股，即前根动脉和后根动脉，分别补充与加强脊前、脊后动脉。大多数根动脉较细小，但在 C6、T9 及 L2 三处根动脉较大，不仅供应本节段，还供应上下邻近多个节段，两条动脉供血的交界处孔 T4 及 L1 的腹侧面容易引起供血不足现象。

脊髓各动脉的分支在脊髓软膜相互吻合，构成脊髓冠状动脉环，环绕着脊髓，并发出许多分支进入脊髓，滋养脊髓浅表部分。脊髓前部不及后部的分支密，侧支代偿能力也差，此为脊前动脉易发生梗阻的原因。

脊髓的静脉较动脉多，口径也较大，最后集中于脊髓前、后静脉，再通过前、后根静脉注入硬膜外腔内的椎内静脉丛。该静脉丛向上与延髓静脉相通，在胸段与胸腔内奇静脉及上腔静脉相通，从而与肺静脉也有联系。在腹部与下腔静脉、门静脉及盆腔静脉有多处相遇。椎静脉丛内压力很低，没有瓣膜，其血流方向依胸腹压力变动而改变（如举重、咳嗽、屏气等动作时）。因此，椎静脉丛构成感染及恶性肿瘤转移至硬脊膜外腔及进入颅内的方便通路。

一、脊髓梗死

脊髓梗死是由于供应脊髓的大血管闭塞引起。由于侧支循环的差异，脊髓前动脉梗死比脊髓后动脉梗死常见得多。

（一）病因

最常见的原因是由节段性动脉闭塞引起，如由远端主动脉粥样硬化、血栓形成或夹层动脉瘤引起的肋间动脉或腰动脉闭塞，其他原因有椎管内占位性病变或脊椎骨折、脱位对供血动脉主干的压迫、胶原性血管病、梅毒性血管炎、脊髓蛛网膜炎及血管畸形等。

（二）病理

脊髓对缺血耐受力较强，轻度间歇性供血不足通常不会导致脊髓显著损害，完全缺血 15 min 以上方可造成脊髓不可逆损伤。脊髓前动脉血栓形成常见于颈胸髓，特别是血供薄弱区，脊髓后动脉左右各一，血栓形成非常少见。

脊髓梗死病灶早期神经细胞变性、坏死，灰白质软化，组织疏松及水肿、充满脂粒细胞，血管周围淋巴细胞浸润。晚期病灶皱缩变小，血栓机化被纤维组织取代，并有血管再通。镜下可见软化灶中心部坏死，神经细胞变性、髓鞘崩解及周围胶质细胞增生等。

1. 脊髓短暂性缺血发作

脊髓短暂性缺血发作：与短暂性脑缺血发作类似，特点是发作突然，持续时间短暂，不超过 24 h，恢复完全，不遗留任何后遗症。典型临床表现是脊髓间歇性跛行或下肢远端发作性无力，表现是行走一定距离后迅速出现一侧或双下肢无力和沉重感，休息后缓解，用血管扩张剂也可缓解，部分病例伴轻度锥体束征和括约肌功能障碍，间歇期症状消失。也可表现非典型间歇性跛行，仅下肢远端发作性无力，非运动诱发，可反复发作，并自行缓解。

2. 脊髓前动脉综合征

脊髓前动脉综合征：系供应脊髓前 2/3 区域的脊髓前动脉闭塞，导致脊髓腹侧前 2/3 区域梗死。多呈卒中样急骤起病，首发症状多为突发病变节段背痛、麻木等，短时间内出现病灶水平以下弛缓性瘫痪，进行性加重，早期表现脊髓休克，休克期过后转变为病变水平以下痉挛性瘫痪。病变水平以下分离性感觉缺失，痛温觉缺失，触觉及深感觉正常。早期出现明显尿便障碍，早期尿潴留，后期尿失禁，表现自主性膀胱。可出现出汗异常及冷热感等自主神经症状，易发生压疮。病后 1 个月病人运动功能可有明显恢复。

3. 脊髓后动脉综合征

脊髓后动脉综合征：系供应脊髓后 1/3 区域的脊髓后动脉闭塞，脊髓后动脉侧支循环丰富，极少发生闭塞，较脊髓前动脉综合征少见。起病急骤，发病初期出现与病变节段一致的根痛，后索受损出现病变水平以下深感觉缺失，感觉性共济失调，痛温觉保存，肌力常保存，尿便功能常不受影响。

4. 脊髓中央动脉综合征

脊髓中央动脉综合征通常出现病变水平相应节段的下运动神经元瘫痪、肌张力减低和肌萎缩等，一般无感觉障碍及锥体束损害。

（三）临床表现

此节仅涉及常见的脊髓的动脉梗死时的临床表现，其症状可在梗死后数分钟或数小时内出现，也有在数日内逐渐起病者，好发部位为中胸段，首发症状可为局限性或根性背痛（后者性质如刀割或烧灼样），通常时间短暂，也可表现为双腿深部弥散性、难以忍受的疼痛，或是自足部开始的烧灼样痛，迅速上升至大腿及腹部。继感觉症状后，随之出现双下肢无力，立即不能行走，肌张力降低，腱反射消失，重者则表现为脊髓休克。几周后，随着脊髓休克的消逝，双下肢出现肌张力增高、腱反射亢进及病理征阳性。早期即有大、小便功能障碍。分离性感觉障碍是本病的特征性变化，表现为病变平面以下痛觉和温度觉丧失而触觉和深感觉正常或轻微减退。颈段脊髓梗死时，疼痛发生于肩颈部，出现四肢瘫痪，双上肢常伴有肌萎缩，余与胸段同。若腰段脊髓梗死，表现双下肢松弛性瘫痪，括约肌功能障碍，病变平面以下深、浅感觉均有障碍，由于下部脊髓中，脊髓前动脉供血占优势，其供血范围到达后索深部。无论梗死发生在哪一段，有的病人肛周感觉常保留，又称骶部回避，这是由于传导该部位感觉的上行纤维排列在脊髓丘脑束的最外层，接受冠状动脉供血。

在出现梗死症状前，可能有多次短暂性脊髓缺血发作，表现为一侧或双侧下肢无力，腱反射消失，Babinski 征阳性及足部感觉异常，称为脊髓间歇性跛行，常在运动后发生，推测由于血液从脊髓分流进入肌肉所致，休息后好转。

（四）诊断及鉴别诊断

本病典型表现为：①急性起病，约数分钟至数小时达高峰。②首发症状为节段性根性疼痛。③截瘫或四瘫。④大小便障碍。⑤病变平面以下分离性感觉障碍。

脑脊液正常或蛋白含量轻度增加。脊髓腔造影正常，但若脊髓水肿严重，可显示髓内占位样改变及蛛网膜下腔梗阻。通常禁忌做脊髓血管造影，因该检查可引起脊髓梗死，只有高度怀疑为血管畸形时才做。CT 或 MRI 有助于发现梗死灶，且可发现导致继发性缺血的病因，如肿瘤、脓肿、椎间盘突出等。

与本病最易混淆的病是急性脊髓炎及多发性硬化（脊髓型），这两病通常表现为急性脊髓横贯性损害的症状，神经根痛不明显，无感觉分离，急性脊髓炎还伴有发热及脑脊液中细胞增加等感染征象，多发性硬化具有病程波动、缓解与复发，脑脊液中丙种球蛋白增加，中枢神经系统其他部位常合并有病灶等特点，可借助于诱发电位、CT 或 MRI 予以鉴别。

（五）治疗及预后

早期针对脊髓间歇性跛行，给予扩血管药治疗。脊髓梗死的治疗原则与脑血栓形成相同。做好截瘫或四瘫病人的皮肤及膀胱护理，以防褥疮及尿路感染，及时进行康复治疗。轻症患者，经及时治疗，神经功能可恢复，重症则留有不同程度的后遗症。

二、脊髓出血

椎管内出血根据出血部位分为硬膜外出血、硬膜下出血、蛛网膜下腔出血和脊髓内出血等。

（一）病因机制

外伤是椎管内出血最主要原因，脊髓出血通常源于外伤，可在脊髓外伤后即刻出现，也可出现于外伤后数小时或数日。自发性出血及其他非外伤性病因多见于脊髓动静脉畸形（AVM）、血管瘤、血液病、抗凝治疗、恶病质、肿瘤和脊髓静脉梗死等，凝血机制障碍病人腰穿后可出现硬膜外出血。椎管内出血常作为其他疾病并发症，易被原发病掩盖。

（二）病理及临床表现

脊髓内出血常侵及数个节段，多位于中央灰质。病初脊髓因髓内血凝块出现肿胀，可波及出血上下数个节段灰质及邻近白质。血凝块周围通常由正常神经组织包绕，随时间推移血肿逐渐液化并被吞噬细胞清除。由于胶质替代不完全，数个脊髓节段内常遗留类似脊髓空洞样的腔。脊髓外出血形成血肿或血液进入蛛网膜下腔，出血灶周围组织可出现水肿、瘀血及继发神经变性。

1. 脊髓出血

脊髓出血是脊髓实质出血，常见于外伤及血管畸形，其他原因有血液病、CO 中毒及肿瘤等。起病急骤，发病时有剧烈局限性背痛、颈痛或胸痛，呈根痛分布，持续数分钟至数小时。疼痛停止后迅速出现肢体瘫痪、分离性感觉障碍及括约肌障碍等神经功能缺失症状。脑脊液为血性或含血细胞，颅内压增高。脊髓 CT 检查可显示出血部位高密度影，脊髓造影或脊髓血管造影可发现血管畸形。

2. 脊髓硬膜外及硬膜下出血

脊髓硬膜外出血及脊髓硬膜下出血临床较少见，可骤然出现剧烈背痛，两者临床表现非常相似，出现截瘫、病变水平以下感觉缺失及括约肌功能障碍等急性横贯性脊髓损害表现。脑脊液呈血性或黄变，蛋白含量增高。脊髓影像学检查可见髓内占位、蛛网膜下腔阻塞、硬膜外占位及脊髓受压表现，怀疑脊髓血管畸形可选择性脊髓血管造影。

3. 脊髓蛛网膜下腔出血

脊髓蛛网膜下腔出血是软脊膜或脊髓表面血管破裂出血直接流入脊髓蛛网膜下腔，本病罕见。

（三）诊断及鉴别诊断

脊髓出血与脊髓梗死的临床表现相似，但出血起病更急，病情更严重，常伴有明显的自主神经功能障碍，脑脊液呈血性或黄变，蛋白含量增高，若髓内血块较大且合并脊髓严重水肿时，可引起椎管梗阻。选择性做脊髓腔造影、脊髓血管造影、CT 或 MRI 等检查，有助于病变准确定位及病因诊断。需鉴别的病有以下几种：

（1）脊髓硬膜外或硬膜下出血：表现为迅速发生的脊髓压迫症状，首次症状为与受损平面一致的剧烈背痛，数小时内出现完全性截瘫。其病因与髓内出血大致相同，有凝血机制障碍病人，腰椎穿刺可引起硬膜外出血。

（2）脊髓蛛网膜下腔出血：表现为突发的与病变平面一致的剧烈背痛、颈痛或肢体疼痛，有的并出现脊髓横贯性损害表现及脑膜刺激征，症状的产生可能由于血液在蛛网膜下腔或血液渗入神经根梢，乃至进入脊髓实质所致。常见病因有脊髓血管畸形、结节性动脉炎、脊髓肿瘤（最常见为室管膜瘤）、血液病等。脑脊液血性或黄变，相应节段脊髓的 CT 或 MRI 检查及脊髓腔造影、脊髓血管造影有助于病变定位及定性。偶然情况，颅内动脉瘤破裂，血液流入脊髓蛛网膜下腔，表现为剧烈背痛而不是头痛，颈强直电不明显，此种情况需做脑血管造影方能明确诊断。

（四）治疗

治疗措施取决于病因和出血部位。若系抗凝剂治疗的并发症，应给予新鲜全血及维生素 K。血液病所致者，积极治疗原发病。硬脊膜外及硬脊膜下出血需急症手术治疗。止血药的应用参见脑血管病蛛网膜下腔出血的治疗。上颈段脊髓出血有呼吸麻痹者，应及时作气管切开，必要时使用人工呼吸器。瘫痪的护理及康复治疗同急性脊髓炎及脊髓梗死。

三、脊髓血管畸形

脊髓血管畸形是指脊髓血管先天性发育异常或畸形所形成的一类疾患，可由于病变的发展造成脊髓或马尾神经根损伤而引起瘫痪，其自然预后甚差。过去认为罕见，自脊髓碘水造影、MRI、选择性脊髓动脉造影应用临床后得到早期诊断，其发病率明显增高，发病以中青年人多见。显微神经外科及血管内栓塞术的发展，使本病早期治疗取得了较好的效果。

（一）病理生理

脊髓血管畸形分为动脉畸形、动静脉畸形、静脉畸形和毛细血管扩张症四种类型。目前简单分为静脉型和动静脉型，以后者最为多见。畸形血管团可位于髓内和（或）髓外，亦可在硬脊膜外。根据供血来源和部位不同分成：颈部占 15% ~ 20%，主要由锁骨下动脉分支供血，病变以髓内为主。上胸段占 20% ~ 30%，主要由肋间动脉和椎动脉分支供血，病变以髓内占多数。下胸段和腰骶段占50% ~ 70%，由肋间动脉或腰动脉的分支，即大前动脉供血，病变常在髓外背侧。

（二）发病机制

①脊髓缺血，脊髓血流通过畸形血管短路分流，产生窃血，使脊髓缺血而功能受损，症状为渐进性加重。②畸形血管破裂出血导致血肿或血栓形成，症状为突发性。③畸形血管侵入髓内，髓内神经元和神经纤维破坏变性。④脊髓受压，纤曲扩张的畸形血管团直接压迫脊髓和神经根。

（三）临床表现

（1）起病急缓均有，多数呈间断性、波动性及渐进性加重，呈"卒中样"发病者约占20% ~ 30%，主要表现为不同程度运动、感觉和括约肌功能障碍。

（2）首发症状，病变部位根性疼痛。呈脊髓间歇性跛行，80% 以上病人有不同程度的四肢无力或瘫痪。

（3）20% 的病人有蛛网膜下腔出血症状。

（4）部分病人在病变相应皮节上有血管痣、咖啡斑等皮肤病变或听到血管杂音。

（5）妊娠、外伤、运动及姿势改变，使用激素等常可诱发本病发作或症状加重。

（四）诊断及鉴别诊断

1. 临床特征

本病多见于成年男性，临床表现因病变部位不同而征象各异。反复突然发展，双下肢乏力，大小便障碍波浪式进行性加重者易想到本病的存在，而间断性、缓进性脊髓损害者常与脊髓肿瘤、脊髓炎及脊髓蛛网膜炎等相混淆。

2. 脑脊液检查

脑脊液检查 1/3 患者常规正常，2/3 患者蛋白含量增高。当畸形血管破裂时脑脊液呈血性，脑脊液压力大多数正常。动力学试验蛛网膜下腔呈不完全或完全性梗阻者约占 50%。

3. 脊柱 X 线片

多数正常，少数有椎管扩大，椎体有迂曲血管沟或栅栏样改变。

4. 脊髓碘水造影

脊髓增粗，可显示虫蚀状充盈缺损或一部分蛛网膜下腔梗阻。造影正常不能排除本病。

5. 选择性脊髓动脉造影

导管必须进入所有的供血动脉以及畸形上下的根髓动脉，这样不但能明确诊断，而且能清楚显示畸形位置、范围、体积和形态、血液流速、供血动脉、引流静脉以及与脊髓关系，对治疗方法的选择有重要价值。

6. 数字减影血管造影术（DSA）

本法造影剂用量少，放射量小，且图像、分辨率和动态观察均优于一般的选择性脊髓动脉造影术。

7. CT 及 MRI

CT 对本病确诊价值不大。最近有人主张采用动态 CT 扫描，结合脊髓腔造影及肋间动脉造影可显示畸形血管形态的局部解剖特点。MRI 可能显示蜿蜒迂曲的低信号流空现象，分布在蛛网膜下腔或脊髓髓内，对脊髓的海绵状血管瘤有重要诊断价值，即 T1 加权像表现为典型"黑环"征。

（五）治疗

（1）手术适应证：①临床症状加重时。②有难以忍受的疼痛。③存在髓内血肿。

（2）手术禁忌证：①呈弛缓性瘫痪。②脊髓完全性横断症状者。

（3）手术方法：①血管内介入人工栓塞术。②供血动脉结扎术。③畸形血管显微手术切除术。以上三种方法合理选择，必要时三者联合运用。

放射治疗疗效不明显，故已弃用。

四、脊髓动脉瘤

脊髓动脉瘤是指脊髓动脉的局限性异常扩张。本病较罕见，与颅内动脉瘤一样，其发病因素多数因动脉管壁结构上的先天异常所致。

（一）病理生理

脊髓动脉瘤常与先天性主动脉狭窄、脊髓血管畸形和脊髓脊膜血管梅毒等疾病共存。当主动脉狭窄时侧支循环开放，肋间动脉、椎管内的血管常可扩张迂曲，因无周围组织支持，在血液涡流冲击下，动脉壁薄弱部位外突而形成动脉瘤。如囊状动脉瘤发生在脊髓血管畸形的供血动脉上，则易破裂出血。脊髓动脉瘤多位于脊前动脉上，亦可与颅内动脉瘤和脑血管畸形等共存。

（二）临床表现

临床上可有脊髓蛛网膜下腔出血或脊髓压迫症的表现，症状轻重缓急亦有不同。有主动脉狭窄者还可能出现间歇性跛行。

（三）诊断

临床上表现有脊髓蛛网膜下腔出血或脊髓压迫症。腰椎穿刺脑脊液中可呈血性或呈黄色，蛋白含量增高。脊髓碘水造影可见有充盈缺损区，选择性脊髓动脉造影可确诊。

（四）治疗

可行载瘤动脉结扎术、动脉瘤夹闭术或切除术。

第八章

癫痫及痫性发作性疾病

第一节　全面性发作

全面性发作的神经元痫性放电起源于双侧大脑半球，特征是发作时伴有意识障碍或以意识障碍为首发症状。

一、病因及发病机制

1. 与遗传关系密切

150 种以上少见的基因缺陷综合征是以癫痫大发作或肌阵挛发作为临床表现的，其中常染色体显性遗传疾病有 25 种，如结节性硬化和神经纤维瘤病；常染色体隐性遗传疾病约 100 种，如家族性黑蒙性痴呆和类球状细胞型脑白质营养不良等，热性惊厥的全身性发作与编码电压门控钠通道 β 亚单位基因的突变有关。良性少年型肌阵挛性癫痫基因定位于 6q21.3。

2. 大脑弥漫性损害

弥漫性损害大脑的病因如缺氧性脑病、中毒等。皮质痫性放电病灶的胶质增生、灰质异位、微小胶质细胞瘤或毛细血管瘤改变。电镜下病灶的神经突触间隙电子密度增加，痫灶周围有大量星形细胞，改变了神经元周围的离子浓度，使兴奋易于向周围扩散。

二、临床表现

（一）失神发作

1. 典型失神发作

典型失神发作通常称为小发作。

（1）无先兆和局部症状：突然意识短暂中断，患者停止当时的活动，呼之不应，两眼瞪视不动，状如"愣神"，约 3 ～ 15 s；可伴有简单的自动性动作，如擦鼻、咀嚼、吞咽等，一般不会跌倒，手中持物可能坠落，事后对发作全无记忆，每日可发作数次至数百次。

（2）EEG：发作时呈双侧对称，3 周 /s 棘慢波或多棘慢波，发作间期可有同样的或较短的阵发活动，背景波形正常。

2. 不典型失神发作

（1）意识障碍发生及休止：较典型者缓慢，肌张力改变较明显。

（2）EEG：较慢而不规则的棘慢波或尖慢波，背景活动异常。

（二）肌阵挛发作

（1）多为遗传性疾病。

（2）某一肌肉或肌群呈突然短暂的快速收缩，颜面或肢体肌肉突然短暂跳动，单个出现，或有规律地反复发生。发作时间短，间隔时间长，一般不伴意识障碍，清晨欲觉醒或刚入睡时发作较频繁。

（3）EEG 多为棘慢波或尖慢波。

（三）阵挛性发作

1. 年龄

仅见于婴幼儿。

2. 表现

全身重复性阵挛性抽搐。

3. EEG

快活动、慢波及不规则棘慢波。

（四）强直性发作

1. 年龄

儿童及少年期多见。

2. 表现

睡眠中较多发作，全身肌肉强烈的强直性肌痉挛，使头、眼和肢体固定在特殊位置，伴有颜面青紫、呼吸暂停和瞳孔散大；躯干强直性发作造成角弓反张，伴短暂意识丧失，一般不跌倒，持续 30 s 至 1 min 以上，发作后立即清醒。

3. 常伴自主神经症状

面色苍白、潮红、瞳孔扩大等。

4. EEG

低电位 10 周 /s 波，振幅逐渐增高。

（五）全面性强直 – 阵挛发作（GTCS）

GTCS 是最常见的发作类型之一，也称大发作，特征是意识丧失和全身对称性抽搐。发作分为 3 期。

1. 强直期

（1）意识和肌肉：突然意识丧失，跌倒在地，全身骨骼肌呈持续性收缩。

（2）五官表现：上睑抬起，眼球上窜，喉部痉挛，发出叫声；口先强张，而后突闭，或咬破舌尖。

（3）抽搐：颈部和躯干先屈曲而后反张，上肢先上举后旋再变为内收前旋，下肢自屈曲转变为强烈伸直。

（4）持续 10 ~ 20 s 后，在肢端出现细微的震颤。

2. 阵挛期

（1）震颤：幅度增大并延及全身成为间歇性痉挛，即进入阵挛期。

（2）每次痉挛都继有短促的肌张力松弛，阵挛频率由快变慢，松弛期逐渐延长，本期持续 0.5 ~ 1 min。

（3）最后一次强烈阵挛后，抽搐突然终止，所有肌肉松弛。

3. 惊厥后期

（1）牙和二便：阵挛期以后尚有短暂的强直痉挛，造成牙关紧闭和大小便失禁。

（2）意识：呼吸首先恢复，心率、血压、瞳孔等恢复正常，肌张力松弛，意识逐渐苏醒。

（3）自发作开始至意识恢复历时 5 ~ 10 s。

（4）清醒后，常头昏、头痛、全身酸痛和疲乏无力，对抽搐全无记忆。

（5）或发作后进入昏睡，个别在完全清醒前有自动症或暴怒、惊恐等情感反应。

强直期和阵挛期可见自主神经征象，如心率加快，血压升高，汗液、唾液和支气管分泌物增多，瞳孔扩大等。呼吸暂时中断，皮肤自苍白转为发绀，瞳孔散大，对光及深、浅反射消失，病理反射阳性。

强直期逐渐增强的弥漫性 10 周 /s 波；阵挛期逐渐变慢的弥漫性慢波，附有间歇发作的成群棘波；惊厥后期呈低平记录。

（六）无张力性发作

1. 肌肉张力

（1）部分或全身肌肉张力突然降低，造成颈垂、张口、肢体下垂或躯干失张力而跌倒，持续 1 ~ 3 s。

（2）短暂意识丧失或不明显的意识障碍，发作后立即清醒和站起。

2. EEG

多棘 - 慢波或低电位快活动。

三、诊断及鉴别诊断

（一）诊断

1. GTCS 的诊断依据

（1）发作史及其表现，关键是发作时有无意识丧失性。

（2）间接证据：舌咬伤和尿失禁，或发生跌伤及醒后头痛、肌痛也有参考意义。

2. 失神发作

（1）特征性脑电表现。

（2）结合相应的临床表现。

（二）鉴别诊断

1. 晕厥

（1）意识瞬时丧失：脑血流灌注短暂性全面降低，缺氧所致。

（2）多有明显诱因：如久站、剧痛、见血、情绪激动和严寒等，胸内压力急剧增高，如咳嗽、抽泣、大笑、用力、憋气、排便、解尿等诱发。

（3）发作先兆：常有恶心、头晕、无力、震颤、腹部沉重感或眼前发黑等，与癫痫发作相比，摔倒时较缓慢。

（4）自主神经症状：面色苍白、出汗，有时脉搏不规则，或伴有抽动、尿失禁。

（5）四肢强直阵挛性抽搐：少数发生，多发生于意识丧失 10 s 以后，持续时间短，强度较弱，与痫性发作不同。

（6）脑电图和心电图监测：帮助鉴别。

2. 低血糖症

（1）血糖水平：发作低于 2 mmol/L 时，可产生局部癫痫样抽搐或四肢强直发作，伴有意识丧失。

（2）病因：胰岛 β 细胞瘤或长期服用降糖药的 2 型糖尿病患者。

（3）既往病史：有助于确诊。

3. 发作性睡病

（1）鉴别：因意识丧失和摔倒，易误诊为癫痫。

（2）突然发作的不可抑制的睡眠、睡眠瘫痪、入睡前幻觉及摔倒症等四联症。

4. 基底型偏头痛

（1）鉴别：因有意识障碍与失神发作鉴别，但发生缓慢，程度较轻，意识丧失前常有梦样感觉。

（2）偏头痛：双侧，多伴眩晕、共济失调、双眼视物模糊或眼球运动障碍。

（3）脑电图：可有枕区棘波。

5. 假性癫痫发作（表 8-1）

表 8-1　癫痫性发作与假癫痫发作的鉴别

特点	癫痫发作	假癫痫发作
发作场合和特点	任何情况下，突然及刻板式发作	有精神诱因及有人在场时，发作形式多样
眼位	上睑抬起，眼球上蹿或转向一侧	眼睑紧闭，眼球乱动
面色	发绀	苍白或发红
瞳孔	散大，对光反射消失	正常，对光反射存在
摔伤，舌咬伤，尿失禁	可有	无
Babinski 征	常为阳性	阴性
对抗被动运动	无	有
持续时间及终止方式	1 ~ 2 min，自行停止	可长达数小时，需安慰及暗示治疗

（1）又称癔症性发作：多在情绪波动后发生，可有运动、感觉、自动症、意识模糊等类癫痫发作症状。

（2）症状有戏剧性：表现双眼上翻、手足抽搐和过度换气，伴有短暂精神和情绪异常，无自伤和尿失禁。

（3）特点：强烈的自我表现，精神刺激后发生，发作中哭叫、出汗和闭眼等，暗示治疗可终止发作。

（4）脑电监测：有鉴别意义。

国外报道，假性发作患者中 10% 左右可患有癫痫，癫痫伴有假性发作者为 10% ~ 20%。

四、治疗

癫痫是可治性疾病，大多数预后较好。在最初 5 年内 70% ~ 80% 缓解，其中 50% 可完全停药。精确定位癫痫源，合理选择手术治疗可望使约 80% 难治性癫痫病患者彻底治愈。

（一）药物治疗的一般原则

1. 明确癫痫诊断，确定发作类型

（1）及时服用抗癫痫药物（AEDs）控制发作。

（2）首次发作者在调查病因之前，不宜过早用药，应等到下次发作再决定是否用药。

（3）根据所用 AEDs 的不良反应，确定用药时间和预后。用药前说明治疗癫痫的长期性、药物毒不良反应及生活中注意事项。

2. 病因治疗

病因明确者如调整低血糖、低血钙等代谢紊乱，手术治疗颅内占位性病变，术后残余病灶使继续发作者，需药物治疗。

3. 根据发作类型选择 AEDs

根据发作类型选择 AEDs，详见表 8-2。

表 8-2　根据癫痫的发作类型推荐选择的抗癫痫药物

发作类型	一线 AEDs	二线或辅助 AEDs
①单纯及复杂部分性发作、部分性发作继发 GTCS	卡马西平、丙戊酸钠、苯妥英钠、苯巴比妥、扑痫酮	氯巴占、氯硝西泮
② GTCS	卡马西平、苯巴比妥、丙戊酸钠、苯妥英钠、扑痫酮	乙酰唑胺、奥沙西泮、氯硝西泮
特发性大发作合并失神发作	首选丙戊酸钠，其次为苯妥英钠或苯巴比妥	
继发性或性质不明的 GTCS	卡马西平、苯妥英钠或苯巴比妥	
③失神发作	丙戊酸钠、乙琥胺	乙酰唑胺、氯硝西泮、三甲双酮
④强直性发作	卡马西平、苯巴比妥、苯妥英钠	奥沙西泮、氯硝西泮、丙戊酸钠
⑤失张力性和非典型失神发作	奥沙西泮、氯硝西泮、丙戊酸钠	乙酰唑胺、卡马西平、苯妥英钠、苯巴比妥/扑痫酮
⑥肌阵挛性发作	丙戊酸钠、乙琥胺、氯硝西泮	乙酰唑胺、奥沙西泮、硝西泮、苯妥英钠
⑦婴儿痉挛症	促肾上腺皮质激素（ACTH）、泼尼松、氯硝西泮	
⑧有中央－颞部或枕部棘波的良性儿童期癫痫	卡马西平或丙戊酸钠	
⑨ Lennox-Gastaut 综合征	首选丙戊酸钠，次选氯硝西泮	

4. 常用剂量和不良反应

常用剂量和不良反应，详见表 8-3。

表8-3 抗痫药的剂量和不良反应

药物	成人剂量/（kg/d）		儿童剂量 [mg/（kg·d）]	不良反应（剂量有关）	特异反应
	起始	维持			
苯妥英（PHT）	200	300 ~ 500	4 ~ 12	胃肠道症状，毛发增多，齿龈增生，面容粗糙，小脑征，复视，精神症状	骨髓、肝、心损害，皮疹
卡马西平（CBZ）	200	600 ~ 2 000	10 ~ 40	胃肠道症状，小脑征，复视，嗜睡，精神症状	骨髓与肝损害，皮疹
苯巴比妥（PB）		60 ~ 300	2 ~ 6	嗜睡，小脑征，复视，认知与行为异常	甚少见
扑米酮（PMD）	60	750 ~ 1 500	10 ~ 25	同苯巴比妥	同苯巴比妥
丙戊酸盐（VPA）	500	1 000 ~ 3 000	10 ~ 70	肥胖，震颤，毛发减少，踝肿胀，嗜睡，肝功能异常	骨髓与肝损害，胰腺炎
乙琥胺（ESM）	500	750 ~ 1 500	10 ~ 75	胃肠道症状，嗜睡，小脑症状，精神异常	少见，骨髓损害
加巴喷丁	300	1 200 ~ 3 600		胃肠道症状，头晕，体重增加，步态不稳，动作增多	
拉莫三嗪（LTG）	25	100 ~ 500		头晕，嗜睡，恶心，神经症状（与卡马西平合用时出现）	儿童多见
非尔氨酯	400	1 800 ~ 3 600	15	头晕，镇静，体重增加，视野缩小，精神异常（少见）	较多见，骨髓与肝损害
托吡酯	25	200 ~ 400		震颤，头痛，头晕，小脑征，肾结石，胃肠道症状，体重减轻，认知或精神症状	

（1）药物监测：药物疗效受药物吸收、分布及代谢的影响，用药应采取个体化原则。儿童需按体重（kg）计算药量，婴幼儿由于代谢较快，用量应比年长儿童相对较大。多数 AEDs 血药浓度与药效相关性明显高于剂量与药效相关性，因此，测定血药浓度，即应进行药物监测（TDM），检测苯妥英钠、卡马西平、苯巴比妥及乙琥胺血药水平，可提高用药的有效性和安全性。

（2）不良反应：所有 AEDs 都有，最常见剂量相关性不良反应，通常于用药初始或增量时发生，与血药浓度有关；多数为短暂性的，缓慢减量可明显减少。进食时服药可减少恶心反应。

（3）特异反应：与剂量无关，难以预测。严重的特异反应如皮疹、粒细胞缺乏症、血小板缺乏、再生障碍性贫血和肝衰竭等可威胁生命。约 1/4 的癫痫转氨酶轻度增高，但并不发展为肝炎或肝衰竭。

5. 坚持单药治疗原则

提倡小剂量开始的单药治疗，缓慢增量至能最大限度地控制发作而无不良反应或反应很轻的最低有效剂量。单药治疗癫痫约 80% 有效，切勿滥用多种药物。

6. 联合治疗

（1）原则：30% 以上患者需联合治疗。一种药物不能控制发作或出现不良反应，则需换用第 2 种 AEDs，如合用乙琥胺和丙戊酸钠治疗失神或肌阵挛发作，或其一加用苯二氮䓬类可有效。

（2）注意：化学结构相同的药物，如苯巴比妥和扑痫酮、氯硝西泮和地西泮等不宜联合使用。合用两种或多种 AEDs 常使药效降低，易致慢性中毒而使发作加频。传统 AEDs 都经肝脏代谢，通过竞争可能抑制另一种药的代谢。

7. 长期坚持

AEDs 控制发作后，必须坚持长期服用，除非严重不良反应出现，不宜随意减量或停药，以免诱发癫痫持续状态。

8. 增减药物、停药及换药原则

（1）增减药物：增药可适当地快，但必须逐一增加，减药一定要慢，以利于确切评估疗效和不良反应。

（2）停药：遵循缓慢和逐渐减量原则，完全控制发作 4 ~ 5 年后，根据情况逐渐减量，减量 1 年左右时间内无发作者方可停药，一般需要半年甚至一年才能完全停用，以免停药所致的发作。

（3）换药：应在第 1 种药逐渐减量时逐渐增加第 2 种药的剂量至控制发作，并应监控血药浓度。

（二）传统 AEDs

药物相互作用复杂，均经肝代谢，多数血浆蛋白结合率高，肝脏或全身疾病时，应注意调整剂量。

1. 苯妥英钠（PHT）

PHT 对 GTCS 和部分性发作有效，加重失神和肌阵挛发作。胃肠道吸收慢，半清除期长，达到稳态后成人可日服 1 次，儿童日服 2 次。因治疗量与中毒量接近，不适于新生儿和婴儿。不良反应为剂量相关的神经毒性反应，如皮疹、齿龈增厚、毛发增生和面容粗糙，干扰叶酸代谢可发生巨红细胞性贫血，建议同时服用叶酸。

2. 苯巴比妥（PB）

适应证同苯妥英钠。小儿癫痫的首选药物，对 GTCS 疗效好，或用于单纯及复杂部分性发作，对少数失神发作或肌阵挛发作也有效，预防热性惊厥。价格低廉，可致儿童兴奋多动和认知障碍，应尽量少用。

3. 卡马西平（CBZ）

适应证同苯妥英钠，是单纯及复杂部分性发作的首选药物，对复杂部分性发作疗效优于其他 AEDs。治疗 3 ~ 4 周后半清除期降低一半以上，需增加剂量维持疗效。与其他药物呈复杂而难以预料的交互作用，20% 患者白细胞计数减少至 4×10^9/L 以下，个别可短暂降至 2×10^9/L 以下。

4. 丙戊酸钠（VPA）

此为广谱抗癫痫药。良好控制失神发作和 GTCS，胃肠道吸收快，抑制肝的氧化、结合、环氧化功能，与血浆蛋白结合力高，与其他 AEDs 有复杂的交互作用。半衰期短，联合治疗时半清除期为 8 ~ 9 h。因有引起致死性肝病的危险，2 岁以下婴儿有内科疾病时禁用此药治疗。其也用于单纯部分性发作、复杂部分性发作及部分性发作继发 GTCS，为 GTCS 合并失神小发作的首选药物。

5. 扑痫酮（PMD）

适应证是 GTCS，对单纯及复杂部分性发作有效。经肝代谢成为具抗痫作用的苯巴比妥和苯乙基丙二酰胺。

6. 乙琥胺（ESX）

ESX 仅用于单纯失神发作和肌阵挛。吸收快，约 25% 以原型由肾排泄，与其他 AEDs 很少相互作用，几乎不与血浆蛋白结合。

（三）新型 AEDs

多经肾排泄，肾功能损害应调整剂量；血浆蛋白结合率低，药物间相互作用少。

1. 加巴喷丁（GBP）

GBP 不经肝代谢，以原型由肾排泄，治疗部分性发作和 GTCS。

2. 拉莫三嗪（LTG）

起始剂量应小，经 6 ~ 8 周逐渐增加剂量，对部分性发作、GTCS 和 Lennov-Gastaut 综合征有效，胃肠道吸收完全，经肝代谢。

3. 非尔氨酯（FBM）

单药治疗部分性发作和 Lennox-Gastaut 综合征。胃肠道吸收好，90% 以原型经肾排泄。可发生再生障碍性贫血和肝毒性，其他 AEDs 无效时才考虑试用。

4. 氨己烯酸（VGB）

用于部分性发作、继发 GTCS 和 Tennox-Gastcnlut 综合征，对婴儿痉挛症有效，也可用作单药治疗。经胃肠道吸收，主要经肾脏排泄。不可逆性抑制 GABA 转氨酶，增强 GABA 能神经元作用。有精神病史的患者不宜应用。

5. 托吡酯（TPM）

TPM 亦称妥泰。天然单糖基右旋果糖硫代物，可作为丙戊酸的替代药物。对难治性部分性发作、继发 GTCS、Lennox–Gastaut 综合征和婴儿痉挛症等有效。远期疗效好，无明显耐受性，大剂量也可用作单药治疗。卡马西平和苯妥英钠可降低托吡酯麻药浓度，托吡酯也可降低口服避孕药的疗效及增加苯妥英钠的血药浓度。

（四）AEDs 的药代动力学

1. 血药浓度

药物口服吸收后分布于血浆和各种组织内。多数 AEDs 部分地与血浆蛋白相结合，仅游离部分透过血脑屏障发挥作用。常规所测血药浓度是血浆内总浓度，当血浆蛋白或蛋白结合部位异常增多或减少时，虽药物血浆总浓度不变，其游离部分却异常减少或增多，出现药物作用与血药浓度的预期相矛盾的现象。

2. 药物半清除期

药物半清除期反映药物通过代谢或排泄而清除的速度；稳态是指药物吸收和清除阈达到平衡的状态，只有在达到稳态时测得的血药浓度才可靠，而一种药物达到稳态的时间大致相当于其 5 个半清除期的时间。为了减少 AEDs 血浓度的过大波动，应以短于稳态时的药物半清除期 1/3 ~ 1/2 的间隔服用。半清除期为 24 h 或更长时间的 AEDs，每日服用 1 次即可维持治疗血药浓度，于睡前服可避免药物达峰浓度时的镇静作用。

（五）手术治疗

1. 考虑手术治疗基本条件

（1）长时间正规单药治疗，或先后用两种 AEDs 达到最大耐受剂量，或经一次正规、联合治疗仍不见效者。

（2）难治性癫痫指复杂部分性发作患者用各种 AEDs 治疗难以控制发作，血药浓度在正常范围之内，并治疗 2 年以上，每月仍有 4 次以上发作者。

（3）难治性部分性发作者最适宜手术治疗。

2. 最理想的适应证

最理想的适应证始自大脑皮质的癫痫放电。手术切除后不会产生严重神经功能缺损。

3. 常用的手术方法

（1）前颞叶切除术：难治性复杂部分性癫痫的经典手术。

（2）颞叶以外的脑皮质切除术：局灶性癫痫治疗的基本方法。

（3）癫痫病灶切除术。

（4）胼胝体部分切除术。

（5）大脑半球切除术。

（6）多处软脑膜下横切术：适于致痫灶位于脑重要功能皮质区的部分性发作。如角回及缘上回、中央前后回、优势半球 Broca 区、Wernicke 区等，不能行皮质切除术时选用。

五、预后

典型失神发作预后最好，药物治疗 2 年儿童期失神通常发作停止，青年期失神癫痫易发展成全身性发作，治疗需更长时间；原发性全身性癫痫控制较好；5 ~ 10 岁起病者有自发缓解倾向，易被 AEDs 控制；外伤性癫痫预后较好；无明显脑损伤的大发作预后较好，缓解率 85% ~ 90%；有器质性脑损伤及 / 或神经系统体征的大发作预后差；发病较早、病程较长、发作频繁及伴有精神症状者预后差；无脑损伤的肌阵挛性癫痫预后尚可，伴有脑部病变者难以控制。

第二节　部分性发作

一、概述

1. 概念

痫性放电源于一侧大脑半球，向周围正常脑区扩散可扩展为全身性发作。成年期痫性发作最常见的类型是部分性发作。

2. 分型

根据发作期间是否伴有意识障碍分为3型。

（1）无意识障碍：为单纯部分性发作。

（2）有意识障碍：发作后不能回忆，为复杂部分性发作。

（3）单纯和复杂部分性发作：均可能继发全身性强直－阵挛发作。

二、病因及发病机制

（一）病因

1. 单纯部分性发作

多为症状性癫痫，常见脑器质性损害，以脑外伤、产伤、脑炎、脑瘤和脑血管疾病及其后遗症居多。

2. 复杂部分性发作

多因产伤，或脑炎、脑外伤、肿瘤、脑血管意外、脑动脉硬化、脑血管畸形及脑缺氧等。

（二）发病机制

异常神经元突触重建及胶质增生与复杂部分性发作密切相关。颞叶结构的异常放电引起复杂部分性发作，在痫性活动的发生、发展及传播中海马和杏仁核起重要作用。颞叶癫痫与诱发痫性发作的特定结构受损，或海马硬化（AH）相关。

三、临床表现

（一）单纯部分性发作

痫性发作的起始症状提示痫性灶多在对侧脑部，发作时限不超过1 min，无意识障碍，分为四型。

1. 部分运动性发作

（1）表现：局部肢体抽动，一侧口角、眼睑、手指或足趾多见，或整个一侧面部或一个肢体远端，有时言语中断。

（2）杰克逊癫痫：发作自一处开始后沿大脑皮质运动区分布顺序缓慢移动，如自一侧拇指沿腕部、肘部、肩部扩展。

（3）Todd瘫痪：病灶在对侧运动区。部分运动性发作后如遗留暂时性（数分钟至数日）局部肢体瘫痪或无力。

（4）部分性癫痫持续状态：癫痫发作持续数小时或数日。

2. 体觉性发作或特殊感觉性发作

（1）体觉性发作：肢体常麻木感和针刺感，多在口角、舌、手指或足趾发生，病灶在中央后回体感觉区，偶有缓慢扩散犹如杰克逊癫痫。

（2）特殊感觉性发作：①视觉性：视觉如闪光，病灶在枕叶。②听觉性：幻听为嗡嗡声，病灶在颞叶外侧或岛回。③嗅觉性：焦臭味，病灶在额叶眶部、杏仁核或岛回。④眩晕性：眩晕感、飘浮感、下沉感，病灶在岛间或顶叶。

特殊感觉性发作可是复杂部分性发作或全面强直－阵挛发作的先兆。

3. 自主神经发作

（1）年龄：以青少年为主。

（2）临床症状：很少单独出现，以胃肠道症状居多，如烦渴、欲排尿感、出汗、面部及全身皮肤发红、呕吐、腹痛等。

（3）病灶：杏仁核、岛回或扣带回。

（4）EEG：阵发性双侧同步 θ 节律，频率为 4 ~ 7 次 / 秒。

4. 精神性发作

（1）各种类型遗忘症：如似曾相识、似不相识、快速回顾往事、强迫思维等，病灶多在海马部。

（2）情感异常：如无名恐惧、愤怒、忧郁和欣快等，病灶在扣带回。

（3）错觉：如视物变大或变小，听声变强或变弱，以及感觉本人肢体变化等，病灶在海马部或颞枕部。精神症状可单独发作，常为复杂部分性发作的先兆，或为继发的全面性强直 – 阵挛发作的先兆。

（二）复杂部分性发作

（1）占成人痫性发作 50% 以上：在发作起始精神症状或特殊感觉症状出现，随后意识障碍、自动症和遗忘症，或发作开始即意识障碍，又称精神运动性发作。病灶多在颞叶，故又称颞叶癫痫，或见于额叶、嗅皮质等部位。先兆或始发症状包括单纯部分性发作的各种症状，特别是错觉、幻觉等精神症状及特殊感觉症状。

（2）在先兆之后发生复杂部分性发作：患者做出似有目的的动作，即自动症。自动症是在痫性发作期或发作后意识障碍和遗忘状态下发生的行为，先瞪视不动，然后无意识动作，如机械地重复动作，或出现吮吸、咀嚼、舔唇、清喉、搓手、拂面、解扣、脱衣、摸索衣裳和挪动桌椅等，甚至游走、奔跑、乘车上船，也可自动言语或叫喊、唱歌等。病灶多在颞叶海马部、扣带回、杏仁核、额叶眶部或边缘回等。在觉醒时 EEG 仅 30% 呈发作放电。EEG 表现为一侧或两侧颞区慢波，杂有棘波或尖波。

（三）全面性强直 – 阵挛发作

全面性强直 – 阵挛发作多由单纯或复杂部分性发作继发而来：脑电图可见快速发展为全面性异常。大发作之后可回忆起部分性发作时的情景。

四、诊断及鉴别诊断

（一）诊断

1. 首先确认癫痫是否发作

（1）详细了解首次发作的时间和情况，仔细排除内科或神经科急性疾病。

（2）除单纯部分性发作外，患者并不能记忆和表述发作时的情景，需向目睹者了解整个发作过程，如发作的环境、时间，发作时姿态、面色、声音，有无肢体抽搐及大致顺序，发作后表现，有无怪异行为和精神失常等。

（3）有多次发作的患者需了解发病后情况、发作形式、相关疾病及事件、可能的触发因素，以及发作的频率下最长间隔、间隙期有无异常等。

（4）了解家族史，怀孕期、分娩期和产后生长发育情况，有否热性惊厥、严重颅脑外伤、脑膜炎、脑炎、寄生虫感染史等。

2. 确定发作类型

依靠病史等确定发作类型及可能属于哪种癫痫综合征。

3. 最后确定病因

（1）首次发作者，排除内科或神经科疾病，如低血糖、高血糖、高渗状态、低钙血症、低钠血症、高钠血症、肝衰竭、肾衰竭、高血压脑病、脑膜炎、脑炎、脑脓肿和脑瘤等。

（2）排除药物或毒物引起的痫性发作，如异烟肼、茶碱、氨茶碱、哌替啶、阿米替林、多塞平、丙米嗪、氯丙嗪、氟哌啶醇、氨甲蝶呤、环孢霉素 A、苯丙胺等。

（3）若先后用两种抗痫药治疗效果不佳，就应再次评估，复查 EEG 和高分辨率 MRI。

（二）鉴别诊断

1. 偏头痛

（1）应与复杂部分性发作持续状态鉴别。

（2）多有头痛发作史和家族史。

（3）主要症状为剧烈偏头痛，无意识障碍。

（4）EEG 正常或仅少数患者出现局灶性慢波，如有尖波常局限于头痛侧颞区。

（5）如幻觉则以闪光、暗点、视物模糊为特征。

2. 短暂性脑缺血发作（TIA）

（1）一过性记忆丧失、幻觉、行为异常和短暂意识丧失等，可与复杂部分性发作混淆。

（2）年龄大，脑动脉硬化及脑电图阴性。

3. 非痫性发作

详细询问病史，与屏气发作、遗尿、梦魇、腹痛、低血糖发作等鉴别。

五、预后

起源于脑结构性病变的部分性癫痫患者，预后与病因是否得到根除有关。这类癫痫对药物治疗有抵抗性，但经 3 ~ 5 年治疗后缓解率可达 40% ~ 45%。发作形式仅有一种的患者比多种发作形式预后好，缓解率达 65% 以上。复杂部分性发作停药后复发率高，应长期服药。

第三节　癫痫及癫痫综合征

一、具有枕区放电的良性儿童期癫痫

（1）发病年龄：儿童期。

（2）临床表现：以视觉症状开始如黑蒙、闪光、视幻觉或错觉等，随之一侧阵挛性抽动及自动症。发作后约 1/4 患儿出现头痛。

（3）EEG 检查：仅在闭眼时见到一侧或双侧枕区或颞区阵发性高波幅棘慢波或尖波，呈反复节律性发放。

（4）治疗：选用卡马西平或丙戊酸钠治疗。

二、具有中央 – 颞部棘波的良性儿童期癫痫

（1）年龄性别：3 ~ 13 岁好发，9 ~ 10 岁为发病高峰。遗传倾向明显，男性明显多于女性。

（2）临床表现：常在夜间发病，嘴角及面部一侧抽动，对侧肢体偶可累及，甚至进展为 GTCS。

（3）频率：每月一次或数月一次。

（4）EEG 检查：见一侧中央 – 颞区高波幅棘波，有向对侧扩散的倾向。

（5）治疗：卡马西平或丙戊酸钠治疗有效。

（6）预后：可不经治疗于 16 岁前自愈。

三、West 综合征（婴儿痉挛症）

（1）年龄性别：出生后一年内发病，4 ~ 7 月为发病高峰，男孩多见。

（2）临床表现：快速点头状痉挛，双上肢外展，下肢和躯干屈曲，偶尔下肢也可为伸直状；常伴有精神运动发育迟滞。

（3）EEG 检查：呈特征性高峰节律失常。

（4）治疗：早期用 ACTH 或皮质类固醇治疗疗效较好。

（5）预后：症状性多见，肯定有脑损伤的证据或病因明确，预后不良；隐源性较少见，智能障碍少见。

四、Lennox-Gastaut 综合征

（1）病史：多数患儿有脑病史。

（2）年龄：起病于学龄前。

（3）临床表现：同时有多种形式发作，最常见强直性发作，其他为失张力性发作、肌阵挛性发作、失神发作和全身性强直-阵挛发作，发作难以控制，常伴智能障碍。

（4）发作频率：发作频繁，每日多达数十次，癫痫持续状态易出现。

（5）EEG 检查：背景活动异常，可见 3Hz 棘慢波，常有多灶性异常。

（6）治疗：首选丙戊酸钠，次选氯硝西泮、托吡酯、非尔氨酯等。

（7）预后：不良。

第四节　癫痫持续状态

一、概述

1. 概念

癫痫持续状态指一次癫痫发作持续 30 min 以上，或连续多次发作，发作间期意识或神经功能未恢复至通常水平称癫痫状态。

2. 特点

一般指全面强直-阵挛发作持续状态。神经科常见急诊，致残率和病死率高。任何类型癫痫均可出现癫痫持续状态。

二、病因与病理生理

（一）常见原因和诱因

1. 常见原因

停药不当和不规范的 AEDs 治疗。

2. 常见诱因

感染、精神因素、过度疲劳、孕产和饮酒等。

3. 年龄不同，病因有异

（1）婴儿、儿童期：感染、产伤、先天畸形为主。

（2）青壮年：多见于脑外伤、颅内占位。

（3）老年：脑卒中、脑肿瘤和变性疾病等。

（二）病理生理

（1）持续或反复惊厥发作引起大脑耗氧和耗糖量急剧增加，使神经元内 ATP 减少，导致离子泵功能障碍，钾离子游离到细胞外，钙离子进入细胞内超载。兴奋性氨基酸及神经毒性产物（如花生四烯酸、前列腺素等）大量增加，导致神经元和轴突水肿死亡。

（2）低血糖、缺氧使脑损害出现不可逆；脑血流自动调节功能失调，脑缺血加重，相继出现代谢性并发症，如高热、代谢性酸中毒、休克、低血糖、高血钾、蛋白尿等，甚至因心、肝、肺、肾多脏器衰竭而死亡。

三、分类与治疗

（一）惊厥性全身性癫痫持续状态

1. 临床表现

（1）最常见，主要是 GTCS 引起，其次为强直性、阵挛性、肌阵挛性等。

（2）特征：全身性抽搐一次接一次发生，始终意识不清，不及时控制可多脏器损害，危及生命。

2. 对症处理

（1）保持呼吸道通畅，面罩或鼻导管吸氧，必要时气管切开。

（2）监护心电、血压、呼吸，定时血气、血化学分析。

（3）查找诱发原因并治疗。

（4）防止舌咬伤，牙关紧闭者应放置牙垫。

（5）防止坠床，放置床档。

（6）应及时处理常伴有的脑水肿、感染、高热等。①防治脑水肿：20% 甘露醇快速静脉滴注，或地塞米松 10 ~ 20 mg 静脉滴注。②预防或控制感染：应用抗生素。③物理降温高热。④纠正代谢紊乱，如发作引起的低血糖、低血钠、低血钙。⑤纠正酸中毒，维持水及电解质平衡，营养支持治疗。

3. 药物治疗

快速控制发作是治疗的关键，可酌情选用以下几种药物。

（1）地西泮（安定）：地西泮静脉推注对成人或儿童各型持续状态均为最有效的首选药物。成人剂量通常为 10 ~ 30 mg。单次最大剂量不超过 20 mg，儿童用量为 0.3 ~ 0.5 mg/kg，5 岁以上儿童 5 ~ 10 mg，5 岁以下每岁 1 mg 可控制发作。以每分钟 3 ~ 5 mg 速度静脉注射。15 min 后如复发可重复给药，或用 100 ~ 200 mg 地西泮溶于 5% 葡萄糖或氯化钠溶液中，于 12 h 内缓慢静脉滴注。地西泮偶可抑制呼吸，则需停止注射。

（2）苯妥英钠：迅速通过血脑屏障，脑中很快达到有效浓度，无呼吸抑制，不减低觉醒水平，对 GTCS 持续状态尤为有效。成人剂量 15 ~ 18 mg/kg，儿童 18 mg/kg，溶于氯化钠溶液中静脉注射，静脉注射速度不超过 50 mg/min。但起效慢，约 80% 患者 20 ~ 30 min 内停止发作，作用时间长（半清除期 10 ~ 15 h），可致血压下降及心律失常，需密切监控，有心功能不全、心律失常、冠心病及高龄者宜慎用和不用。

（3）异戊巴比妥钠。

（4）10% 水合氯醛：成人 25 ~ 30 mL 加等量植物油保留灌肠。

（5）副醛：8 ~ 10 mL 肌内注射或 15 ~ 30 mL 用植物油稀释保留灌肠。因引起剧咳，有呼吸疾病者勿用。

（6）利多卡因：用于地西泮静脉注射无效者。2 ~ 4 mg/kg 加入 10% 葡萄糖内，以 50 mg/h 速度静脉滴注，有效或复发时均可重复应用。心脏传导阻滞及心动过缓者慎用。

（7）氯硝西泮（氯硝安定）：药效是地西泮的 5 倍，半清除期 22 ~ 32 h，成人首次剂量 3 mg 静脉注射，数分钟奏效，对各型癫痫状态疗效俱佳，以后每日 5 ~ 10 mg，静脉滴注。注意对呼吸及心脏抑制较强。

（8）其他：上述方法均无效者，可用硫喷妥钠静脉注射或乙醚吸入麻醉控制发作。

4. 维持治疗

控制癫痫发作后，立即使用长效 AEDs，苯巴比妥 0.1 ~ 0.2 g 转肌内注射，每 8 h 一次，维持疗效。同时鼻饲卡马西平或苯妥英钠，待口服药达到稳态血浓度后逐渐停用苯巴比妥。

（二）非惊厥性全身性癫痫持续状态

1. 临床表现

主要为失神发作持续状态，发作持续可达数小时，表现意识障碍、失语、精神错乱等。

2. 快速控制发作

首选安定地西泮静脉注射，继之口服丙戊酸钠或乙琥胺，或两者合用。

3. 预后较好

一般不导致死亡，治疗不及时可留智能障碍等后遗症。

（三）复杂部分性发作持续状态

1. 临床表现

复杂部分性发作持续状态的恢复时间较失神发作要慢；部分患者出现发作后浮肿或记忆减退，记忆缺损可能成为永久性损害。

2. 快速控制发作

用地西泮或苯妥英钠静脉注射控制发作，继之以苯巴比妥肌内注射、口服苯妥英钠维持疗效。

（四）单纯部分性发作持续状态（又称 Kojewnikow 癫痫）

1. 临床表现

此型较难控制，由单纯部分性发作持续状态可扩展为继发性全身性发作，发作终止后可遗留发作部位 Todd 麻痹。

2. 快速控制发作

首选苯妥英钠以较大负荷剂量（20 mg/kg）静脉滴注，然后再用常规剂量，可辅以苯巴比妥或卡马西平口服。

第五节　难治性癫痫

癫痫（epilepsy，EP）是最常见的神经系统疾病之一，患病率高达 5‰左右，我国约有 600 万的癫痫患者。

癫痫有不同的发作形式及病因，其治疗效果及转归预后亦相差较大，约 70% ~ 80% 的癫痫患者经过正规诊断、正确分型及选用合适的抗癫痫药物（AEDs）可以得到有效的控制，但仍有 20% ~ 30% 的患者对正规的 AEDs 治疗无反应，被认为是难治性癫痫（intractable epilepsy，IE）。

一、难治性癫痫的定义

难治性癫痫迄今尚无公认的确切定义，NIH（国家卫生研究所）笼统地将其概括为"难治性癫痫是指神经专科医生或一线临床专家使用了现有的一切诊疗技术仍未能有效控制的癫痫"。由于其对实施的治疗方法、有效控制的标准等没有明确界定，所以并不适用于临床与科研工作。实际工作中常使用的定义为：临床诊断、分型及选药正确，应用了 2 ~ 3 种一线抗癫痫药正规治疗 2 年以上，剂量合适，血药浓度在有效范围，无不可耐受的不良反应，仍有癫痫频繁发作达每月 4 次以上者。但要注意到癫痫是包含一组内容复杂的临床综合征，各种类型癫痫之间的差异较大，仅此定义仍不能完全概括难治性癫痫的所有情况，比如全身强直－阵挛性发作 1 ~ 2 次 / 周属较频繁，对患者的生活影响较大，而失神发作每天 10 余次对患者并无大碍，此外部分难治性癫痫随时间的推移最终仍能得到有效控制。因此，临床上应该更灵活、动态地确定一个患者是否为难治性癫痫。目前较为普遍接受的难治性癫痫的定义为：用目前的抗癫痫药物，在有效治疗期，合理用药不能终止其发作或已被临床证实是难治性癫痫及癫痫综合征。该定义是综合了难治性癫痫定义的发展史，根据临床实际情况提出的更为全面合理的概念，突出治疗无效是难治性癫痫的重要特征。

二、难治原因

癫痫是一种慢性疾病，控制发作是癫痫治疗的主要目的。随着对抗癫痫药的药代动力学认识的深入，抗癫痫药血中浓度监测的实施、新抗癫痫药的推出，以及非药物治疗的进展（如手术、迷走神经刺激、γ－刀等），癫痫的治疗已有很大进步。但在临床实践中，部分癫痫患者在诊治过程中治愈率低。建议：①癫痫治疗应从小剂量开始逐步加量，有些抗癫痫药可用血药浓度监测以调节剂量。②任何患者用最大耐受而无明显好转时，应渐减量，这样可以减少不良反应而不影响发作控制水平。③如需要超出最大耐受量的抗癫痫药方能控制发作者，则应考虑换药或其他方法治疗。

抗癫痫新药应用不当，国际上已研制出很多新的抗癫痫药物，其中 9 种已被美国食品及药物管理局（FDA）批准，包括非你氨酯、拉莫三嗪、加巴喷丁、托吡酯、氨己烯酸、乐凡替拉西坦、噻加宾、奥卡西平及唑尼沙胺，这就出现了一个如何合理应用的问题。这些新型抗癫痫药物都有一定的适应证，例如选择性 GABA 能化合物加巴喷丁、噻加宾及氨己烯酸治疗失神或肌阵挛发作可加重病情，噻加宾在某些患者中还可诱发非惊厥性癫痫状态。不同的不良反应使得一些抗癫痫药物对某些患者的应用受到限制，如有肾结石患者不能用托吡酯；患者有急性肝病或急性血液系统紊乱则不适合选用非尔氨酯；丙戊酸钠和拉莫三嗪并用时，由于丙戊酸钠明显抑制拉莫三嗪的代谢，故后者加量要慢；同样，因非尔氨酯有剂量依赖性抑制丙戊酸、苯妥英及卡马西平环氧化物代谢的作用，这些抗癫痫药在加用非尔氨酯时，前者应减量 25%。虽然对照试验显示抗癫痫新药如拉莫三嗪、加巴喷丁、奥卡西平、氨己烯酸等对部分性发作有效，但大多数专家不主张把它们作为一线抗癫痫药物使用，原因之一是过于昂贵，而提倡在丙戊酸钠、卡马西平等一线药不能控制发作时才考虑选用。

过早撤停抗癫痫药，癫痫发作被控制后，过早撤停抗癫痫药可能导致癫痫复发，甚至诱发癫痫持续状态。据报道，在 1 031 例缓解 2 年以上的患者中，撤药组复发率为 43%，而继续用药组仅为 10%。当然，因为惧怕复发而长期不停药也并非良策。因此应综合分析患者是否存在可能复发的危险因素如发作频繁、病程冗长、脑电图仍异常、曾多药治疗等来考虑停药时间。临床发作已控制多年的患者，可做脑电图检查以了解有无痫性放电，最理想的是做 24 h 动态脑电图，如无异常放电，则可考虑撤停药物。撤停药物时要慢，全身强直－阵挛性发作停药过程不少于 1 年，失神发作不少于 6 个月，原用药剂量大者则撤药所需时间也长；如在撤药过程中出现复发则应即刻恢复原治疗方案。

未能取得患者和家属的合作，国内外资料均表明，依从性不良是癫痫药物治疗失败的重要因素。患者常因种种原因而自行减量、加量、减少服药次数或任意停药，也有受社会不实广告的欺骗而滥用所谓的纯中药，其结果是或不能控制或出现不良反应。所以患者和家属的合作是治疗成功的重要一环。对策是加强有关癫痫的科普知识宣传，争取患者主动配合；定期门诊随访患者，了解患者发作和治疗合作情况以及时纠正不合理用药的做法。

滥行外科治疗癫痫的非药物治疗包括外科手术、立体定向放射外科（γ－刀）、迷走神经刺激等。这些治疗的主要对象应是药物治疗无效的难治性癫痫。手术和 γ－刀治疗的根本前提是要有准确的诊断和病灶定位，所以需要综合临床表现、结构性影像学检查（如 MRI、CT）以及功能性检查（如常规脑电图、动态脑电图、磁共振波谱、单光子发射计算机断层扫描、正电子发射计算机断层扫描及脑磁图）检查来确定癫痫病灶，这样才能取得较好效果。如对一些药物能控制的、定位未明确的患者滥施外科治疗，患者的癫痫发作非但没有控制，反而加剧，所以应严格掌握外科治疗的适应证。

由于各种原因使癫痫不能得到控制，最后发展为难治性癫痫。在临床上由于人为原因造成的难治性癫痫被称为医源性难治性癫痫，通过努力这部分患者是可以治愈的；由于发育和神经系统的损伤等原因造成的癫痫综合征和症状性癫痫构成难治性癫痫的大部分，还有一些患者由于个体素质差异或基因突变，也可表现为难治性癫痫。

（一）人为原因形成的难治性癫痫

1. 未确诊癫痫即予治疗

癫痫是一种发作性疾病，其特点是突发性、反复性和短暂性，临床上很多非癫痫的发作性疾病如偏头痛、假性发作等被误诊为癫痫而给予抗癫痫治疗，其治疗效果可想而知。

由于癫痫患者就诊时多在发作间期，医生少有目睹发作，体查多无异常，因此详细询问病史是诊断的关键。询问对象包括患者、亲属及发作目睹者，要不厌其烦地了解发作全过程，包括当时环境、起始表现、有无肢体抽搐和其大致顺序、面色变化、意识情况、有无怪异动作和精神异常、发作时程、发作频率、有何诱因等，注意过去史及家族史。脑电图检查对诊断有很大的参考价值，特别是发作时的记录意义最大，发作间期记录到棘（尖）波、棘（尖）慢复合波等痫样放电同样具有重要参考价值，非特异性慢波则要结合病史。特别值得注意的是，癫痫是一种临床诊断，仅仅脑电图有异常，即使有痫样放电而无临床发作，也不能诊断为癫痫而给予抗癫痫治疗。

2. 未按癫痫发作类型选择药物

癫痫发作有很多类型，不同的发作类型常选择不同的抗癫痫药物治疗。临床上常误判发作类型而错选药物，例如复杂部分性发作以短暂意识障碍为主要表现，特别在杏仁核有病灶时可表现为凝视发作，这种发作常被误诊为失神发作而给予乙琥胺，反之，因未能正确认识失神发作而误诊为复杂部分性发作，错选卡马西平或苯妥英钠治疗导致发作加剧。又如青少年肌阵挛癫痫发作时的肌阵挛常出现于一侧，被误为单纯部分性发作而选用卡马西平、苯妥英钠治疗，同样会使病情恶化。还有一些额叶癫痫的部分性发作被误诊为非癫痫性精神发作，从而延误了治疗。解决的对策是详细询问病史，熟悉各种癫痫发作类型；发作较频繁者应进行 24 h 脑电图或视频脑电图鉴别，两者均有助于确诊癫痫和鉴别发作类型；如仍难以确定发作类型，可先给予广谱抗癫痫药物如丙戊酸治疗。

3. 在未否定第 1 种药物疗效前加用第 2 种药物

临床上在治疗癫痫过程中常见第 1 种抗癫痫药用后不久即加用另一种抗癫痫药物以求较快获得疗效。事实上一线抗癫痫药单药在有效剂量时有较好疗效，多药治疗会增加药物间相互作用而可能增加不良反应或减低疗效。多药治疗仅用于单药治疗失败的癫痫患者。建议：①第 1 种药物肯定无效后逐步换用第 2 种有效的抗癫痫药物。②第 1 种药物虽有一定疗效，但控制不够理想时可加用第 2 种药物。③合用的两种药应该是化学结构上不同的、最好是两种不同抗癫痫机制的药物，两药之间相互作用少。④如第 2 种药加用后疗效很好则应撤停第 1 种药物。

4. 采用过高剂量的抗癫痫药

在癫痫治疗开始时，从一开始即给予较大剂量治疗，以求较快控制发作。理论上癫痫在治疗之初，应予低剂量逐步加量，大剂量和较快加量有时会加剧发作，长期超量会有抗癫痫药中毒危险。一般而言，单纯的强直 - 阵挛性发作需要的抗癫痫药量较部分性发作为低。

（二）一些癫痫综合征和症状性癫痫常为难治性癫痫

很多癫痫综合征为难治性癫痫，如 West 综合征、Lennox-Gastaut 综合征等。大部分癫痫综合征均有特定的起病年龄、病因、发作类型、促发因素、严重程度、昼夜规律及脑电图改变，根据这些特点可帮助确诊癫痫综合征。不同的癫痫综合征需选择不同的药物治疗，如青少年期肌阵挛性癫痫是起始于少年的有双侧同步普遍性棘 - 慢波放电的特发性全面性癫痫，最好选用丙戊酸钠而不用苯妥英钠、卡马西平、氨己烯酸、噻加宾及加巴喷丁，因为这些药物非但无效，而且还会加重发作。因而要熟悉不同癫痫综合征的临床特点，尽量避免促发因素。

由于肿瘤、代谢异常、脑血管疾病、外伤、中枢神经系统感染、内分泌紊乱等引起的部分症状性癫痫，抗癫痫药物治疗通常效果较差，以难治性癫痫为表现，对该类癫痫患者要注意明确诱发痫性发作的病因，优先处理基础疾病，合理选择抗癫痫药物，部分患者原发病的控制可减少或使痫性发作消失。

三、难治性癫痫的分类及危险因素

（一）难治性癫痫的分类

有学者将难治性癫痫分为医源性及真正难治性癫痫，常引起医源性难治性癫痫的原因有以下 5 类：①诊断错误、误诊或漏诊导致治疗错误或延误。②发作类型判断错误或忽略合并存在的其他类型造成选药不当或错误。③用药方法不正确：未按药物药代动力学指导用药、服药不规则、剂量不足、未注意药物之间的相互作用、不坚持长期服药、短期内频繁换药、撤停或改换停药方法不正确等。④抗癫痫药本身导致癫痫发作。⑤治疗不及时等。在处理难治性癫痫时首先要排除医源性难治性癫痫，同时注意是否存在假性癫痫发作和由于患者及其家属的依从性差，生活、社会、精神心理及其他生理因素造成的癫痫长期不能控制。实际上这种医源性难治性癫痫不是真正意义上的难治性癫痫。

真正难治性癫痫包括一部分癫痫综合征，如婴儿早期癫痫性脑病、婴儿痉挛征、Lennox-Gastaut 综合征、Sturge-Weber 综合征、结节性硬化、颞叶内侧癫痫综合征和某些类型的肌阵挛性癫痫综合征等。另外各种后天获得性损伤或疾病能引起癫痫也易成为难治性癫痫，病因包括海马硬化、脑肿瘤、脑外伤、颅内感染、脑血管疾病和各种代谢性疾病等。

（二）难治性癫痫的危险因素

造成难治性癫痫的原因较复杂，较公认的危险因素包括：①脑部存在某种器质性疾病：围生期损害、先天性脑发育异常、神经遗传性疾病、颅内感染后脑病、颅脑外伤、脑肿瘤、脑血管疾患、脑变性病、代谢中毒性脑病等。②头部 CT、MRI、PET、SPECT 等检查发现脑部异常病灶者。③曾有癫痫持续状态史者。④某些发作类型易发展为难治性癫痫，成人以颞叶癫痫多见，儿童以 West 综合征及 Lennox-Gastaut 综合征为代表或发作类型呈混合性。⑤有神经系统阳性体征者。⑥伴有精神运动发育迟滞或神经功能缺陷者等；⑦脑电图示脑电背景活动异常者。

四、临床表现与辅助检查

（一）临床表现

难治性癫痫具有普通癫痫几乎全部的临床表现，治疗无效是其最重要的特征，与普通癫痫相比，难治性癫痫还具有一些特定的症状和体征，如与年龄具有相关性，症状性癫痫在难治性癫痫中的比例高，患者往往伴有精神、智力和心理障碍等不同临床表现。

1. 具有某些特殊症状和体征

由于难治性癫痫中相当一部分是癫痫综合征，癫痫综合征有自己独特的病因，特殊的发病机制决定了它有不同的临床症状和体征。婴儿早期癫痫性脑病多发生于 3 个月，6 个月以后少见，癫痫发作主要为强直 - 阵挛性发作，脑电图上可见特征性阵发性暴发抑制；婴儿痉挛症可根据伸性或屈性痉挛，精神、智力发育迟缓，高幅失率脑电图确诊；Sturge-weber 综合征的面部血管瘤特征改变，结节性硬化的面部皮脂腺瘤、癫痫、智力减退 3 个主要症状等均有助于诊断。

2. 年龄相关性

难治性癫痫的年龄分布有其特点，在幼年和中年以上发生率较高。在幼年时，由于各种先天性或后天因素，中枢神经系统发育最易受到影响，癫痫的发生率高，其中难治性癫痫占有相当大的比例。在中年以后，尤其是 60 岁以后，对抗癫痫药物敏感性差，以及容易产生耐药，癫痫多为难治性。

3. 症状性癫痫比例高

难治性癫痫的组成比例中以症状性癫痫为多，皮质发育不全、脑外伤、颞叶海马硬化都是引起症状性难治性癫痫的常见原因。

4. 精神、智力障碍

在难治性癫痫患者后期，精神障碍是其突出的临床表现，这与癫痫发作长时间得不到控制，中枢相关结构功能受损，以及长期服用抗癫痫药物有关，临床表现为谵妄、偏执、幻觉等。智力障碍在难治性癫痫患者中亦不少见，癫痫反复发作可导致智力水平下降，特别是反复发作的癫痫持续状态对智力的影响更为明显。此外相当一部分难治性癫痫患者本身就有脑部结构损伤，甚至发育不全，都会造成智力障碍。

（二）辅助检查

1. 脑电图检查

脑电图是难治性癫痫最有效的辅助检查工具，结合多种刺激方法，过度换气、闪光刺激、药物、睡眠等，以及特殊电极和 24 h 脑电图或视频脑电图的应用。至少可在 80% 的患者中发现异常放电。异常过度放电在脑电图上表现为棘波、尖波或其他发作性节律波，有助于癫痫灶的定位及原发和继发性癫痫的鉴别，对癫痫的分型、抗癫痫药物的选择、药物剂量调整、停药指征、外科治疗和预后判断均有较大作用。

2. MRI 及 MRS 检查

MRI 是一项无创性影像学诊断技术，能多方位多层面显示人体解剖学结构，可帮助确定难治性癫痫的原因。磁共振波谱（MRS）反映机体的代谢信息，主要用于大脑中致痫灶的检测，在颞叶内侧癫痫患者，MRS 显示异常病灶的波谱比周围正常组织波谱更为明显，可弥补脑电图在病灶定位上的缺陷。

五、诊断及鉴别诊断

难治性癫痫的临床表现复杂多样，病因亦不尽相同，诊断时要尽量详细分析各方面的资料，综合判定，以便确定最为有效的治疗方案。诊断依据一般可参照：临床诊断、分型及选药正确，应用了 2 ~ 3 种一线抗癫痫药正规治疗 2 年以上，剂量合适，血药浓度在有效范围，无不可耐受的不良反应，仍有癫痫频繁发作达每月 4 次以上者。但也要根据不同发作类型而区别考虑。在难治性癫痫的诊断中要遵循如下思路：认真排除医源性癫痫，患者是癫痫发作还是假性发作，或者两者合并存在；正确判断癫痫发作类型；是否可以找到明确的病因，对过去的治疗进行系统的回顾，如药物的选择、剂量、不良反应以及血药浓度。对患者的智力、认知水平及心理状态进行评价。

鉴别诊断主要与非痫性发作鉴别。从理论上讲任何一种反复发作的短暂的神经、精神症状（行为）均有可能是痫性发作，但实际情况并非如此。有些行为由于有其特征性，有些则与某些疾病相关，此时与癫痫不难区别。较为复杂的是患者出现某些短暂反复的非痫性发作而被误诊为癫痫发作，特别在婴儿和儿童最为多见。对待这些非痫性发作，对患者的年龄、发作的详细表现、发作的时间（睡眠中或觉醒时）、有无基础疾病、诱因等的了解均十分重要，有助于做出鉴别诊断。像婴幼儿期出现点头、良性新生儿阵挛、颤抖、擦腿综合征、痉挛性斜颈、屏息发作等，以及一些系统性疾病的发作性症状：低血糖状态、脑血管病的 TIA、心脏病的一些症状，颅后窝畸形和占位病变时的阵发性斜颈或肌张力障碍等，都要求医生有较全面的知识才不至于误诊，另要注意额叶起源的部分性癫痫常被误诊为假性发作。

六、治疗

（一）治疗原则

目前常用于难治性癫痫的治疗措施包括药物治疗、饮食治疗、迷走神经刺激术、外科治疗、心理治疗等。

（二）治疗方案

1. 药物治疗

在对所谓的"难治性癫痫"患者进行药物治疗前，应明确以下问题：癫痫的诊断是否正确？是哪种类型的癫痫？是什么部位及病因导致的癫痫？在此基础上，应制订一个长期的治疗计划。首先要明确过去曾经用过什么药，剂量多少，用药的长短，效果如何，是否进行过血药浓度的监测，血药浓度是否达到有效血药浓度，从而判断哪些药物可能有效，哪些药物可能无效。对于难治性癫痫的治疗，一般应从以下几方面考虑用药。

（1）用大剂量抗癫痫药物，以提高脑内药物浓度：研究表明难治性癫痫的形成可能与多药耐药基因有关，后者导致神经元对抗癫痫药物产生耐受性，脑内抗癫痫药物浓度相对下降。因此，适当加大抗癫痫药物的剂量，可以不同程度地提高脑组织内的药物浓度，从而达到控制癫痫发作的效果。应用大剂量丙戊酸（血药浓度超过 100 mg/L）治疗难治性癫痫，其中 32.6% 的患者病情得到控制。

（2）联合用药：在一线抗癫痫药物卡马西平、丙戊酸钠、苯妥英钠、巴比妥类、苯二氮䓬类及乙琥胺治疗无效时，临床上常采用多药联合治疗，尤其是对有多种发作类型的癫痫患者，联合用药有时可能取得较满意的疗效。联合用药时应了解各种抗癫痫药物间的相互作用，在原方案中添加药物或从原合用方案中撤除某一种药物都可以引起复杂的血药浓度变化，治疗过程中，应及时注意监测血药浓度。如果不了解联合用药后血药浓度的变化及药物间的相互作用，不及时调整药物的剂量，不但不会增加疗效，反而会增加药物的不良反应。

一般尽量选择少或没有药物间相互作用的药物。抗癫痫药物的相互作用主要发生在 3 个环节：①吸收或排泄的干扰：苯妥英钠和食物同时服用时血药浓度明显减少，因此，服药和进餐至少应相隔 2 h 以上。②药物在血浆蛋白结合部位的竞争：丙戊酸钠、苯妥英钠的蛋白结合率高，可使其他药物从蛋白结合部位替换出来，使这些药物在血中游离浓度增加，导致药理作用或不良反应增加。③药物间的代谢抑制和代谢诱导：如乙琥胺能抑制苯妥英钠代谢。苯妥英钠、苯巴比妥、扑米酮等为肝酶诱导剂，可促进与其合用药物的代谢，降低合用药物的血药浓度；但这些抗癫痫药物无自身诱导作用，对自身的血药浓度无明显影响。而卡马西平也是肝酶诱导剂，同时具有自身诱导作用，长期使用不仅可导致与其合用药物血浓度的下降，还可使其本身的血药浓度降低。丙戊酸钠为肝酶抑制剂，与其他抗癫痫药物合用时可升高合用药物的血药浓度。

以药理学为依据，尽量合用不同作用机制的药物。抗癫痫药物可通过结合、灭活不同的离子通道而发挥抗癫痫作用。如苯妥英钠、卡马西平、丙戊酸钠、扑米酮、拉莫三嗪可结合、灭活钠离子通道；安定类和苯巴比妥能改变对 GABA 敏感的氯离子通道；乙琥胺和丙戊酸钠改变丘脑神经元 T 型钙通道。如果选择作用机制相同的药物，有时不但不会增加其疗效，可能还会导致不良反应的增加。因此尽可能合用不同机制的抗癫痫药物。目前认为抗癫痫药的有效联合为：①卡马西平（苯妥英钠）+ 丙戊酸钠。②卡马西平（苯妥英钠、丙戊酸钠）+ 苯巴比妥。③卡马西平（苯妥英钠、丙戊酸钠）+ 非氨脂（或加巴喷丁、拉莫三嗪、氨己烯酸和托吡酯）。

（3）新型抗癫痫药物的应用：目前国内外临床应用的抗癫痫新药主要用于难治性癫痫，新型抗癫痫药物主要通过以下 3 个途径发挥抗癫痫效应：①增强 γ- 氨基丁酸及其受体的功能，加强中枢抑制功能。②降低中枢兴奋性氨基酸及其受体的功能，降低神经细胞的兴奋性。③作用于离子通道。新型抗癫痫药物主要有加巴喷丁、拉莫三嗪、氨己烯酸、非氨脂、奥卡西平、托吡酯等。现将主要药物介绍如下。

托吡酯（TMP）：商品名为妥泰，1996 年开始在美国临床应用，化学结构为氨基磺酸取代的单糖，口服吸收快，生物利用度为 80%，达峰浓度时间为 2 h，半衰期为 15 h。托吡酯的作用机制包括阻断电压依赖型钠离子通道；增强 GABA 介导的抑制作用；通过对谷氨酸受体的红藻氨酸 /AMPA 亚型的拮抗作用，抑制谷氨酸介导的神经兴奋作用等，并能轻度抑制碳酸酐酶。临床研究表明托吡酯为广谱抗癫痫新药，对常规抗癫痫药物或其他抗癫痫新药无效的患者，2/3 患者的发作可得到控制。

儿童使用托吡酯治疗时，剂量应逐步加量，从 0.5 ~ 1 mg/（kg·d）开始，每周或两周增加 0.5 ~ 1 mg/（kg·d）直至 4 ~ 8 mg/（kg·d）。对难治性部分性癫痫及 Lennox-Gastaut 综合征，< 5 岁剂量为 15 mg/（kg·d），> 5 岁剂量为 10 mg/（kg·d）；婴儿痉挛症从 25 mg/d 开始，逐渐加量，最大可用到 24 mg/（kg·d）。托吡酯无严重的不良反应，最常见不良反应是疲劳、注意力不集中、词语困难、情绪不稳、厌食、体重减低。也可有出汗减少、低热和肾结石，前两者以婴幼儿多见。苯妥英钠、卡马西平可降低托吡酯的血药浓度。

拉莫三嗪（LTG）：商品名为利比通，美国于 1995 年上市。口服吸收完全，2.5 h 达峰浓度，生物利用度 100%。蛋白结合率为 55%，大部分由肝脏代谢，半衰期为 24 ~ 29 h。拉莫三嗪可能作用于谷氨酸相关的神经递质，通过阻断电压依赖性钠通道而产生抗癫痫作用，类似于苯妥英钠及丙戊酸钠，对反复发作有阻滞作用。拉莫三嗪为广谱抗癫痫药，对所有发作类型均有效，尤其对失神、非典型失神及失张力发作效果好。

儿童单药治疗初始剂量为 2 mg/（kg·d），2 周后加至 5 mg/（kg·d），维持剂量为 5 ~ 15 mg/（kg·d）。

如与丙戊酸钠合用，初始剂量为 0.2 mg/（kg·d），每 2 周增加 0.5 mg/（kg·d，维持剂量为 1 ~ 5 mg/（kg·d）。不良反应有疲倦、皮疹、呕吐和发作频率增加，还有复视、共济失调、头痛，皮疹发生率较高，达 10%，常发生在用药后 4 周，与丙戊酸钠合用时发生率增加。LTG 不影响其他抗癫痫药的代谢，卡马西平、苯妥英钠、苯巴比妥可使其半衰期缩短为 15 h，而丙戊酸钠可延长其半衰期至 59 h，LTG 与丙戊酸钠合用有联合作用。

加巴喷丁（GBP）：1994 年用于临床，作用机制不清楚，实验显示通过与神经细胞膜上的一种与氨基酸转运有关的肽相结合，影响细胞膜氨基酸的转运和细胞内代谢而起作用。其生物利用度为 60%，达峰时间为 2 ~ 4 h，不与血浆蛋白结合。主要用于 12 岁以上儿童及成人的局限型癫痫。儿童最适剂量尚未很好建立，推荐剂量为 15 ~ 30 mg/（kg·d）。加巴喷丁的不良反应很小，与剂量有关，主要有嗜睡、头昏、共济失调、疲乏等。

氨己烯酸（VGB）：商品名为喜保宁，1995 年用于临床。口服吸收快，达峰时间 2 h，半衰期 6 ~ 8 h。作用机制是通过抑制 GABA 氨基转移酶，增加脑内 GABA 的浓度而加强抑制作用。早期主要用于成人难治性部分性癫痫，儿童抗痫谱要宽些，对儿童部分性发作、全身性发作，特别是婴儿痉挛症、Lennox-Gastaut 综合征都有效。推荐剂量为 50 ~ 80 mg/（kg·d），婴儿为 50 ~ 150 mg/（kg·d），治疗婴儿痉挛症的剂量为 100 ~ 200 mg/（kg·d）。不良反应少，有疲倦、多动、皮疹，个别病例有严重皮疹和血管神经性水肿。VGB 对丙戊酸钠、卡马西平血药浓度没有影响，但可降低苯妥英钠血浓度 20% ~ 30%。丙戊酸钠可使其半衰期延长。

非氨脂（FBM）：1993 年用于临床。口服吸收快，1 ~ 4 h 达峰浓度，半衰期 15 ~ 20 h，儿童较成人短。作用机制尚不清楚，可能作用于 GABA 受体，增强 GABA 作用，降低神经元的兴奋性。对各种类型癫痫都有效。适用于难治性癫痫患者。儿童初始剂量为 15 mg/（kg·d），维持量为 15 ～ 45 mg/（kg·d），应定期监测血药浓度。不良反应有再生障碍性贫血、急性重型肝炎，由于该药有此严重的不良反应，故儿童应慎用。FBM 与卡马西平合用时，可增加卡马西平的毒性反应，卡马西平剂量要减量 30%。

奥卡西平（OCBZ）：与卡马西平的抗癫痫机制相似。推荐剂量儿童 30 ～ 50 mg/（kg·d），个体差异较大。不良反应有皮肤过敏、头晕、复视等。

（4）非抗癫痫药的辅助治疗：①钙离子拮抗剂：有研究显示，在癫痫发作时，细胞外钙离子立即降低，细胞内钙离子增加，同时神经递质释放也增加，从而提示癫痫发作中，钙离子起着相当重要的作用。目前使用的钙离子拮抗剂主要是可以通过血脑屏障的尼莫地平和氟桂利嗪，通过阻断 L、T 型钙离子通道，阻滞钙离子内流发挥抗癫痫作用。②促肾上腺皮质激素（ACTH）及糖皮质激素：作用机制不清楚。外源性 ACTH 可能通过抑制下丘脑促肾上腺皮质激素释放激素分泌而发挥作用。新近研究认为 ACTH 作为抑制性神经递质，可直接作用于 GABA 受体和苯二氮䓬类受体，或作为一种神经调质，调节神经类固醇和腺嘌呤生成，对 GABA 间接发挥作用，从而起到抗癫痫作用。ACTH 与泼尼松的作用相当，ACTH 推荐剂量为 20 IU/d，肌内或静脉滴注，2 周后评价疗效，如果完全控制，则换泼尼松 2 mg/（kg·d），连续 2 周，如果 ACTH 无反应，可加量至 30 ～ 40 IU/d，再用 4 周，如果仍不能控制，则换泼尼松 4 周，总疗程 3 ～ 4 个月。激素治疗对 70% 婴儿痉挛症有效，但有 1/3 的患儿复发，再次治疗 75% 有效。③丙种球蛋白：难治性癫痫患儿血清中免疫球蛋白低于正常，并伴有 IgG 亚类缺陷，提示难治性癫痫可能与患者体内自身免疫功能异常有关。丙种球蛋白含有 IgG，同时具备免疫增强及免疫抑制两方面的作用。丙种球蛋白的作用机制尚不清楚，推测与增强抗癫痫药物在体内的转运和利用有关。Lennox-Gastaut 综合征应用大剂量的免疫球蛋白有一定效果。但也有学者认为丙种球蛋白治疗难治性癫痫没有肯定的疗效。

2. 酮食疗法

古书早有记载食物疗法可以治疗癫痫。人们发现饥饿的时候身体内会产生酮体，它可控制癫痫发作。生酮饮食产生于 20 世纪 20 年代初期，后来因为抗癫痫药物的出现而被人们放弃，20 世纪 70 年代又重新用于临床，尤其是治疗难治性癫痫。

（1）作用机制：酮食疗法的作用机制并不十分清楚，曾有不少学者提出许多假说，但都不能圆满解释它抗癫痫的机制，目前尚处于探索阶段，研究提示可能主要通过以下方式，降低神经元的兴奋性，导致癫痫发作的减少和停止。①改变大脑的能量代谢，从而改变了脑的兴奋性。采用酮食治疗在动物模型的研究发现，脑的各个功能区在发育的不同阶段都有局部糖代谢和 β-羟丁酸（β-hydroxybutyrate，β-OHB）水平的增加，糖原合成及己糖的转变都有改进，从而增加脑内能量储存，提示糖代谢及酮体的形成是脑部获得新功能所必需的。癫痫发作时，脑内葡萄糖过多消耗而摄入减少，脑内能量不足；而此时，血脑屏障的通透性提高，酮体能迅速通过血-脑屏障补充脑内能量的不足，影响大脑的兴奋性。在癫痫动物模型和患者中均发现酮食治疗后脑内能量明显增加。因此，脑能量的贮存增高可能是酮病状态下脑组织具有抗痫性的最主要因素，而 β-OHB 和乙酰乙酸足酮食具有抗痫性发挥作用的关键性酮体。②引起神经元和神经胶质特征性的改变，减少神经元的兴奋性，减少痫性发作。③引起神经递质功能和突触后传递的改变，使体内兴奋和抑制系统的平衡被破坏，从而破坏了神经元高度的同步化放电，使癫痫发作的频率减少。④引起了充当神经调质、能调节神经元兴奋性的循环因子变化，抑制神经元的兴奋性和同步放电。⑤引起脑部外环境，如水、电解质和 pH 等改变，通过这些物质的神经调节器功能，从而调节中枢神经系统的兴奋性。

（2）适应证：对全身强直-阵挛性发作、肌阵挛性发作、全身强直+失张力发作、复杂部分性发作、全身强直+肌阵挛+失张力发作等多种难治性癫痫有效，对一些难治性癫痫综合征也有效，如 Lennox-Gastaut 综合征。

（3）方法：酮食疗法主要适用于 1 ～ 15 岁的儿童，尤其是对 2 ～ 5 岁儿童效果明显，1 岁以下的婴儿低血糖发生率增高，同时难以坚持。生酮饮食就是食谱中含有较多的脂肪、较少的碳水化合物或基本不含碳水化合物。若按重量计算，蛋白质和碳水化合物之和占 20%，脂肪占 80%。若按热卡计算，脂肪占 90%（中链甘油三酯占 50% ~ 70%，其他脂肪占 11%），碳水化合物和蛋白质占 10%。总热量是同龄儿童的 75%，一般为 60 ~ 80 卡 /kg。由于儿童正处于生长发育的阶段，应该保证蛋白质 1 g/kg，液体量保证在 60 ~ 65 mL/（kg·d）。

（4）不良反应：进行酮食疗法的开始阶段，患者可出现饥饿和口渴，并可出现抗癫痫药物中毒反应。酮食疗法的主要不良反应有：①结石：结石的发生率约为 5%，一旦发生儿童多有血尿。②低蛋白血症：由于酮食中蛋白质含量较低，尤其是儿童处于生长发育的阶段，蛋白质需求量大，故儿童更应注意低蛋白血症。③高脂血症：高脂酮食可能引起血脂的升高，甘油三酯和高密度脂蛋白的比例也升高。④其他：高尿酸血症、酸中毒、维生素 D 缺乏等。

3. 迷走神经刺激治疗

迷走神经刺激作为难治性癫痫的一种新疗法已经越来越多地应用于临床。有研究显示，用迷走神经刺激治疗可使约 35% 的难治性癫痫发作频率减少 50% 以上。在美国和欧洲已被批准用于治疗年龄超过 12 岁的青少年和成年难治性癫痫患者。

迷走神经刺激治疗难治性癫痫的机制至今尚未完全明确，推测可能通过直接与孤束核及其他相关结构的联系，使癫痫发作阈值提高而产生抗癫痫效应；或通过增加抑制性神经递质的释放和减少兴奋性神经递质的量而发挥抗癫痫作用。此外，神经 – 内分泌 – 免疫调节网络在迷走神经刺激治疗中也可能发挥作用。如迷走神经刺激使胰岛素分泌增加，后者通过血 – 脑屏障并对中枢神经系统产生不同作用。迷走神经刺激治疗的不良反应常见的是声音嘶哑、咽痛，少数可出现咳嗽、呼吸困难。

4. 手术治疗

部分难治性癫痫经正规内科治疗确定无效而有明确病灶者，可能适用外科治疗，切除痫灶或痫灶源，切断癫痫放电的传播通路等，包括大脑半球切除术，局部、脑叶和多个脑叶切除术，颞叶切除术，胼胝体切开术。但对需要手术的患者应进行严格的术前评估，应用所有可能的诊断技术，包括 CT、MRI、V–EEG、SPECT、PET、脑磁图、深部电极、硬膜下或硬膜外脑电记录等进行综合性检查以确定致痫灶和选择合适的手术方式。

对于年幼的患者，如婴儿偏瘫癫痫综合征、Sttarge–Weber 综合征，此类癫痫的难治性比较明确，若病灶能切除，应考虑早期手术以减轻频繁的发作对发育中的大脑的负面作用，并可利用发育期大脑功能的可塑性。

5. 中医中药治疗

中医学对难治性癫痫多称为癫痫难治症，求治于中医者甚多，癫痫难治症多病程较长，长期的病变过程产生复杂的病理机制，其临床表现较为复杂，病因又常常相互影响或转化，所以各种症类交错互见。或邪实为主；痰、瘀多种实邪同时并存；或本虚为主；"正虚"涉及脾肾等多脏腑功能的减退。脏腑气衰，瘀血、顽痰留滞，是癫痫难治症产生的直接原因。因脏腑气衰，水运不畅，痰浊内停，病程漫长，凝结不化，而为顽痰，阻在脑窍经脉，故豁痰通窍为其重要治法，临床常用熄风以化痰，健脾以化痰，活血以化痰等，药物可选用胆南星、石菖蒲、郁金、礞石、天麻、钩藤、白蒺藜、薏苡仁、白豆蔻等。

癫痫难治症治疗过程较长，病难骤去，风难速熄，平肝熄风应坚持不懈，多可合用养血柔肝熄风之法，药用当归、赤芍、白芍等；以及熄风化痰通络之法，药用天麻、钩藤等，以上诸药均可作为治疗癫痫难治症常用熄风之药。对于癫痫难治症，无论是何种类型，由于年龄、病灶部位、病因、病程、用药、心理、社会等十分复杂的多种因素均可直接影响疗效，临床以提高疗效为中心，根据患者情况同时采用多种有效的治疗手段如针灸、导引、熏蒸、药浴、推拿等。

癫痫的治疗尤其是难治性癫痫的治疗是一个长时间的实践过程，必须有充分的耐心与爱心，需要细致的临床观察，并辅以生活指导、神经心理学及康复治疗，注重提高患者的生活质量，保证患者相对正常的生活、学习与工作，在这一前提下控制发作或尽量减少发作。

第九章 神经系统先天及发育畸形

第一节 颅底凹陷症

颅底凹陷症是枕骨大孔区畸形中最常见的一种，枕骨大孔区畸形又称寰枕部畸形，是一组以颅底及枕骨大孔区及上段颈椎畸形为主的先天性疾病。最初为解剖学家所发现，认为是骨质发育异常。1911年 Schiiller首先在活体上通过 X 线片显示出来，颅底凹陷可以单独或与其他枕骨大孔区畸形同时发生。

一、病因和发病机制

颅底凹陷症又称基底凹陷症、颅底陷入症、颅底内翻或颅底压迹等。颅底凹陷症的主要发病原因为先天性骨质发育不良，由于在胚胎发生学上，神经管在寰枕部闭合最晚，所以先天性畸形容易发生在此区。少数可继发于其他疾病。Hadley 将本病分为二型，即：①先天型：又称原发性颅底凹陷症，伴有寰枕融合、枕骨变扁、枕骨大孔变形、齿状突向上移位甚至进入枕骨大孔内，致使枕骨大孔前后径缩小。在胚胎发育 2 ~ 3 周时，由于胚胎分节的局部缺陷，寰椎不同程度地进入枕骨大孔内，有时与之融合等。近年来有人发现本病与遗传因素有关，即同一家族兄弟姐妹中可有数人发病。②继发型：又称获得型颅底凹陷症，较少见，常继发于骨炎、成骨不全、佝偻症、软骨病、类风湿性关节炎或甲状旁腺功能亢进等。导致颅底骨质变软，变软的颅底骨质受到颈椎压迫而内陷，枕大孔升高，有时可达岩骨尖，且变为漏斗状。同时颈椎也套入颅底，为了适应寰椎后弓，在枕大孔后方可能出现隐窝，而寰椎后弓并不与枕骨相融合。

二、病理

枕骨大孔畸形包括枕骨基底部、外侧部及髁部三部分的发育异常，致使颅底向内凹陷、寰椎和枕骨距离变短、寰枕融合、寰椎枕化等。有时还合并寰枢椎畸形、椎板裂缝或缺如、颅颈移行处曲度异常等。颅底凹陷是枕骨大孔区最常见的畸形，90% 以上颅底凹陷症是枕骨和寰枢椎的畸形，枕骨的基部、髁部及鳞部以枕骨大孔为中心向颅腔内陷入，枕骨大孔边缘有寰椎距离变短，甚至与寰椎后弓融合，枕骨髁发育不良、不对称，枕骨基底部变短、变直、高低不平，颅底呈漏斗状，寰椎突入颅内，枢椎的齿状突高出正常水平而进入枕骨大孔，枕骨大孔前后缩短，而使颅后窝缩小，从而压迫延髓、小脑和牵拉神经根而产生一系列神经系统症状和体征。

除上述骨质改变外，局部软组织还可产生增厚和紧缩，枕骨大孔附近的筋膜韧带、硬脑膜、蛛网膜的粘连、增厚、呈束带状，从而压迫小脑、延髓、脑神经、上颈髓、颈神经和椎动脉等，而产生症状。晚期常出现脑脊液循环障碍而导致梗阻性脑积水和颅内压增高。颅底凹陷常合并脑脊髓和其他软组织畸形如小脑扁桃体疝、脊髓空洞症及蛛网膜粘连等。

三、临床表现

（一）症状与体征

本病男性多见，男女之比为 3：2；好发于青少年，以 10 ~ 30 岁最多见，亦有些病人发病较晚。多数病人症状进展缓慢，偶有缓解。有些病人可无症状，仅在 X 线检查时发现有枕骨大孔区畸形、颅底凹陷。病人可有颈短、发际低、颅形不正、面颊耳郭不对称，但无明显神经系统症状。

病人可因畸形的程度及并发症的不同，症状与体征差异较大。一般症状可有头痛、眩晕、耳鸣、复视和呕吐等。病人可有头颈部偏斜、面颊不对称、颈项粗短、后发际低、颈部活动受限且固定于特殊的角度位置。正常的颈椎前突消失及外貌异常。病人常诉颈部强直、多以进行性下肢无力和行走困难为首发症状。起病一般为隐匿，逐渐加重，亦可在头部外伤后突然发病或加重，即在头部轻微外伤或仰头或屈颈过猛后出现肢体麻木无力，甚至发生四肢瘫痪和呼吸困难等。症状反复多次发作，整个病情呈进行性加重。神经系统症状及体征主要表现为枕骨大孔区综合征，其主要临床表现为：

1. 上颈神经根刺激症状

其主要是由于颅底畸形骨质刺激和压迫寰枕筋膜、韧带和硬脊膜，使其发生增生、肥厚或形成纤维束带，压迫上颈神经根。病人常常诉说枕部慢性疼痛，颈部活动受限，感觉减退，一侧或双侧上肢麻木、疼痛、肌肉萎缩、强迫头位等。

2. 后组脑神经障碍症状

其常因脑干移位、牵拉或蛛网膜粘连，使后组脑神经受累，而出现吞咽困难、呛咳、声音嘶哑、舌肌萎缩、言语不清、咽反射减弱等延髓性麻痹的症状，以及面部感觉减退、听力下降、角膜反射减弱等症状。

3. 延髓及上颈髓受压体征

其主要因小脑扁桃体下疝、局部病理组织压迫延髓及上颈髓和继发脊髓空洞症所致。病人表现为四肢无力、感觉障碍、锥体束征阳性、尿潴留、吞咽困难、呼吸困难、手指精细动作障碍、位置觉消失；有时出现脊髓颈胸段单侧或双侧节段性痛、温觉消失，而触觉和深感觉存在，这种分离性感觉障碍为脊髓空洞症的特征表现。

4. 小脑功能障碍

以眼球震颤为常见，多为水平震颤，亦可为垂直或旋转震颤。晚期可出现小脑性共济失调，表现为步态不稳，说话不清，查体可见指鼻试验不准、跟膝胫试验不稳、闭目难立征阳性等。

5. 椎动脉供血障碍

其表现为发作性眩晕、视力障碍、恶心呕吐、共济失调、面部感觉障碍、四肢瘫痪及延髓性麻痹等临床症状。

6. 颅内压增高症状

早期病人一般无颅内压增高，一旦出现说明病情严重，而且多为晚期。症状系发生梗阻性脑积水所致，个别出现较早的病人可能为合并颅内肿瘤或蛛网膜囊肿的原因。病人表现为剧烈头痛、恶心呕吐、视盘水肿，甚至发生枕骨大孔疝，出现意识障碍、呼吸循环障碍或突然呼吸停止而死亡。

（二）放射学检查

放射学检查以枕骨大孔区为中心的颅–颈正侧位片、体层摄片、前后位开口摄片（检查寰、枢椎）、颅底摄片（检查斜坡、齿状突）等颅脑平片。通常颅–颈侧位片即可确诊，是诊断颅底凹陷症最简单的方法。必要时可行 CT 扫描、矢状面重建，则对枕骨大孔区的畸形观察更为清楚。另外可根据病情选择脊髓造影、气脑造影、脑室造影和脑血管造影等。

1. 颅骨平片

利用颅骨平片诊断颅底凹陷需要进行各种测量，由于枕骨大孔区局部正常解剖变异较大，尽管测量方法较多，但还没有一种理想的方法对诊断本病十分可靠，因此，至少需要根据以下方法的二种明显异常的测量结果才能做出诊断。

（1）钱氏线亦称腭枕线。头颅侧位片上，由硬腭后缘向枕大孔后上缘作一连线，即为钱氏线，正常人齿状突在此线上 3 mm 以下，若超过此限，即为颅底凹陷症。

（2）麦氏线也称基底线。由硬腭后缘至枕骨鳞部最低点连线，即麦氏线。正常齿状突不应高出此线 6 mm，若超过即为颅底凹陷症。

（3）Bull 角硬腭平面与寰椎平面所成的角度，正常小于 13°，大于 13° 即为颅底凹陷症。

（4）基底角由鼻根部至蝶鞍中心和蝶鞍中心至枕大孔前缘两线形成的角度，正常为109°～148°，平均132.3°，颅底凹陷症时此角增大。

（5）克劳氏指数齿状突顶点到鞍结节与枕内隆突间连线的垂直距离。正常为40～41 mm，若小于30 mm即为颅底凹陷症。

（6）二腹肌沟连线（Fishgold线）在颅骨前后位断层片上，作两侧二腹肌沟的连线，从齿状突尖到此线的距离，正常为5～15 mm，若齿状突顶点接近此线，甚至超过此线，即为颅底凹陷。

（7）双乳突连线正位片上，两乳突之间的连线，正常时此线正通过寰枕关节，齿状突可达此线或高出此线1～2 mm，颅底凹陷症时，超过此值为异常。

（8）Boogard角枕大孔前后缘连线和枕骨斜坡所形成的角度，正常为119.5°～136°，颅底凹陷症时此角增大。

（9）外耳孔高度指数头颅侧位片上，外耳孔中心点或两侧外耳孔连线中点至枕骨大孔前后缘连线向前延长线的距离，即为外耳孔高度指数。正常为13～25 mm，平均17.64 mm，小于13 mm即为颅底凹陷症。

2. CT 扫描

CT 扫描主要是显示脑组织及脑室的改变，有时可行脑室造影 CT 扫描，在脑室内注入非离子水溶性造影剂后行 CT 扫描，可观察到脑室大小，中脑水管是否通畅及第四脑室及脑干的改变，并可勾画出小脑扁桃体下缘的位置。

3. MRI 检查

MRI 是诊断本病最好的检查手段之一，尤其在矢状位可清楚地显示中脑水管、第四脑室及脑干的改变、小脑扁桃体下疝的程度及颈髓受压的情况，便于决定手术治疗方案。

四、诊断与鉴别诊断

（一）诊断

根据发病年龄、病程进展缓慢，临床表现为枕骨大孔区综合征及特有的头部外貌，借助 X 线检查多可诊断。但是，值得提出的是上述各种测量值，在男女之间、小儿之间存在着差异，因此测量数值不是绝对准确，故诊断本病时，应全面观察颅底枕骨大孔区有无骨质改变及临床休征等，综合分析做出诊断。CT 扫描和 MRI 的临床应用，对诊断本病有了突破性进展，尤其是 MRI 有助于本病的早期诊断，其中对下疝的小脑扁桃体和合并脊髓空洞症显示清晰，是常规 X 线检查所不能做到的。

（二）鉴别诊断

本病需要与下列疾病鉴别：

1. 脊髓空洞症

脊髓空洞症常与颅底凹陷症并存，其临床特征为颈胸段脊髓分布区呈分离性感觉障碍，手部小肌肉多有萎缩，甚至畸形。如症状持续加重，并有颅内结构受损表现，应考虑有颅底凹陷症的可能，CT 及 MRI 有助于诊断。

2. 上颈髓肿瘤

本病可表现为颈部及枕部疼痛、膈肌和肋间肌麻痹，四肢痉挛性瘫痪，症状进行性加重。早期症状类似颅底凹陷症，但缺乏颅底凹陷症的特征外貌及颅内结构受累的症状。X 线检查或脊髓造影有助于鉴别诊断。

3. 原发性侧索硬化

本病主要表现为两侧锥体束征阳性，即四肢瘫痪。如病变波及皮质延髓束，尚可出现吞咽困难及声音嘶哑，但无感觉障碍。颅颈 X 线检查多正常。

4. 进行性脊髓性肌萎缩

由于病变常从下颈段及上胸段脊髓前角细胞开始，一般最早表现为双手指无力，持物不稳，手部小肌肉萎缩及肌纤维震颤，并逐渐发展至前臂、臂部和肩部，一般无感觉障碍。颅底 X 线检查正常。

5. 颈椎病

本病主要表现为上肢肌肉萎缩以及长束征，常有神经根性疼痛，在病变水平明显的节段性感觉障碍少见，可有椎动脉供血不足的症状，但缺乏颅神经受累及小脑症状，一般无颅内压增高表现。颈椎 X 线检查可以诊断。

6. 脊髓梅毒

在出现增殖性颈硬脊膜炎时，可出现上肢感觉障碍、萎缩以及无力和下肢锥体束征。缺乏颅内结构损害的表现。脊髓造影显示蛛网膜下隙阻塞。病人多有梅毒病史，病史短，血及脑脊液华氏及康氏反应阳性。颅颈 X 线检查可明确诊断。

7. 其他

本病尚需与颅后窝肿瘤、颈椎间盘突出和肌萎缩性侧束硬化症等相鉴别。

五、治疗与预后

（一）治疗

颅底凹陷常导致颅后窝和上颈部椎管有效空间缩小，故治疗的目的在于给予足够空间进行减压术。对于偶然发现的无症状者，一般不需要治疗，应嘱病人防止头颅部外伤及过度剧烈头部屈伸，颈椎按摩术可加重病情，应为禁忌。对症状轻微而病情稳定者，可以随访观察，一旦出现进行性加重，应手术治疗。目前手术指征为：

①有延髓和上颈髓受压表现者。②有小脑征症状及颈神经症状，并呈进行性加重者。③有颈神经根受累和伴有脊髓空洞者。④有脑脊液循环障碍或颅内压增高者。⑤伴有颅后窝肿瘤或蛛网膜囊肿者。手术方式主要为枕肌下减压术。术中切除枕骨大孔后缘及邻近的枕骨鳞部，寰椎后弓，第 2、3 颈椎的棘突及椎板。传统的手术方法是咬除凹陷的骨质，剪开硬脑膜充分减压。笔者自 20 世纪 70 年代中期对不伴颅内压增高而畸形严重的病人，为避免术后并症症和减少死亡率，在咬除凹陷的骨质后，切除或 / 和松解增厚的束带状软组织，如脑搏动明显，可不必剪开硬脑膜；或仅部分切开硬膜而保留蛛网膜的完整性。这样可以防止因脑组织突然移位而诱发某些致命的意外情况，并可防止血液进入蛛网膜下隙，避免发生粘连，最大限度地减少脑组织损伤。在解除骨质的压迫后，硬脑膜可逐渐松弛，缓解其张力，达到手术减压的预期效果。手术目的是解除神经组织压迫，恢复脑脊液循环的通路，必要时应对不稳定的寰枕和颈椎关节加以固定。由于手术在延髓和上颈髓区进行，该处又有畸形，空间相当小，手术危险性比一般枕肌下减压术大得多，手术操作也困难。术中可发生突然呼吸停止，发生率为 3% ~ 5%。术中及术后出现呼吸紊乱或衰竭的主要原因有：①颅后窝的蛛网膜下隙及脑池受压，甚至闭塞，可缓解空间太小，如术中颈部牵拉扭动，头部过度屈曲，推压硬脑膜，会直接或间接压迫延髓，引起呼吸障碍。②枕骨大孔区畸形，骨结构长期压迫神经组织，束缚其发育，当手术减压后，神经组织骤然松解，容易发生延髓和上颈部脊髓的水肿，从而造成中枢性呼吸功能障碍。③在充分切除枕骨鳞部，枕骨大孔后半、寰椎后弓及第 2、3 颈椎椎板后，剩下的变形、变性的骨关节及软组织薄弱，局部稳定性差，可发生颈椎脱位而压迫颈髓。④术前及术后病人常发生不同程度的上颈椎关节滑脱，加重了延髓及上颈髓的压迫。

为了防止发生上述危险，应采取以下相应措施：①术前麻醉和术中勿过度伸颈或屈颈，操作要轻柔细心，在咬除寰椎后弓和枕大孔后缘时尤应小心谨慎。②禁用呼吸抑制剂。③对于有脑积水或颅内压增高者，术前可行脑室体外引流术，或脑室 - 腹腔分流术。④术中、术后静滴 20% 甘露醇、激素等药，以防止脑干和上颈髓水肿，必要时应用呼吸兴奋剂及人工辅助呼吸，一旦术中发生呼吸骤停，应立即行头颈牵拉、人工辅助呼吸等。⑤术中术后应固定头颈部，不得随意扭曲，以免进一步压迫上颈髓，危及生命，术后 1 ~ 2 周才能逐渐开始活动。⑥术后应取仰卧位，保持头颈与脊髓不扭曲，头脊柱行轴位翻身，转头要轻柔。⑦必要时术后行头部牵引或给颈托等，以保证头颈部稳定。

部分病人延髓压迫主要来自腹侧面的枕大孔前缘，向后移位的枢椎齿状突，主要表现为锥体束损害，在 MRI 检查的矢状位上可以明确地看到压迫来自腹侧，这样只做后枕部减压无明显效果，可以经颈部或口咽部前入路行减压术，去除枕大孔前缘、寰椎前弓和齿状突。手术中不打开硬膜，以防止脑脊液漏，对于腹侧受压的病人可取得良好的效果，对于寰椎区稳定性差的病人，在前入路手术后还需再行植骨融合术。

总之，颅底凹陷的手术治疗应遵循以下原则：延髓－颈髓的压迫因素来自前方者应作前入路减压，来自后方者宜作后入路减压，所有颅颈部不稳定的病人均应考虑施行植骨融合固定。

（二）预后

一般认为病史越短，年龄越小，手术效果越好。反之，疗效越差。近年来文献中报道手术治愈及好转率为 67%，死亡率为 0～7.1%，加重率为 0～8.1%。术后随访 1 年以上者，症状消失能参加工学者可达 60%，30% 生活自理。有人将其手术远期效果分为四级。甲级：术后健康状况良好，能全日工作，占 68.1%；乙级：身体状况较好，但时有轻度麻木或乏力感，偶有头晕，只能做轻工作或半日工作，占 21%；丙级：术后状况好转，能自行走路，生活部分或不能自理，占 7%；丁级：术后加重并死亡，占 3.5%。

第二节　Arnold-Chiari 畸形

本病又称 Arnold-Chiari 综合征或 Chiari 畸形、小脑扁桃体下疝畸形，为后脑先天性发育异常。

一、病因和发病机制

本病的确切病因尚不清楚，可能发生于胎儿的第 3 个月，也可能与神经组织过度生长或脑干发育不良及脑室系统－蛛网膜下隙之间脑脊液动力学紊乱有关。对于其发病机制学者们持有不同意见，其中牵引学说是以往最为流行的观点，认为脊柱裂、脊髓脊膜膨出的病人，由于脊髓固定在脊柱裂处，在生长发育过程中，脊柱和脊髓生长速度不同，脊髓不能按正常情况上移，造成脊髓及小脑组织向下牵移，而产生小脑扁桃体下疝。但也有人认为在脊髓栓系综合征时，脊髓受牵拉的影响主要局限在腰骶部，胸段以上很少受累，同时脊髓栓系综合征的病人不都合并有小脑扁桃体下疝畸形，故认为脊髓脊膜膨出与小脑扁桃体下疝无关，而是延髓、小脑、脊髓、枕骨和脑的原发性畸形，在发育过程中，后颅窝容积小，脑组织生长过度以致部分脑组织疝出枕骨大孔。小脑扁桃体下疝的同时，延髓也有不同程度的下移，严重者延髓可完全移位到枕骨大孔外，这样造成了延髓背侧屈曲，脑神经、颈神经受牵拉。脊髓受压变扁，疝出的脑组织与脊髓及周围结构粘连，枕骨大孔闭塞，中脑水管或第四脑室中孔粘连闭塞，形成梗阻性脑积水，又可加重小脑扁桃体下疝，正中孔闭塞时可伴有脊髓空洞或其他枕骨大孔畸形；另外还有人提出脑积水学说，认为小脑扁桃体下疝是由于婴儿脑积水向下压迫所致。

二、病理

小脑扁桃体延长，经枕骨大孔向颅外疝出是其基本病理改变，严重者疝入上颈段椎管，并伴有延髓和第四脑室同时向下延伸。延髓变长并疝入椎管内，第四脑室下半部也疝入椎管内，也是本畸形的一重要特征。小脑扁桃体常充满小脑延髓池，伴有该部位组织粘连，蛛网膜下隙闭塞，有时形成囊肿；由于小脑延髓池闭塞，第四脑室中孔粘连，或中脑水管粘连闭塞可造成梗阻性脑积水；延髓和上颈髓受压变形扭曲，颈髓向下移位，小脑下牵，使颅神经牵拉变长，上颈神经向外上方向进入椎间孔；可有中脑下移，并可合并桥池、外侧池环池闭塞等。

根据病变的严重程度，分为 3 型：

Ⅰ型：是最轻的一型，表现为小脑扁桃体通过枕骨大孔向下疝入椎管内，延髓轻度向前下移位，第四脑室位置正常。常伴颈段脊髓空洞症、颅颈部骨畸形。

Ⅱ型：是最常见的一种类型，表现为小脑扁桃体伴或不伴蚓部疝入椎管内，第四脑室变长、下移，某些结构如颅骨、硬膜、中脑、小脑等发育不全，90% 有脑积水，常合并脊髓空洞症、神经元移行异常、脊髓脊膜膨出等。

Ⅲ型：为最严重的一型，罕见，表现为延髓、小脑蚓部、第四脑室及部分小脑半球疝入椎管上段，合并枕部脑膜脑膨出，并有明显头颈部畸形、小脑畸形等。

Chiari 重新将之分为四型，他在前三型的基础上又增加第Ⅳ型，即小脑发育不全，但不疝入椎管内。该型不被人们所接受。

Arnold-Chiari 畸形常合并其他枕骨大孔区畸形和脊髓脊膜膨出缺陷，包括脊髓空洞症、颅骨脊椎融合畸形、基底凹陷症、蛛网膜粘连、硬脑膜束带、颈髓扭结、脑积水等；其他畸形包括多小脑回畸形、灰质异位、脊髓积水、中脑水管的胶质增生或分杈、四叠体 beak-like 畸形、颅顶骨内面凹陷、脊膜膨出、脊髓纵裂、第四脑室囊肿等。

三、临床表现

本病起病缓慢，女性多于男性；年龄 13 ～ 68 岁，平均 38 岁。Ⅰ型多见于儿童及成人，Ⅱ型多见于婴儿，Ⅲ型多见于新生儿期，Ⅳ型常于婴儿期发病。畸形最常见的症状为疼痛，一般为枕部、颈部和臂部疼痛，呈烧灼样放射性疼痛，少数为局部性疼痛，通常呈持续性疼痛，颈部活动时疼痛加重。其他症状有眩晕、耳鸣、复视、步态不稳及肌无力。Ⅰ型临床可无症状，或有轻度后组脑神经及脊神经症状。Ⅱ型临床上常有下肢运动、感觉障碍和小脑症状。Ⅲ型多见于婴儿和新生儿，临床上常有下肢运动、感觉障碍及脑积水、脑干和脊髓受压症状、小脑症状。

常见的体征有下肢反射亢进，上肢肌肉萎缩。多数病人有感觉障碍，上肢常有痛温觉减退，而下肢则为本体感觉减退。眼球震颤常见，出现率 43%。软腭无力伴呛咳常见。视盘水肿罕见，而有视盘水肿者多伴有小脑或脑桥肿瘤。

辅助检查主要有以下几方面：

（1）腰穿：压力较低，压颈实验阳性，脑脊液蛋白含量增高，但很少超过 1 g/L。腰穿应谨慎，伴颅内高压者禁做。

（2）颅椎平片：颅骨及颅椎平面可显示其合并的骨质畸形，如基底凹陷症、寰枕融合、脊柱裂、Klippel-Feil 综合征。

（3）CT 扫描：CT 扫描主要通过椎管和脑池造影并结合冠状扫描和矢状重建技术来显示各种病理改变。

Ⅰ型：CT 表现为：①小脑扁桃体向下移位，程度不等地疝入椎管内，轴位像椎管上端脊髓背外侧两卵圆形软组织块影，向上与小脑相延续。脑池造影与冠状位显示更清楚。但应注意，小脑扁桃体低于枕骨大孔 3 mm 以内仍属正常范围，介于 3 ～ 5 mm 为界限性异常，5 mm 以上则为病理状态。②延髓与第四脑室位置正常，但第四脑室可延长。③可伴脑积水（0 ～ 40%）；④常合并脊髓空洞症等，约 1/3 ～ 1/2 病人有颅骨脊椎融合畸形。

Ⅱ型：CT 表现除Ⅰ型表现外，尚有颅骨、硬膜、脑质、脑室与脑池等改变。颅骨与硬膜改变：出生时可见颅盖骨缺裂，出生后 2 ～ 4 周或数月内渐消失。小脑在狭小的颅后窝内生长，以至压迫侵蚀斜坡与颞骨岩部，轻者岩部后缘变平或凹陷，内耳道变短，严重者两岩部与斜坡形成一前凸的扇形改变，枕骨大孔增大。大脑镰发育不良或穿孔，以前中 2/3 最易受累。轴位及冠状位增强扫描见不到完整线状强化的大脑镰或线状强化中断。小脑幕附着于枕骨大孔附近，使颅后窝更为狭小。小脑幕孔扩大，失去正常的"V"形而形成"U"形。

中脑和小脑的改变：四叠体丘突融合，与大部分中脑形成鸟嘴状，并向下垂至小脑半球间。小脑向幕上突出呈宝塔状改变，并使颞叶与枕叶相应移位。小脑包绕脑干生长可突入两脑桥小脑角池，像一个双向生长的肿块，脑桥小脑角池中的小脑影与脑桥腹侧形成"三峰状"改变。

由于大脑镰发育不全，大脑中线区的脑回出现交错对插现象。脑室与脑池异常：第四脑室较小、伸长并下移。正常第四脑室在轴位上应达岩部的上 1/3，本病低于此水平。第三脑室轻度扩大，中间块增大，致第三脑室局部不相称狭窄。侧脑室不对称性扩大，枕角大于额角。尾状核头部压迫额角而呈凹形。下方变尖，冠状位显示清楚。透明隔常缺如。

颅后窝脑池较小或闭塞，四叠体池扩大。90% 有脑积水，常伴中脑水管狭窄或反折。常合并其他畸形，如神经元移行异常、颅底凹陷症、脊髓纵裂等。

Ⅲ型：CT 表现为延髓、脑桥、小脑蚓部及小脑半球均下疝进入上颈部椎管，第四脑室常受压，并伴有脑积水。均有明显的颅底凹陷、枕骨大孔扩大及枕下部脑膜脑膨出，疝出的脑质常有继发性营养不良，并有小头畸形。

MRI 检查：MRI 检查为无创伤性检查，可清楚地显示颅后窝结构并能直接观察脊髓空洞。因此，特别适于诊断 Arnold-Chiari 畸形，与 CT 相配合可发现其他骨质畸形。

Ⅰ型：MRI 诊断本病Ⅰ型主要依据小脑扁桃体疝入椎管内。当小脑扁桃体低于枕骨大孔 5 cm 以上则为病态。以正中矢状面 T1 加权像最适于观察小脑扁桃体的位置和大小。其 MRI 表现为：①颅底颈椎畸形，基底动脉受压，颈椎与枕骨融合，颈 2、颈 3 部分融合，Klippel-Feil 综合征、颈椎隐性脊柱裂。②小脑扁桃体通过枕骨大孔尾端延长，延长至颈 1 占 62%，延长至颈 2 占 25%，延长至颈 3 占 3%。③枕大池缩小，常与硬膜、蛛网膜及脊髓粘连。④合并脊髓空洞症。⑤合并脑积水。

Ⅱ型：Arnold-Chiari 畸形Ⅱ型的本身 MRI 表现为：①脊髓向下方移位，上颈部神经根升至其出口水平。②脑干显著延长，延髓突入颈髓管。③小脑发育不良，并向尾端延长，通过枕骨大孔抵达颈 1 椎弓上缘。④狭窄的小脑舌状突出，通过颈 1 椎环，从延髓背侧下移至颈 2～4 水平，甚至抵达胸椎上端。⑤位于颈部的第四脑室部分有不同程度的扩张，有时形成泪点状憩室，在上颈髓背侧突入延髓。Ⅱ型合并其他神经系统的异常表现为：①颅骨与硬脑膜异常：颅顶骨内面凹陷，斜坡与岩部扇贝样改变，枕大孔增大及颅后窝增大，大脑镰部分缺失或穿孔，小脑幕发育不良。②中脑与小脑异常：顶盖呈烧杯状、小脑呈塔状，脑干与环绕的小脑重叠，小脑缘前置。③脑室与脑池异常：第四脑室延长，下移、变扁。中间块增大，透明隔缺如，侧脑室不对称性扩大，颅后窝脑池受压。④其他异常：脑脊膜膨出，脊髓空洞症、脊髓纵裂、灰质异位、小脑回、大脑导水管狭窄、胼胝体缺如及第四脑室囊肿等。

1978 年 Wolpert 根据延髓小脑下疝的程度将 Arnold-Chiari 畸形Ⅱ型分为三级：Ⅰ级为第四脑室和延髓没有降至枕骨大孔水平，只有小脑蚓垂降至枕骨大孔，Ⅱ级为第四脑室降至枕骨大孔水平位于下蚓垂的前方。Ⅲ级为延髓降至颈髓前方，形成扭结、马刺样重叠，马刺一般不深至颈 4 水平以下。第四脑室下降超过枕骨大孔又可分为两个亚级：Ⅲa，第四脑室萎缩；Ⅲb，第四脑室扩大。

四、诊断与鉴别诊断

（一）诊断

根据发病年龄、临床表现以及辅助检查本畸形诊断一般不难，尤其是 CT 及 MRI 的临床应用使其诊断变得简单、准确、快速。

（二）鉴别诊断

根据上述表现诊断并不困难。本病应与颅内占位性病变致小脑扁桃体枕骨大孔疝鉴别：前者扁桃体多呈舌状，并常合并其他畸形；而后者扁桃体多呈锥形，并可同时显示颅内占位性病变的征象，鉴别不难。

五、治疗与预后

本病的主要治疗手段为手术治疗，手术的目的是解除枕骨大孔和上颈椎对小脑、脑干，脊髓、第四脑室及该区其他神经结构的压迫，在可能的范围内分离枕大池正中孔和上颈髓的蛛网膜粘连，解除神经症状，缓解脑积水。凡病人出现梗阻性脑积水或颅压增高、有明显神经症状如因脑干受压出现喉鸣、呼吸暂停、发绀发作、角弓反张、Horner 氏综合征、吞咽反射消失以及小脑功能障碍等，均应行手术治疗。

手术方式包括枕下开颅上颈椎椎板切除减压或脑脊液分流术。有人认为Ⅰ型可行枕下减压术，而Ⅱ型仅作分流术即可。一般作颅后窝充分减压术，即广泛切除枕骨鳞部及第 1～3 颈椎椎板，切开硬膜并分离粘连，探查第四脑室正中孔，对于有梗阻性脑积水手术未能解除者，可行脑脊液分流术。

手术多采用全麻侧卧位，作后枕正中切口，暴露枕骨鳞部及相应的颈椎棘突，咬开枕骨和颈椎椎板后，均需打开硬膜，颈椎椎板一定要减压至小脑扁桃体下疝的位置，一般需要分开两侧小脑扁桃体，探查第四脑室正中孔，多可见有脑脊液流出，应轻柔细心地分离延髓两侧的蛛网膜，以利脑脊液循环，对部分小脑扁桃体下疝严重的病人，可以小心切除小脑扁桃体，如有中脑水管粘连，正中孔脑脊液流出不畅者需行侧脑室–脑桥小脑角分流术或行侧脑室–腹腔分流术，因小脑扁桃体充满枕大池，一般不行侧脑室–枕大池分流术，减压后彻底止血，硬膜不缝，分层缝合切口。

第三节　结节性硬化症

结节性硬化症（TS），又称 Bourneville 病，是一种累及多器官的常染色体显性遗传性多发性错构瘤病。其临床表现为皮脂腺瘤、癫痫发作和智能减退三大主症。其发病率各家报道不一，约 1/100 000，近年来随着影像学技术的发展，有明显增高趋势。

一、病因与发病机制

本病 70% 呈散发性，有家族史者外显率不全，具有遗传异质性。近年发现致病基因定位于 9q34 和 16p13.3，分别命名为 TSC1 和 TSC2。遗传连锁表明本病半数与 TSC1、半数与 TSC2 的突变有关（Crino 1999），两组基因在脑及多种组织内均有广泛表达，分别编码 hamartin（错构瘤蛋白）和 tuberin（马铃薯球蛋白），具有调节细胞增殖和分化、肿瘤抑制及细胞内信息传导等作用，是引起细胞生长和分化紊乱，导致错构瘤发生的主要原因。进一步研究发现，家族性发病者 TSC1 突变率高，而散发者多与 TSC2 突变有关。另有学者认为本病还与 11q、12q 基因突变有关。

二、病理

其主要特征为多器官的组织缺陷和错构瘤样结节。神经系统：多见于大脑半球的额叶及脑室，15% 累及丘脑、基底节及小脑，脑干和脊髓罕见。结节外观呈白色或黄白色，似马铃薯样，质硬，数目及大小不等，直径超过 3 cm 者可表现为巨脑回畸形。80% 的病人出现室管膜下结节，常位于侧脑室边缘，多发且易钙化，可发展为巨细胞性星形细胞瘤，若阻塞脑室孔则引起脑积水。组织学示结节由致密的细胶原纤维、形态奇异的胶质细胞和异位神经元组成。国内报道本病尸检结果，发现大脑皮质神经细胞排列紊乱，基底节及小脑多发散在钙化斑。电镜下神经细胞、胶质细胞核内染色质增多、浓聚，并在神经细胞核、胞质、轴树突及间质内存在着结晶样沉积物。皮肤可见血管纤维瘤，由扩张的毛细血管及过度增生的结缔组织组成，另有色素减退斑、甲周纤维瘤等。其他系统可见视网膜晶体瘤、骨质硬化及囊性变、心脏横纹肌瘤及肾、肺、甲状腺、乳腺、性腺、胃肠、膀胱、子宫等脏器的错构瘤。

三、临床表现

发病年龄 0 ~ 15 岁，大多在 10 岁以下，男女比例为（2 ~ 3）：1。不同器官的错构瘤各有其好发年龄。80% ~ 90% 病人有癫痫发作，某些可作为首发症状，多在 1 ~ 3 岁出现，初为婴儿痉挛，后随年龄增长，渐发展成大发作、部分性发作等。60% 有不同程度的智力低下，少数伴精神异常，表现为性情孤僻、行为怪异，甚而幻觉、妄想。另有因室管膜下结节阻塞脑脊液通路，或并发巨细胞性星形细胞瘤而导致颅内压增高症状。皮肤损害为该病的又一特征性表现，75% 有面部血管纤维瘤，多在 4 岁左右出现，为分布在面颊及鼻翼两侧的对称性点状、粉红色、质硬的丘疹样结节，随年龄增长而融合成片状。甲周纤维瘤常见于青少年，为甲沟或甲下长出的坚硬的乳头状纤维瘤，常多发，见于 15% ~ 20% 的病人，该现象对本病诊断具有重要意义。少数有鲨革样皮疹、前额纤维斑块、色素减退斑、血管瘤、咖啡牛奶斑等改变。部分病人出现视网膜错构瘤，多数为星形细胞瘤，呈桑葚样结节或半透明肿物，少数呈白色斑块状，对视力影响较小。内脏损害常见于肾脏的血管平滑肌脂肪瘤及心脏横纹肌瘤，前者表现为血尿、蛋白尿、腹部肿块、肾陛高血压等，多见于成年人，呈双侧多发性。后者在婴儿中多见，80% 该肿瘤患儿可患本病，表现为呼吸困难、发绀、心力衰竭等，是本病婴儿期最重要的死亡原因，也是产前诊断的重要依据。其他可有胃肠道息肉、肺部结节、骨质硬化和骨囊肿、口腔纤维瘤和乳头状瘤等引起的相应症状。

影像学检查：头颅平片示双侧脑室壁、基底节等部位大小不等的钙化斑。合并骨质损害时有多发结节状硬化灶。气脑造影可显示侧脑室壁泪滴样突起的小结节。头颅 CT 在显示钙化灶方面优于 MRI。国内一组影像学报道，发现皮层结节表现为脑回空心型、"H"型及高密度团块；皮层下呈团块样或条状低密度；室管膜下呈高密度钙化影或稍高密度影，室壁不光滑。颅脑 MRI 对结节的检出率高于 CT。其中室管膜下区域结节是影像学特征性表现。在婴儿期，CT 和 MRI 检查大多正常，幼儿多为异常。脑电图：75% 出现异常波形。该检查有助于判断癫痫发作类型及病变部位。另腹部超声及 X 线检查有助于发现肾血管平滑肌脂肪瘤、多囊肾；胸部 X 线可发现肺错构瘤；超声心动图有助于发现心脏横纹肌瘤，此为本病产前诊断的重要征象。

四、诊断与鉴别诊断

本病临床症状复杂，多数病人并不具备皮脂腺瘤、癫痫发作和智能减退 3 大主症。对有面部血管纤维瘤、癫痫伴智力低下，尤其伴心脏横纹肌瘤的儿童，应高度怀疑本病。确诊需依赖辅助检查。1992年，Roach 等代表美国 TS 协会提出下列诊断标准。

主要特征：①面部血管纤维瘤。②多发性指（趾）甲周纤维瘤。③大脑皮质结节（组织学证据）。④室管膜下结节或巨细胞性星形细胞瘤（组织学证据）。⑤突入脑室内的多发性室管膜下钙化结节（影像学证据）。⑥多发性视网膜星形细胞瘤。

次要特征：①一级亲属受累。②心脏横纹肌瘤（组织学或影像学证据）。③其他视网膜错构瘤或脱色斑。④脑内结节（影像学证据）。⑤非钙化性室管膜下结节（影像学证据）。⑥鲨皮斑。⑦前额斑。⑧肺淋巴血管平滑肌瘤（组织学证据）。⑨肾血管平滑肌脂肪瘤（影像学或组织学证据）。⑩多囊肾（组织学确定）。

辅助特征：①色素减退斑或皮肤叶状白斑。②多囊肾（影像学证据）。③乳牙或恒牙散在釉质斑。④直肠多发性错构瘤性息肉（组织学证据）。⑤多发性骨囊肿（影像学证据）。⑥肺淋巴血管平滑肌瘤（影像学证据）。⑦大脑白质异位症（影像学证据）。⑧牙龈纤维瘤。⑨其他器官的错构瘤（组织学证据）。⑩婴儿痉挛症。

肯定本病诊断需具备 1 条主要特征，或 2 条次要特征，或 1 条次要特征和 2 条辅助特征。可能诊断需具备 1 条次要特征和 1 条辅助特征，或 3 条辅助特征。可疑诊断需具备 1 条次要特征，或 2 条辅助特征。皮肤和眼底表现典型时可不需组织学证据。本病需与原发性癫痫、弓形体脑病、Fahr 综合征等相鉴别。

五、治疗及预后

治疗原则为对症处理、防治并发症。有癫痫发作者给予抗癫痫药，婴儿痉挛症可采用氢化可的松 $4 \sim 8$ mg/（kg·d），口服，2 周后逐渐减量，有合并多囊肾者，应注意血压变化。

另可给予丙戊酸钠、硝西泮等控制痉挛发作。皮肤血管纤维瘤可采用 CO_2 激光、磨削术或液氮冷冻等治疗。室管膜下巨细胞星形细胞瘤、肾血管平滑肌脂肪瘤可行肿瘤切除术。心脏横纹肌瘤随年龄增大有自发好转倾向，只有当出现药物治疗无效的心衰、心律失常时采取手术治疗。对有家族史者应积极提供遗传咨询，采用基因连锁分析亲代基因型，同时做好产前诊断。本病主要死亡原因为肾功能衰竭、心力衰竭、癫痫持续状态及呼吸衰竭等并发症。

第一节　苯丙酮尿症

苯丙酮尿症（phenylketonuria，PKU）是由于苯丙氨酸代谢途径中酶缺陷所致的遗传性代谢缺陷病，因患儿尿液中排出大量苯丙酮酸等代谢产物而得名，属常染色体隐性遗传。临床主要特征为智力低下、发育迟缓、皮肤毛发颜色变浅。本病各国发病率不同，美国为 1/14 000，英国为 1/10 200，澳大利亚为 1/10 500，日本为 1/16 000，中国为 1/18 000。

一、病因及发病机制

本病分典型（约占 99%）和非典型（约占 1%）两型。本节重点介绍典型，病因是基因突变致苯丙氨酸羟化酶缺陷而引起苯丙氨酸代谢障碍，使苯丙氨酸不能转变为酪氨酸，从而在体内蓄积并转化为过多苯丙酮酸、苯乳酸及苯乙酸等旁路代谢产物并从尿液中排出，从而出现一系列临床症状：①过量苯丙酮酸由尿排出形成苯丙酮尿。②由于酪氨酸生成减少以及血中过量苯丙氨酸对酪氨酸羟化酶起抑制作用，使酪氨酸转变为黑色素的过程受阻，患儿毛发色素减少。③高浓度的苯丙氨酸及其旁路代谢产物导致脑细胞受损，此外，多巴胺及 5- 羟色胺缺乏，使脑的发育和功能受到显著影响，导致患儿智能落后，并出现神经系统症状。

二、临床表现

患儿出生时正常，3 ~ 6 个月时开始出现症状，1 岁时症状明显。

（一）神经系统

智能低下为本病最主要症状，可伴行为异常和抽搐等，严重者可出现脑性瘫痪。

（二）外观

患儿出生数月后因黑色素合成不足，患儿毛发逐渐变为棕色或黄色，皮肤白嫩，虹膜色素变淡。

（三）其他

呕吐和皮肤湿疹常见，尿和汗液有特殊的鼠尿臭味。

三、实验室检查及辅助检查

1. Guthrie 细菌生长抑制试验

新生儿喂奶 3 d 后，采集足跟末梢血，吸在厚滤纸上，晾干后邮寄到筛查中心。采用 Guthrie 细菌生长抑制试验半定量测定，原理是苯丙氨酸能促进已被抑制的枯草杆菌重新生长，以生长圈的范围测定血中苯丙氨酸的含量，也可在苯丙氨酸脱氢酶的作用下进行比色定量测定，其假阴性率较低。

2. 尿三氯化铁试验

取尿 5 mL，滴入 10% 的三氯化铁数滴，如尿中有苯丙酮酸，则呈绿色。但新生儿期阴性反应不能除外本病。

3. 尿 2，4- 二硝基苯肼试验

阳性时尿呈黄色或有黄色沉淀。

4. 血浆苯丙氨酸浓度测定

正常人血浆苯丙氨酸浓度 0.061 ~ 0.18 mmol/L（10 ~ 30 mg/L），当血清浓度达 0.36 mmol/L（60 mg/L）以上，即可诊断。

5. 苯丙氨酸耐量试验

口服苯丙氨酸 100 mg/kg，1 ~ 4 h 后查血，可发现苯丙氨酸浓度增高，酪氨酸含量下降。

6. 尿蝶呤分析

应用高压液相层析测定尿液中的新蝶呤和生物蝶呤的含量可以鉴别各型苯丙酮尿症。

四、治疗

本病为少数可治性遗传代谢病之一，应力求早诊断、早治疗。一经确诊，立即给予低苯丙氨酸饮食，以预防脑损害及智能低下的发生。对于婴儿可喂低苯丙氨酸奶粉，幼儿添加辅食时应给以淀粉类、水果和蔬菜等低蛋白饮食。对于非典型病例除饮食控制外，还给予四氢生物蝶呤（BH4）、5- 羟色氨酸和 L–DOPA 等药物。

五、预防

避免近亲结婚。有本病家族史的夫妇必须采用 DNA 分析或测定羊水中蝶呤，对胎儿进行产前检查。

第二节　糖代谢障碍

一、糖原累积病

糖原累积病（glycogen storage disease，GSD）是一类糖代谢障碍性遗传病。由于糖原分解或合成过程中各种酶缺乏，以致糖原（正常或异常结构）累积在肝脏、肌肉、心脏、肾脏等组织而造成一系列的临床症状。糖原合成主要通过四个环节：葡萄糖磷酸化；尿苷二磷酸葡萄糖生成；α –1，4 糖糖键；α –1，6 糖苷键。糖原分解是糖原在磷酸化酶作用下，将 α –1，4 糖苷键分解生成 1- 磷酸葡萄糖，再由脱支酶作用，将 α –1，6 糖苷键水解生成游离的葡萄糖。缺乏糖原代谢有关的酶，糖原合成或分解则发生障碍，导致糖原沉积于组织中而致病。根据酶缺陷和受累组织，GSD 可分为 11 型。其中 Ⅰ、Ⅲ、Ⅳ、Ⅵ、Ⅸ型以肝脏病变为主，Ⅱ、Ⅴ、Ⅶ型以肌肉组织受损为主，以 Ⅰ 型 GSD 最为多见。除Ⅷ、Ⅸ型为 X 连锁隐性遗传外，其他为常染色体隐性遗传（表 10–1）。发病率约为 1/25 000 ~ 1/20 000。

Ⅰ 型糖原累积病是由于肝、肾等组织中葡萄糖 –6- 磷酸酶活性缺陷所造成，是糖原累积病中最为多见者，约占总数的 25%。

糖是主要的供能物质，人体所需能量的 50% ~ 70% 来自糖。糖原是动物体内糖的储存形式，广泛存在于各种组织的细胞内，尤以心、肝、肌肉为主。正常肝和肌肉分别含有约 4% 和 2% 的糖原，肝糖原的含量低于 70 mg/g 组织，肌糖原的含量低于 15 mg/g 组织，肝糖原是血糖的重要来源，肌糖原可供肌肉收缩的急需。

正常情况下，葡萄糖 –6- 磷酸酶分解葡萄糖占肝糖原分解所得葡萄糖的 90%，在维持血糖稳定方面起主导作用。葡萄糖 –6- 磷酸酶缺乏时，糖原的分解过程发生障碍，致使过多的糖原贮积在肝、肾中，不仅导致其体积明显增大，而且其功能也受到损害。正常人在血糖过低时，胰高糖素分泌随即增高以促进肝糖原分解和葡萄糖异生过程，生成葡萄糖使血糖保持稳定。Ⅰ 型 GSD 患儿则由于葡萄糖 –6- 磷酸酶的缺陷，6- 磷酸葡萄糖不能进一步水解成葡萄糖，因此由低血糖刺激分泌的胰高糖素不仅不能提高血糖浓度，却使大量糖原分解所产生的部分 6- 磷酸葡萄糖进入糖酵解途径；同时，由于 6- 磷酸葡萄糖的累积，大部分 1- 磷酸葡萄糖又重新再合成糖原；而低血糖又不断导致组织蛋白分解，向肝脏输送葡萄糖异生原料，这些异常代谢都加速了肝糖原的合成。糖代谢异常同时还造成了脂肪代谢紊乱，亢进的葡萄糖异生和糖酵解过程不仅使血中丙酮酸和乳酸含量增高导致酸中毒，还生成了大量乙酰辅酶 A，为脂肪酸和胆固醇的合成提供了原料；同时还产生了合成脂肪和胆固醇所必需的还原型辅酶 I（烟酰胺腺嘌呤二核苷酸，NADH）和还原型辅酶 II（烟酰胺腺嘌呤二核苷酸磷酸，NADPH）。此外，低血糖还使胰岛素水平降低，促进外周脂肪组织分解，使游离脂肪酸水平增高。这些代谢改变最终造成了甘油和三酯胆固醇等脂质合成旺盛，临床表现为高脂血症和肝脂肪变性。

表 10-1 糖原累积病的类型

类型	疾病	酶缺陷	致病基因	基因定位	主要受累组织
GSD O 型					
Oa		糖原合成酶	GYS2	12p12.2	肝
Ob		糖原合成酶	GYS1	19q13.3	肌肉
GSD I 型					
I a	Von Gierke 病	葡萄糖 -6- 磷酸酶	G6PC、G6PC1	17q21	肝、肾
I b		葡萄糖 -6- 磷酸转移酶	G6PT1	11q23	肝
I c		葡萄糖 -6- 磷酸转移酶	G6PT1	11q23、6p21.3	肝
GSD II 型	Pompe 病	α-1，4- 葡萄糖苷酶	GAA	17q25.2-q25.3	心、肝、肌肉
GSD III 型	Forbes 病 Cori 病				
III a		脱支酶	AGL	1p21	肝、肌肉
III b		脱支酶	AGL	1p21	肝
III c		淀粉 1，6- 葡糖苷酶			
III d		低聚 -（1，4→1，4）- 葡聚糖转移酶活性			
GSD IV 型	Andersen 病	分枝酶	GBE1	3p12	肝
GSD V 型	McArdle 病	肌磷酸化酶	PYGM	11q13	肌肉
GSD VI 型	Hers 病	肝磷酸化酶 P	YGL	14q21-q22	肝
GSD VII 型	Tarui 病	肌磷酸果糖激酶	PFKM	12q13.3	肌肉、红细胞
GSD VIII 型		磷酸化酶激酶	PHK	Xp22.2-p22.1	肌肉
GSD IX a 型		肝磷酸化酶激酶	PHKA2	Xp12-q13	肝
GSD XI 型	Faneoni-Biekel 综合征	葡萄糖转运蛋白 2	GLUT2	3p26.1-q26.3	肝、肾

I 型 GSD 常伴有高尿酸血症，这是由于患儿嘌呤合成代谢亢进所致。6- 磷酸葡萄糖的累积促进了磷酸戊糖旁路代谢，生成了过量的 5- 磷酸核糖，进而合成磷酸核糖焦磷酸，再在谷氨酰胺磷酸核糖焦磷酸氨基转移酶的作用下转化成为 1- 氨基 -5- 磷酸核糖乳酸苷，从而促进嘌呤代谢并使其终末代谢产物尿酸增加。

糖原合成与分解代谢途径见图 10-1。

（一）临床表现

临床表现轻重不一，大多数起病隐袭，婴儿期除肝大外，其他表现往往不典型。

重症：在新生儿期发病，表现为严重低血糖（出汗、苍白，甚至抽搐、昏迷，多在空腹或饥饿状态下出现，血糖最低可至 0.5 mmol/L）、酸中毒、呼吸困难、肝大。

轻症：婴幼儿期发病，常因生长迟缓、腹部鼓胀等就诊。

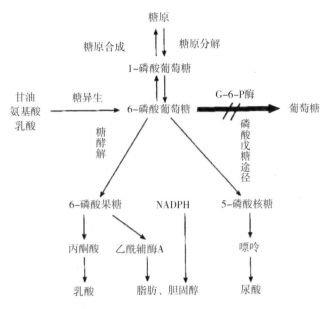

图10-1 糖原合成与分解代谢途径

主要的临床表现有以下几种。

1. 生长发育落后

由于慢性乳酸酸中毒和长期胰岛素/胰高糖素比例失常以及肝脏的损害，使蛋白分解过度、合成障碍及生长介质降低，患儿身材矮小，骨龄落后，骨质疏松，但身体各部比例和智能正常。向心性肥胖，皮下脂肪堆积，可有脂肪泻。

2. 腹部鼓胀

肝脏持续增大而坚实，常占据右腹的大部，表面光滑，无触痛，不伴黄疸或脾增大，少数可有肝功能不全表现，如 ALT 增高、低蛋白血症。

3. 肾脏肿大

一般不引起临床症状。常因肝大不易触及，但在 X 线下可见其增大的阴影。肾功能检查一般正常，但严重患儿可有肾小球滤过率下降，肾小管功能障碍，出现肾小管酸中毒的临床表现。

4. 饥饿性低血糖

患儿时有低血糖发作和腹泻发生。少数幼婴儿在重症低血糖时尚可伴发惊厥，但亦有血糖降至0.56 mmol/L（10 mg/dL）以下而无明显症状者。随着年龄的增长，低血糖发作次数可减少。

5. 其他

肌肉松弛，四肢伸侧皮下常可见黄色瘤。由于血小板功能不良，患儿常有鼻出血等出血倾向。青春期发育延迟。高脂血症使视网膜脂质沉积，眼底可有多发性双侧黄斑周围病变。长期的慢性病变可影响铁剂吸收而导致缺铁性贫血等。

（二）实验室检查

1. 血生化

血糖降低、血乳酸升高、血脂升高、尿酸升高。

2. 血小板

功能降低，黏附率、聚集功能低下。

3. 肝功能

多数正常，少数异常。

4. B 超检查

肝、肾大，可见肝脏有单个或多个腺瘤。几乎所有 GSD-Ⅰ型女性患者用 B 超检查都可发现多发卵巢囊肿，但是临床上无多发性卵巢囊肿的症状。

5. X线

骨质疏松、肾脏大。

6. CT

少数病程较长的患儿肝脏可有单个或多个腺瘤。

7. 基因诊断

随着分子基因水平分析的应用，基因突变有了比较高的检测率。基因诊断更适于患者家族中无症状的杂合子诊断。

（三）诊断和鉴别诊断

饥饿性低血糖伴肝大、高脂血症、乳酸酸中毒为诊断本病的线索。糖代谢功能试验有助于本病的诊断：如糖耐量试验中因患儿胰岛素分泌不足，呈现典型糖尿病特征；胰高糖素或肾上腺素试验亦不能使患儿血糖明显上升，且注射胰高糖素后，血乳酸明显增高；由于患儿不能使半乳糖或果糖转化为葡萄糖，因此在半乳糖或果糖耐量试验中血葡萄糖水平不升高。

1. 糖耐量试验

试验当日 0 时起禁食，清晨口服葡萄糖 2.5 g/kg，每克加水 2.5 mL，3 ~ 5 min 服完，测 0、30、60、90、120 min 的血糖和乳酸。大部分患儿糖耐量受损，乳酸峰值比基础值明显升高。

2. 胰高糖素试验

肌内注射胰高糖素 20 μg/kg，于 0、15、30、45、60、90、120 min 测血糖和血乳酸。正常血糖升高 > 35 mg/dL；患儿血糖不升高或升高但低于正常。部分患儿乳酸水平增高。

3. 肾上腺素试验

皮下注射 0.1% 肾上腺素 0.01 mL/kg，于 0、10、30、60、90、120 min 测血糖。在餐后 1 ~ 3 h 进行胰高糖素或肾上腺素试验可使患儿血糖上升，但在饥饿 14 h 后进行试验则无效应。

4. 半乳糖试验

口服半乳糖 2 g/kg，测 0、30、60、90、120 min 的血糖和血乳酸。由于患儿不能使半乳糖和果糖转化为葡萄糖，因此，半乳糖和果糖耐量试验中血葡萄糖水平不升高，血乳酸升高。

糖代谢功能试验虽有避免作肝组织活体检查的优点，但本病患儿对此类试验反应的个体变异较大。故肝组织的糖原定量和葡萄糖 6- 磷酸酶活性测定是确诊本病的依据。

家庭中若有本病患者，其每胎的发病率为 25%。产前明确诊断便于早期终止妊娠，达到优生的目的。可以通过羊水细胞或绒毛细胞测定相应的酶活性，但酶学方法检测技术比较困难，而且 GSD- I 型在羊水细胞中 G-6-P 并不表现有酶缺陷，因此，应用酶学作产前诊断不是很好的办法。

分子生物学检测：应用 PCR 结合 DNA 序列分析或 ASO 杂交方法能正确地鉴定 88%GSD- I 型患者携带的突变等位基因。

（四）治疗

本病的病理生理基础是在空腹低血糖时，由于胰高糖素的代偿分泌促进了肝糖原分解，导致了患儿体内 6- 磷酸葡萄糖累积和由此生成过量的乳酸、甘油三酯和胆固醇等一系列病理生化过程。因此，维持正常血糖水平可阻断这种异常的生化过程，减轻临床症状。

1. 饮食治疗

少量多餐，高糖饮食。饮食中蛋白质含量不宜过多，脂肪应少，以高碳水化合物为主。

2. 目前多采用生玉米淀粉口服，减少低血糖发作

生玉米淀粉：1.75 ~ 2 g/kg，以冷开水调服，每 4 ~ 6 h 一次替代治疗。目的：使血糖控制在正常范围的高限（4.3 ~ 5.5 mmol/L），尿乳酸的水平在正常范围内（< 0.06 mol/L 肌酐）。玉米淀粉是一种葡萄糖的多聚体，口服后在肠道缓慢消化，逐渐释放出葡萄糖，血糖便能维持在正常水平，肝脏不再增大，身高增长加快。玉米淀粉必须用冷水调服，不可煮沸或用开水冲服，因为在加热状态下，玉米淀粉颗粒呈分解状态，极易被淀粉酶水解而不能达到维持血糖恒定的目的。

饮食中注意：碳水化合物约占 60%；尽可能减少半乳糖和乳糖，因为两者不能被有效利用来维持血糖；高蛋白饮食对纠正低血糖无特殊意义，因为患者从氨基酸转变为葡萄糖的能力有限。

3. 其他治疗方法

（1）肝细胞或肝移植：如果患者存在难以控制的低血糖或肝衰竭或肝腺瘤，可行肝细胞或肝移植。如合并肾衰竭可行肝、肾联合移植。

（2）骨髓移植：也成功应用于Ⅰb型患儿中。

（3）酶替代治疗：近几年利用重组人 α-硫糖苷酶治疗晚发型 Pompe 病获得成功。

（五）预后

未经正确治疗的本病患儿因低血糖和酸中毒发作频繁，常有体格和智能发育障碍。伴有高尿酸血症的患者常在青春期并发痛风。患者在成年期的心血管疾病、胰腺炎和肝脏腺瘤（或腺癌）的发生率高于正常人群，少数患者可并发进行性肾小球硬化症。

二、黏多糖病

黏多糖病（mucopolysaccharidosis，MPS）是一组由于酶缺陷造成的酸性黏多糖不能完全降解的溶酶体累积病。黏多糖是结缔组织细胞间的主要成分，广泛存在于各种组织内。重要的黏多糖有硫酸皮肤素（dermatan sulfate，DS）、硫酸类肝素（heparan sulfate，HS）、硫酸角质素（keratan sulfate，KS）、硫酸软骨素（chondroitin sulfate，CS）和透明质酸（hyaluronic acid，HA）等。已知有 10 种溶酶体酶参与黏多糖的降解过程，其中任何一种酶的缺陷均会造成酸性黏多糖分解障碍而聚集在体内，并自尿中排出。患儿缺陷酶的活性仅及正常人的 1% ~ 10%。根据酶的缺陷，本病可分为 8 型（表 10-2），除Ⅱ型为 X 连锁隐性遗传外，其余均为常染色体隐性遗传病。Ⅰ（H）型最常见，为 α-左旋艾杜糖醛酸酶缺陷引起。患者实质和间质细胞内有黏多糖沉积。在中枢神经系统及周围神经节神经细胞内、视网膜细胞层、肝脏的库普弗细胞及实质细胞、嗜酸性粒细胞内均有粗大深紫色颗粒。少数病例可因黏多糖沉积于脑脊髓膜上而引起脑脊液循环梗阻，发生脑积水；或因大脑萎缩而致脑室扩大。

表 10-2 黏多糖病分型

类型	综合征	缺陷酶	致病基因	基因定位
MPS Ⅰ型				
Ⅰ（H）型	Hurler 综合征	α-L-艾杜糖酶	IDUA	4p16.3
Ⅰ S 型	Scheie 综合征	α-L-艾杜糖酶	IDUA	4p16.3
Ⅰ（H）/S 型	HurlerScheie 综合征	α-L-艾杜糖酶	IDUA	4p16.3
MPS Ⅱ型（A、B）	Hunter 综合征（A、B）	艾杜糖醛酸硫酸酯酶	IDS	Xq28
			SIDS	
MPS Ⅲ型				
Ⅲ A 型	Sanfilippo 综合征 A	硫酸乙酰肝素硫酸酯酶	SGSH	17q25.3
Ⅲ B 型	Sanfilippo 综合征 B	N-乙酰-α-D 氨基葡糖苷酶	NAGLU	17q21
Ⅲ C 型	Sanfilippo 综合征 C	乙酰辅酶 A：α-氨基葡糖苷-N 乙酰转移酶	HGSNAT	8p11
Ⅲ D 型	Sanfilippo 综合征 D	N-乙酰氨基葡糖苷-6-硫酸酯酶	GNS	12q14
MPSN 型				
Ⅳ A 型	Morquio 综合征 A	氨基半乳糖-6-硫酸酯酶	GALNS	16q24.3
Ⅳ B 型	Morquio 综合征 B	β-半乳糖苷酶	GLB1	3p21.33
MPS Ⅵ型	Maroteaux-Lamy 综合征	芳基硫酸酯酶 B	ARSB	5q11-q13
MPS Ⅶ型	Sly 综合征	β-葡萄糖醛酸酶	GUSB	7q21.11
MPS Ⅷ型	Diferrante 综合征	氨基葡糖-6-硫酸-硫酸酯酶	?	?
MPS Ⅸ型		透明质酸酶	HYAL1	3p21.3-p21.2

（一）临床表现

各型 MPS 的病程都是进行性的，病变常累及多器官，有相似的临床表现，大都在 1 周岁左右发病。但各型的病情轻重不一，且有各自的临床特征。Ⅰ（H）型在临床上最为多见，症状典型，预后甚差，常在 10 岁以前死亡。

1. 体格发育障碍

患儿大多在周岁以后呈现生长落后，身材矮小并具有特殊面容：头大呈舟状，面部丑陋，前额和双颧突出，毛发多而发际低，眼裂小、眼距宽，鼻梁低平、鼻翼肥大、鼻孔大，下颌小、唇厚外翻、舌大外突等。上述症状以Ⅰ（H）型出现最早，最为严重，也最典型。Ⅵ、Ⅶ型与Ⅰ（H）型类似，Ⅱ、Ⅲ型较轻，Ⅳ型面部大致如正常人。

关节进行性畸变，脊柱后凸或侧凸，常见鸡胸、驼背、膝外翻或内翻以及手足屈曲、外翻畸形、爪形手等改变。ⅠS 型骨骼病变极轻，通常不影响身高。Ⅳ型骨骼病变最严重，患儿椎骨发育不良而呈扁平，表现为身短、鸡胸、肋下缘外突和脊柱极度后侧凸，膝外翻严重，因第 2 颈椎齿状突发育欠佳和关节韧带松弛而常发生寰椎半脱位。

2. 智能障碍

精神神经发育在周岁后逐渐迟缓，表现为反应迟钝、语言落后、表情呆板等，常进行性加重，以Ⅰ（H）型最常见，Ⅲ型最为严重，但ⅠS、Ⅳ和Ⅵ型患儿大都智能正常。

3. 眼部病变

大部分患儿在周岁左右即出现角膜混浊，Ⅱ、Ⅳ型的发生时间稍晚且较轻。因角膜基质中的黏多糖以 KS 和 DS 为主，而Ⅲ型酶缺陷仅导致 HS 降解障碍，故无角膜病变。ⅠS、Ⅱ和Ⅲ型可能有视网膜色素改变，ⅠS 型最严重，可并发青光眼，甚至失明。

4. 肝脾大

由于黏多糖在各器官的贮积，可出现腹部膨隆、肝脾大，而肝功能正常。

5. 其他

常见耳聋、心瓣膜损伤、动脉硬化，还有皮肤水肿、增厚、粗糙等。随着病情进展，可发生肺功能不全、颈神经压迫症状和交通性脑积水等继发病变。

（二）诊断和鉴别诊断

本病患儿的临床表现大同小异，根据临床特征和 X 线检查可提示本病。尿筛查和黏多糖定性可以诊断，但确诊则需进行酶活性测定。

1. 骨骼 X 线检查

骨质普遍疏松且有特殊形态改变：颅骨增大，蝶鞍浅长；脊柱后、侧凸，椎体呈楔形，胸、腰椎体前下缘呈鱼唇样前突；肋骨的脊柱端细小而胸骨端变宽，呈飘带状；尺、桡骨粗短，掌骨基底变窄，指骨远端窄圆。

2. 尿液黏多糖检测

尿液的黏多糖定性、定量检查。甲苯胺蓝呈色法为本病的筛查试验，亦可用醋酸纤维薄膜电泳来区分尿中排出的黏多糖类型，协助分型。

3. 酶学分析

各型 MPS 的确切诊断都应依据酶活性测定为准，可以采用外周血白细胞、血清或培养成纤维细胞进行。本病应与佝偻病，先天性甲状腺功能减低症，骨、软骨发育不良和黏脂病等相鉴别。

（三）治疗及预后

1. 酶替代治疗

近几年来，酶替代治疗在黏多糖Ⅰ、Ⅱ、Ⅵ型中已经取得成功。通过酶替代治疗患儿尿中黏多糖明显减少，肝脾明显缩小，生长发育速度加快，关节活动能力提高。

2. 骨髓移植

骨髓移植可改善部分临床症状。黏多糖Ⅰ（H）型经骨髓移植后，智力改善，末梢组织的黏多糖消失，角膜清亮，肝脾缩小，上肢关节的活动性好转，但不能改变 Hurler 综合征骨骼异常的自然病程，对于已经形成的骨骼畸形无改善。

3. 造血干细胞移植、脐血移植

早期造血干细胞移植、脐血移植可使 Hurler 综合征患者病情停止恶化，延长寿命。

4. 基因治疗

尚在动物试验阶段。

三、半乳糖血症

半乳糖血症（galactosemia）是由于半乳糖代谢途径中酶的缺陷所造成的遗传代谢病，其发病率约为 1/40 000。依据酶的缺陷不同分为 3 型，均为常染色体隐性遗传病，临床表现为黄疸、肝脾大、低血糖和肝功能异常。其中以半乳糖 -1- 磷酸尿苷酰转移酶缺乏最为多见，在新生儿中发病率为 1/30 000 ～ 1/10 000，且病情严重。

食物中的半乳糖主要来自奶类所含的乳糖。哺乳婴儿所需能量的 20% 由乳类中的乳糖提供。正常情况下，乳糖进入肠道后即被水解成半乳糖和葡萄糖经肠黏膜吸收。半乳糖被吸收后在肝细胞内先后经半乳糖激酶（galactokinase，GALK）、半乳糖 -1- 磷酸尿苷酰转移酶（galactose-1-phosphate uridyltrans-ferase，GALT）和尿苷二磷酸半乳糖表异构酶（uridine diphosphate galactoiso merase，EPIM）的作用，最终生成 1- 磷酸葡萄糖进入葡萄糖代谢途径（图 10-2）。人体肝脏将半乳糖转化为葡萄糖的能力很强，摄入血中的半乳糖在半小时内即有 50% 被转化。

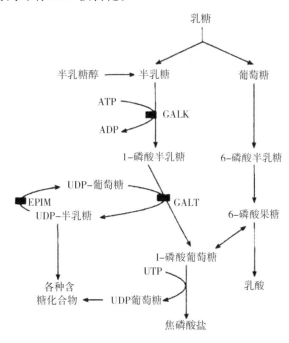

图 10-2 半乳糖代谢途径及其酶缺陷

GALK、半乳糖激酶；GALT、半乳糖 -1- 磷酸尿苷酰转移酶；EPIM、尿苷二磷酸半乳糖表异构酶

（一）半乳糖 -1- 磷酸尿苷酰转移酶缺乏性半乳糖血症（半乳糖血症 I 型或典型的半乳糖血症）

1. 发病机制

半乳糖 -1- 磷酸尿苷酰转移酶（GALT）的编码基因位于 9p13，其缺陷导致半乳糖、半乳糖 -1- 磷酸和半乳糖代谢旁路生成的半乳糖醇等在各种组织中积累。1- 磷酸半乳糖具细胞毒性，对糖代谢途径中的多种酶有抑制作用，特别是葡萄糖磷酸变位酶的作用被阻抑后不能使 1- 磷酸葡萄糖转化为 6- 磷酸葡萄糖，阻断了糖原分解过程；高浓度的 1- 磷酸半乳糖还抑制葡萄糖异生过程，因而在临床上呈现低血糖症状。半乳糖进入晶体后即被醛糖还原酶（aldose reductase）还原成为半乳糖醇，沉积在晶体中造成

晶体内渗透压增高、含水量增加、氨基酸转运和蛋白合成降低等代谢异常，最终形成白内障。本型患儿的肝、肾、脑等组织中都有大量1-磷酸半乳糖和半乳糖醇存积，这类异常代谢产物改变了组织细胞的渗透压摩尔浓度和其能量代谢过程，致使这些器官功能受损。其详细机制尚不完全清楚。

2. 病理

患儿在出生后数周内即可有弥漫性肝细胞脂肪变性和胆汁淤积，随着病情进展，很快出现纤维化和肝硬化改变。除晶体白内障形成外，脑、肾等其他组织病理改变较轻。

3. 临床表现

典型的本病患儿在围生期即发病，常在喂给乳类后数日即出现呕吐、拒食、体重不增和嗜睡等症状，继而呈现黄疸和肝大。若不能及时诊断而继续喂给乳类，将导致病情进一步恶化，在2～5周内发生腹水、肝功能衰竭、出血等终末期症状。如用裂隙灯检查，在发病早期即可发现晶体白内障形成。约30%～50%患儿在病程第1周左右并发大肠杆菌败血症，使病情更加严重。未经及时诊断和治疗的患儿大多在新生儿期内夭折。少数患儿症状可较轻微，仅在进食乳类后出现轻度的消化道症状，但如继续使用乳类食物则在幼婴期逐渐呈现生长迟缓、智能发育落后、肝硬化和白内障等征象。

4. 诊断

早期正确诊断对预后极其重要。

（1）新生儿期筛查：通过对新生儿进行群体筛查不仅可以达到早期诊断和治疗的目的，还可为遗传咨询和计划生育提供资料。以往大多数筛查中心都选用两种方法：①Beutler试验：用于检测血滴纸片的半乳糖-1-磷酸尿酰转移酶活性，其缺点是假阳性率过高。②Paigen试验：用于检测血滴纸片半乳糖和半乳糖-1-磷酸的半定量方法，优点是很少假阳性，并且3种酶缺陷都可被检出。

目前已建立应用串联质谱仪（tandem MS）进行新生儿筛查的方法。

（2）尿液气相色谱-质谱（GC-MS）或串联质谱（tandem MS）分析：对疑似患儿进行尿液GC-MS、tandem MS分析。半乳糖血症患儿尿半乳糖、半乳糖醇、半乳糖酸明显增高。

（3）酶学诊断：外周血红、白细胞、皮肤成纤维细胞或肝活体组织检查等均可供测定酶活性之用，以红细胞最为方便。

（4）其他：常规检查肝功能、凝血机制、血糖、血氨、血电解质、血气等。

5. 治疗

诊断一旦明确，应立即治疗。主要是饮食疗法，本病患儿终生禁食含半乳糖成分的食物。开始治疗的年龄越小，效果越好。

明确诊断后，立即停用乳类，改用豆浆、米粉等喂养，并适当补充钙剂，辅以不含半乳糖的果汁、蔬菜汁以补充维生素。4个月以上添加优质蛋白质如鸡蛋黄、肉松和鱼等营养必需物质。豆浆中虽含有能分解出半乳糖的密三糖和水苏糖，但不能被人体肠道吸收，故无碍于治疗。通常在限制乳类3～4 d后即可见临床症状改善，肝功能在1周后好转。患儿开始摄食辅食后，必须避免一切可能含有奶类的食品和某些含有乳糖的水果、蔬菜如西瓜、西红柿等。

支持对症治疗：低血糖时静脉输给葡萄糖；腹泻严重情况下及时补充电解质和水；对合并败血症的患儿应采用适当的抗生素并给予积极支持治疗。

6. 预后

患儿的预后取决于能否得到早期诊断和治疗。未经正确治疗者大都在新生儿期死亡，平均寿命约为6周，即便幸免，日后亦遗留智能发育障碍。获得早期确诊的患儿生长发育大多正常，但在成年后多数出现学习障碍、语言困难或行为异常等问题。女性患儿在年长后几乎都发生性腺功能不足，原因尚不甚清楚。

（二）半乳糖激酶缺乏性半乳糖血症（半乳糖血症Ⅱ型）

半乳糖激酶的编码基因位于17q24，其突变较为少见。本病患儿体内无半乳糖-1-磷酸累积，因此无肝、脑损害；但大量半乳糖在晶体内被醛糖还原酶转化为半乳糖醇后即会导致白内障。另外患儿发病比较早，容易出现智力障碍，尿半乳糖明显增加，故患者应早期终生避免摄入含乳糖的食物。

（三）尿苷二磷酸半乳糖 -4- 表异构酶缺乏性半乳糖血症（半乳糖血症 Ⅲ 型）

本型罕见，尿苷二磷酸半乳糖 -4- 表异构酶的编码基因位于 1p36-p35。其常见的临床表现是严重的黄疸、肝脏明显增大，以及严重的智力、生长发育障碍。根据酶缺乏累及组织的不同可以分为两种亚型：大多数患儿为红、白细胞内表异构酶缺乏和半乳糖 -1- 磷酸含量增高，但成纤维细胞和肝脏中酶活力正常，故患儿不呈现任何症状，生长发育亦正常；另有少数患儿酶缺陷累及多种组织器官，临床表现酷似转移酶缺乏性半乳糖血症，但红细胞内转移酶活性正常而半乳糖 -1- 磷酸增高可资鉴别。本型在治疗过程中应定期监测红细胞内半乳糖 -1- 磷酸。

第三节　Fabry 病

Fabry 病（Fabry Disease）又称弥漫性躯体血管角质病，是一罕见的性连锁遗传的遗传性鞘糖脂类代谢病。致病基因 GLA 位于 X 染色体长臂 22.1 位（Xq22.1）。由于 α - 半乳糖苷酶 A（一种溶酶体酶）的缺乏，影响了鞘糖脂代谢，导致鞘糖脂在人体许多组织沉积而引起一系列脏器病变。

本病发病率约为 1/40 000。男女均可发病，但症状男性较女性重。起病多在儿童或青少年时期。临床表现多种多样。肾脏最早表现肾小管功能不全如尿酸化和浓缩稀释功能障碍（尿崩症、肾小管性酸中毒等）、糖尿、氨基酸尿等。蛋白尿在儿童时期即可出现，至 20 多岁已非常常见，可伴血尿、管型，尿中含脂细胞，在偏光显微镜下形似"马耳他十字架"。尿中鞘糖脂含量增高，为正常人的 30 ～ 80 倍。20 ～ 40 岁间出现高血压和肾功能不全，大多在 50 岁左右进展至 ESRD（终末期肾病）。B 型和 AB 型血者较其他血型发病更早，症状更重。其他可累及皮肤、神经系统、循环系统、眼等系统和脏器，表现皮肤血管角质瘤、肢体疼痛、四肢蚁行感、脑缺血或出血、自主神经功能异常、心脏缺血性改变、心律失常、传导阻滞、高血压、心肌肥厚、二尖瓣脱垂、角膜旋涡状沉积物等。

肾脏病理可帮助明确诊断。光镜下可见肾小球上皮细胞、内皮细胞、系膜细胞及肾小管上皮细胞等体积增大，胞质中充满大量大小不一的空泡，类似"泡沫细胞"，其在冷冻切片上可为苏丹Ⅲ或油红 O 这些特殊脂肪染色所染，而石蜡切片 PAS 染色（糖原染色）不能着染。电镜下可见几乎所有肾脏细胞内都含"斑马小体"，这一特征性改变，伴足突融合。肾小球基膜早期可正常，随病变进展逐渐增厚或塌陷、局灶节段和球性硬化，小管萎缩，间质纤维化。免疫荧光阴性，仅硬化部位可有节段 IgM 沉积。

此外尿、血清、血浆、外周血中性粒细胞或培养的皮肤成纤维细胞、头发毛囊提取液中 α - 半乳糖苷酶 A 浓度测定亦有助于本病诊断，尤其对男性。

解除临床疼痛症状比较容易，但如何阻止肾功能的恶化及心血管疾病的进展，目前缺乏有效手段。主要对症治疗，正规降压治疗对本病有益，血浆置换可祛除血中过多鞘甲酯，可在一段时期内改善临床症状。运用从人脾脏或胎盘中提取或基因重组得到的 α - 半乳糖苷酶 A 来治疗这一方法尚处于研究阶段。终末期肾衰患者，行透析或肾移植治疗。

第四节　高胱氨酸尿症

高胱氨酸尿症（homocystinuria）又称假性 Marfen 病，属含硫氨基酸的先天代谢异常，是造成儿童期卒中的代谢性遗传病之一。其他造成儿童中风的代谢病有 Fabry 病、Tangier 病、家族性高胆固醇血症及 C 蛋白缺乏症。

高胱氨酸尿症为常染色体隐性遗传。此病可能至少有 3 种酶的缺陷造成，主要是胱硫醚合成酶缺乏，其次有 ^{5}N- 甲基四氢叶酸（MTHF）- 高半胱氨酸甲基转移酶和 $^{5,\ 10}$N- 甲烯四氢叶酸还原酶缺乏造成甲硫氨酸代谢障碍，以致患儿尿中出现大量含硫氨基酸，病出现类似 Marfen 病的骨骼异常，神经和血管、眼部等病损症状。

一、临床表现

本病主要发生于儿童。典型病例主要是由于胱硫醚合成酶缺乏。其病程缓慢进展，表现为：

（1）骨骼和肌肉异常，身材高而异常伴四肢细长，指和趾细而长（如蜘蛛状指、趾）脊柱侧凸或后凸，弓形足。四肢肢带肌肉无力。肌电图可有多相电位等肌病表现。

（2）眼部晶体脱位（通常向下）。

（3）毛发稀疏、面部潮红、皮肤上可有网状青斑。

（4）精神发育迟缓，智商低。

（5）动脉血管栓塞和血栓形成，故在儿童中出现急性缺血性中风，呈偏瘫、失语等表现；也有肺和肾血栓形成、冠状动脉梗死等症状。

（6）脑脊液和尿中半胱氨酸含量增高。血和尿中除高半胱氨酸外，尚有高胱氨酸和甲硫氨酸。尿中也有发现 S- 腺苷半胱氨 -S 腺苷甲硫氨酸等含硫氨基酸。

二、诊断与鉴别诊断

对于精神发育迟缓的儿童出现急性缺血性中风，伴有骨骼异常因疑有此病时，应作尿硝钠试验进行筛选，筛选阳性者再测血中甲硫氨酸、高半胱氨酸或高胱氨酸含量，并区分 3 种酶的缺乏。对培养的羊水细胞测胱硫醚合成酶活性可作产前诊断。

三、治疗

（1）从新生儿起严格限制膳食中甲硫氨酸摄入量，可阻止智能发育障碍。膳食中增加胱氨酸和甜菜碱（甘氨酸三甲基钠盐）代替不能合成的胱氨酸和半胱氨酸。

（2）大剂量维生素 B_6（500 mg/d 以上）在胱硫醚合成酶和胱硫醚活化中有作用。因两者要有吡哆醛参与。经治疗后部分患儿抽搐减少、智力进步。

（3）维生素 B_{12} 治疗：由于 $^5N-$ 甲基四氢叶酸 – 高半胱氨酸甲基转移酶作用下使高半胱氨酸转化为甲硫氨酸，该酶活性需维生素 B_{12} 为辅助，所以给予维生素 B_{12} 有一定帮助。

（4）有缺血性中风者可用低分子右旋糖酐、扩血管药物治疗。

第五节　血卟啉病

血卟啉病（porphyria）系由先天性和后天性卟啉代谢紊乱引起的代谢性疾病。多有遗传因素。其主要病理生理为卟啉和（或）卟啉前体产生和排泄增多，并在体内积聚。其临床表现主要有光感性皮肤损害、腹痛及神经精神症状等三大症候群。临床上有不同的类型，其中急性间歇性卟啉病、变异型卟啉病和遗传性粪卟啉病可合并有神经系统的损害。尤以急性间歇性卟啉病产生神经精神症状为多见。神经症状中以脊髓损害为主要表现者，称为血卟啉病性脊髓病。

一、病因与发病机制

卟啉病神经系统损害的原理，至今尚不能完全解释。卟啉是血红素合成过程中的中间产物，它与铁整合成血红素。卟啉的合成代谢需要经过多步反应和多种酶的参与。由于卟啉代谢发生紊乱，卟啉和（或）卟啉前体产生增多，并在体内积聚。动物实验证明卟啉代谢过程中的中间产物具有神经毒性，特别是卟胆原（PBG）及其前质 δ 氨基 - γ 酮戊酸（ALA）能在神经接头处抑制递质释放及摄取，有人观察到卟啉病急性发作期脑脊液有较高的 ALA。ALA 能抑制 γ - 氨基丁酸转换酶的活性，这种酶可以使谷氨酸转换成 γ - 氨基丁酸。ALA、PBG 与 γ - 氨基丁酸的结构相似，ALA 在神经系统内可以竞争 γ - 氨基丁酸的受体或结合点，起假递质的作用。γ - 氨基丁酸是中枢神经系统的一种抑制性递质。由于正常递质的功能受影响，从而产生一系列的神经精神症状。有的学者报道粪卟啉可引起周围神经脱髓鞘及在自主神经节内色素沉着而产生自主神经症状。有人发现卟啉病患者尿中存在隐胆卟啉（系一种 PBG 样物质），这种物质曾在精神患者尿中发现过，因此推论是本病急性发作时精神症状的重要原因。许多药物（如磺胺、巴比妥类、抗惊厥药、酒精、安定剂、丙咪嗪类、麦角类以及女性激素）和感染、饥饿、精神创伤及过度劳累能促进其急性发作，说明某些药物能促进 ALA 合成酶的活性。这些药物由细胞色素 P_{450} 系统的血红蛋白氧化。在急性发作期，这类药物在肝中的代谢受损。

二、病理

脊髓前角细胞及脊髓侧角内脏运动神经细胞可出现核溶解。髓核和背侧迷走神经核亦可有核溶解，交感神经节的神经元也可受累。末梢神经有脱髓鞘改变和轴索变性。大脑和小脑亦有脱髓鞘改变，但不如末梢神经明显。视上核和室旁核可有轻度胶质变性的空泡变性，其神经纤维也可受损。一些重的病例可见血管周围淋巴细胞浸润。脑血管周围偶可见到黄色色素小体。

三、临床表现

（一）症状与体征

本病主要有皮肤、腹部及神经精神三大综合征。

1. 皮肤综合征

卟啉是人体唯一的内源性光致敏剂，卟啉及其衍生物吸收光波后被激活而放出红色荧光，破坏皮肤溶酶体而产生光感性皮炎。在皮肤暴露部位产生红斑、疱疹、结痂和留下瘢痕及色素沉着。有的皮疹呈湿疹荨麻疹、痒疹样改变。口腔黏膜有红色斑点、牙呈棕红色。有的伴结膜炎、角膜炎、虹膜炎。

2. 腹部综合征

发作时急性腹痛，异常剧烈、部位不定、变化多端，但腹部检查无客观体征。可伴恶心、呕吐及便秘。腹痛可能是自主神经受损以及卟啉前体的作用引起肠痉挛所致。

3. 神经精神综合征

（1）脊髓受损症状：是血卟啉性脊髓病的主要神经症状。可有截瘫或四肢瘫痪、肌张力增高、锥体束征阳性。

（2）脑部神经受损症状：可出现延髓麻痹（声嘶、吞咽困难）、呃逆、呼吸肌麻痹、心动过速、睑下垂、复视等。

（3）精神症候群：可为神经衰弱、癔症样、精神失常样综合征，表现为狂躁、激动、定向障碍、抑郁、微笑、呼喊、幻觉、妄想，亦可有癫痫发作、意识障碍。

（4）周围神经症状：主要为下肢或四肢感觉运动障碍。严重时可呈 Landry 上升性瘫痪。

（5）自主神经症状：腹痛、高血压、多汗。

（二）血卟啉病分型

1. 红细胞生成性血卟啉病

由骨髓内卟啉代谢紊乱所致，仅见于小儿，临床罕见。

2. 肝性血卟啉病

由肝内卟啉代谢紊乱引起，常有家族遗传史，属于常染色体显性遗传。可分为以下几型：①急性间歇型：以腹痛神经精神症状为主要表现，无光感性皮炎。②迟发性皮肤型：以光感性皮肤损害为主，无腹痛及神经精神症状。③混合型：兼有上述两型症状。④遗传性粪卟啉型：粪及尿排出粪卟啉增加，在眠尔通巴比妥类等药物诱发下可出现急性间歇型症状，偶见光感性皮肤损害。

四、诊断与鉴别诊断

（一）诊断

本病临床表现复杂、变化多端，因此主要依靠临床医生的警惕性及对本病临床症候群及各型的了解。配合实验室检查并参考家族遗传史等加以确定。遇到伴有不明原因腹痛、光感性皮肤损害及其他神经精神症状的脊髓病患者应考虑到血卟啉病性脊髓病的可能，从而注意尿的颜色及进行必要的实验室检查。尿排出后放置一般时间为深红色，或曝晒、加热、加酸即呈红色。揭示尿中可能有卟啉。发作期尿卟啉与尿卟啉胆原有一项阳性，结合临床即可确诊。必要时可测定红细胞中某些特殊酶的活力而确诊。

（二）鉴别诊断

1. 继发性卟啉尿

继发性卟啉尿为肝脏病、结缔组织病、血液病（如恶性贫血、溶血性贫血、再生障碍性贫血、白血病、霍奇金病、红细胞增生症等）、中毒（铅、砷、四氯化碳、酒精、磷、硒磺苯等）、药物（如巴比妥、氯氮卓䓬、格鲁米特、甲苯磺丁脲、氯碘横丙脲、磺胺类、苯妥英钠、苯甲脱胺、丙咪嗪、灰黄霉素、氯霉素、麦角制剂等）等原因均可致继发性卟啉尿，其原发病亦可造成神经系统损害，容易混淆。但继发性卟啉尿排出的卟啉前体不多，以粪卟啉为主，尿卟啉增加不显著，尿 PBG 试验阴性，有原发病的病史及症状、体征可鉴别。

2. 烟酸缺乏性脊髓病

可有皮肤损害及神经症状，但尿卟啉阴性、烟酸治疗有效。

3. 症状性卟啉尿

多由铅、砷、磷、酒精等中毒或血液病、皮肤病、炎症等引起，尿中卟啉排泄增多，依据病史可资鉴别。

4. 铅中毒

有腹痛和周围神经病变，但腹痛时间较长，一般超过 24 h，小便不呈红色，牙龈有铅线，红细胞形态有色彩改变，头发、血尿中的铅增高可以鉴别。

五、治疗

预防在于及早诊断、及时治疗，去除诱因，尤其是禁用巴比妥等药物，忌酒，避过劳和精神刺激，防止饥饿和感染、发作与妊娠有关者不宜妊娠，可以采用综合疗法。

（一）糖类

糖类是 ALA 合成酶抑制物，故高糖饮食可减少发作。在急性发作期，每小时静脉滴注 10% 葡萄糖液 40 ~ 60 mL，连续 24 h 能使血卟啉病的症状迅速缓解，糖耐量差者可并用胰岛素治疗。补液还可纠正由于消化道引起的电解质紊乱。疑有低镁症引起的抽搐应适当补充镁盐。

（二）激素

有些患者使用肾上腺皮质激素与促肾上腺皮质激素合用，效果较好。特别是适用于有直立性低血压者。但长期应用不易停用，必须防止不良反应。有些病例急性发作与月经周期有关，应用雄激素、雌激素或口服避孕药有良效，但有些患者的发作可能与服雌激素及口服避孕药有关，所以用药要个体化。

（三）血红蛋白

血红蛋白能以负反馈的机理抑制 ALA、PBG 和卟啉类的合成，可防止因神经瘫痪、呼吸肌麻痹而引起死亡，是抢救危重急性血卟啉病的有效手段。用量为每公斤体重 3 ~ 6 mg，24 h 内总量不大于每千克体重 6 mg。用生理盐水稀释后静脉注射，每分钟速度 < 40 mL，6 ~ 10 min 注毕，也可加入 500 mL 生理盐水中静脉滴注。第 2 次静脉注射至少间隔 12 h。也可每天静脉注射一次。疗程 3 ~ 5 d。血红蛋白疗法对缓解期尿中的 ALA、PBG 浓度不高者无效。

（四）促细胞代谢药

（1）细胞色素 C 45 ~ 60 mg/d，与肾上腺皮质激素合用有协同作用。10%GS 500 mL + 细胞色素 C 45 ~ 60 mg + 地塞米松 5 mg，静脉滴注，每日 1 次。

（2）ATP 和 AMP 可能抑制卟啉的产生，40 mg/d 口服或静脉滴注。静脉滴注时，用 ATP 或 AMP 40 mg 兑入 10%GS 250 mL 中，每日 1 次。

（五）其他对症治疗

（1）镇痛剂及止痛剂：氯丙嗪、利舍平可用于有腹痛及精神症状者。重者可用哌替啶（杜冷丁）或亚冬眠疗法。

（2）西咪替丁：西咪替丁能抑制肝细胞色素 P_{450} 合成，负反馈地引起 ALA 合成受阻。每日口服 800 mg。

（3）维生素 E：Nair 等报道大量维生素 E 治疗急性间歇性卟啉病有效，用药后症状缓解，尿卟胆原排泄减少。

（4）卵巢摘除或深部 X 线照射双侧卵巢：对部分患者有效。作用原理与口服避孕药相同。

（5）有溶血性贫血时可考虑脾切除。

（6）其他对症治疗：高血压者用降压药（但甲基多巴不宜用，会加重症状），心动过速者可用普萘洛尔治疗。精神抑郁者可用碳酸锂，严重便秘可用新斯的明治疗。

（7）脊髓病的治疗：可参照糖尿病性脊髓病的治疗。

（六）中医辨证治疗

1. 肝郁脾虚

主证：腹部疼痛部位不定，恶心，呃逆，吞咽困难，四肢痉挛性瘫痪，情绪抑郁，皮肤红斑，舌质淡红，苔薄白，脉弦。

治法：抑肝扶脾。

方药：痛泻要方加减。白术 15 g，白芍 20 g，防风 30 g，陈皮 10 g，炙旋覆花 15 g，木香 10 g，蜈蚣 3 条，血余炭 10 g。水煎服，每日 1 剂。

方解：白术健脾补虚；白芍养血柔肝；陈皮、木香理气醒脾；炙旋覆花疏肝行气；防风、蜈蚣平肝、疏肝；血余炭活血化瘀。

加减：腹痛夜间较剧者加附子 9 g，吴茱萸 5 g 以温经散寒止痛；失眠、多梦者加合欢皮 30 g 以解郁安神；呃逆不止者加代赭石 30 g 降逆止呃。

2. 肝阳上亢

主证：四肢痉挛性瘫痪，精神烦躁、不安，腹痛，大便秘结，皮肤红斑或有色素沉着，舌质红，苔薄黄，脉弦滑或弦数。

治法：平肝潜阳。

方药：天麻钩藤饮加减。天麻 10 g，钩藤 20 g，石决明 30 g，川牛膝 10 g，桑寄生 15 g，杜仲 10 g，茯神 15 g，夜交藤 30 g，鸡血藤 15 g，石斛 15 g。水煎服，每日 1 剂。

方解：天麻、钩藤、石决明平肝潜阳；牛膝、桑寄生、杜仲补肝肾、强腰膝，茯神、夜交藤养心安神；鸡血藤、石斛养阴活血通络。

加减：精神躁狂者加龙骨 30 g，牡蛎 30 g 以镇静安神；大便秘结较甚者加当归 20 g，枳壳 15 g，厚朴 15 g 以行气养血通便。

3. 肝肾亏虚

主证：四肢瘫痪，腰膝酸软无力，声低或嘶哑，感觉障碍，神经衰弱，角膜炎反复发作，腹痛喜按，畏寒肢冷，舌质淡，苔薄白，脉细弱。

治法：滋补肝肾。

方药：加味四斤丸加减。肉苁蓉 15 g，鹿茸 5 g，龟甲 10 g，牛膝 15 g，熟地 15 g，木瓜 15 g，天麻 10 g，五味子 10 g，菟丝子 20 g，黄芪 30 g。水煎服，每日 1 剂。

方解：鹿茸入奇经、壮肾阳、益精血、强筋骨；天麻、龟板潜阳滋阴；熟地、木瓜、五味子补肝肾之阴；肉苁蓉、菟丝子温阳；黄芪补气而益阳。

加减：阳痿、小便清长者加附子 5 g，肉桂 10 g 以温阳助气化；舌红、口干者加知母 10 g，黄檗 9 g 以清虚热之相火。

六、预后与调护

由于该病多由遗传因素引起，故彻底治愈较为困难，若治疗得当，症状可得到有效控制。

调护方面需要保持心情舒畅，避免劳累，少用磺胺药、巴比妥类、抗惊厥药、酒精、安定剂、丙咪嗪类、麦角类以及女性激素等；对并发瘫痪、延髓麻痹、呼吸麻痹、昏迷、癫痫的患者必须加强护理。

第一节　代谢性脑病

代谢性脑病是指全身性代谢过程发生紊乱而主要出现脑和神经症状，也称为外源性或继发性脑病。代谢性脑病十分常见，多为急性或亚急性起病，其脑病主要表现为精神错乱、反应迟钝、行为怪异与意识障碍等，原发病缓解或痊愈，脑功能失常可减轻或恢复正常。

一、肺性脑病

肺性脑病多系慢性胸—肺疾病导致呼吸衰竭，出现缺氧与二氧化碳潴留引起以中枢神经系统功能障碍为主要表现的综合征。本病占慢性支气管炎和肺心病的 4.1% ~ 32.2%，占肺心病病死率的41.4% ~ 51.1%，因此须积极防治。

（一）病因与发病机制

所有导致呼吸衰竭的疾病均可为肺性脑病的病因，但最为常见的是慢性阻塞性肺气肿并发的肺心病，按其主要发病环节归纳为：①气道病变引起的阻塞性通气障碍，包括慢性阻塞性肺气肿、支气管肿瘤、炎症及异物等，气道因阻塞不能吸入足够的氧气，有效地进行气体交换，血液流经通气不足或无通气的肺泡时，红细胞得不到氧合作用，造成低氧血症，同时因气道阻力增加，不能有效地排出二氧化碳，导致二氧化碳潴留。②肺组织广泛损害引起的换气功能障碍，见于重症肺结核、矽肺、肺不张、肺纤维性病变及广泛的肺部炎症，造成肺泡－肺毛细血管膜增厚，通气/灌流比例失调，氧弥散面积减少，引起低氧血症。③胸廓或呼吸肌疾病引起的限制性通气功能障碍，如胸廓严重畸形、广泛胸膜肥厚、大量胸腔积液等限制胸廓活动，脊髓灰质炎、格林－巴利综合征、重症肌无力等引起呼吸肌活动受限，肺扩张不良通气量减少。④神经系统疾病引起的呼吸中枢功能障碍，也可限制呼吸功能，导致缺氧与二氧化碳潴留。

呼吸衰竭时二氧化碳潴留，血中二氧化碳降低了主要缓冲系统 $BHCO_3/H_2CO_3$ 的比值，血 pH 下降，便发生呼吸性酸中毒，当 $PaCO_2 > 80 ~ 90\,mmHg$，pH < 7.35 时可出现精神症状；$PaCO_2 > 120\,mmHg$，pH < 7.15 时，则出现二氧化碳麻醉状态，发生肺性脑病。呼吸性酸中毒与电解质紊乱，钾离子自脑细胞内转移到组织间隙，而钠离子与氢离子则进入脑细胞，致脑细胞内渗透压升高，组织间隙的水分进入脑细胞内，导致脑水肿，缺氧与酸中毒还使毛细血管扩张，通透性增加，引起间质水肿。脑水肿导致脑压升高，导致脑缺氧的恶性循环，出现一系列精神神经症状见图 11-1。

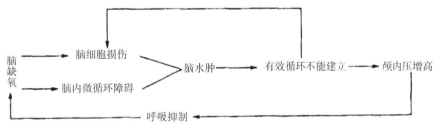

图 11-1　脑缺氧所致恶性循环

（二）临床表现

此病多见于 40 岁以上的慢性阻塞性肺气肿并发肺心病患者，常有下列因素诱发，如急性呼吸道感染、严重支气管痉挛、呼吸道痰液阻塞使肺通气、换气功能障碍进一步加剧；使用镇静剂不当，特别是使用吗啡类或苯妥英钠，引起呼吸中枢抑制；水、电解质与酸碱平衡紊乱以及吸入高浓度氧、过度利尿等。此外，心力衰竭也是肺性脑病常见的诱发因素之一。

1. 全脑症状

常在早期出现，此时患者神志尚清，表现为头痛、头昏、倦怠乏力、记忆力减退、反应迟钝等。

2. 意识障碍与精神症状

意识障碍为肺性脑病的突出症状，轻者表现为淡漠无欲、嗜睡、定向力障碍，重者意识丧失发生昏迷。约半数患者有精神症状，主要表现为兴奋多语、烦躁不安、抑郁多疑、出现幻觉、幻象等。

3. 神经症状

为弥漫性或局灶性脑损害表现，多出现不自主运动如四肢震颤、肌肉阵挛、癫痫样四肢抽搐，约 4% ~ 5% 的患者出现肢体瘫痪，20% ~ 25% 的患者眼底检查静脉迂曲、扩张或视神经盘水肿，并可发生脑疝。

肺性脑病可据临床表现分为 3 型：①脑功能抑制型（嗜睡、昏迷）。②脑功能兴奋型（烦躁、抽搐）。③脑功能抑制、兴奋不定型（意识障碍与精神错乱不规则交替出现）。

（三）实验室检查

①外周血红细胞与血红蛋白升高。②血气分析属于 II 型呼吸衰竭，氧分压 < 39.75 mmHg，二氧化碳分压 > 60 mmHg，标准碳酸盐和剩余碱降低，血 pH 降低；脑脊液检查压力升高，60% 以上的患者 200 mmH$_2$O 以上，pH 降低 < 7.259，重者 < 7.1，红细胞常增多。③脑电图可出现慢波，二氧化碳分压、pH 恢复正常可消失。④血支链氨基酸 / 芳香氨基酸比值 > 2.53 ± 0.15。

（四）诊断

其诊断要点为：①患者有严重的慢性肺部疾患伴肺功能不全表现。②有缺氧及二氧化碳潴留的实验室依据。③患者有意识障碍、精神症状、运动障碍或伴有脑局灶症状。④除外其他原因引起的中枢神经系统功能障碍。

（五）治疗

肺性脑病发生的基础是 II 型呼吸衰竭，治疗呼吸衰竭为关键措施。控制感染，改善通气功能，纠正低氧血症，解除二氧化碳潴留控制脑水肿为基本的治疗。

二、肝性脑病

肝性脑病是重症肝病引起的、以代谢紊乱为基础的中枢神经系统综合病征，也称肝性昏迷，主要临床表现为各种意识障碍直至昏迷，预后恶劣，是肝硬化的主要死亡原因。

（一）原因与发病机制

常见的原发性肝病有门脉性肝硬化、重症病毒性肝炎与急性或暴发性肝功能衰竭，也可见于原发性肝癌、妊娠期急性脂肪肝和门静脉分流术后，任何原因引起的弥漫性肝病终末期均可发生肝昏迷。

肝性脑病的发生机理尚未完全明了。一般认为其病理生理基础是肝功能衰竭致门—腔静脉形成侧支循环，或手术分流建立侧支循环，使体内代谢毒物绕过肝细胞，得不到有效的解毒而直接进入大脑，引起中枢神经系统的损害。肝性脑病的发生是多因素、多种代谢紊乱综合作用的结果，其中蛋白质代谢障碍包括氨、硫醇、酚、假性神经递质的积聚及氨基酸不平衡等起主要作用。在慢性肝性脑病发病机理中，血氨升高为主要临床特征，氨干扰了脑的能量代谢，引起高能磷酸化合物的浓度降低，氨还可抑制丙酮酸脱氢酶活性，影响乙酰辅酶 A 的生成，干扰脑中三羧酸循环。在肝、脑、肾组织脱氨过程中，氨与 α－酮戊二酸结合生成谷氨酸，谷氨酸再与氨结合合成谷氨酰胺，此过程需消耗大量的辅酶 –ATP 以及 α－酮戊二酸。α－酮戊二酸减少可影响三羧酸循环，能量产生不足。加上 ATP 被大量消耗，以致脑细胞丧失能量来源，不能维持正常的生理功能。此外，氨可直接抑制 Na$^+$，K$^+$–ATP 酶，干扰神经传导活动，然而，并非所有肝性脑病患者血氨都升高，说明除血氨升高外，还存在其他发病机理。动物实验证实，甲基硫醇及其衍化物二甲基亚砜，可引起意识模糊、定向力丧失、昏迷和昏睡，肝硬化患者进食胆氨酸后发生肝性脑病可能与此有关。神经冲动的传导赖于兴奋性和抑制性神经递质保持生理平衡，食物中的氨基酸经肠菌脱羧酶的作用变为酪胺和苯乙胺，肝功能衰竭时，肝脏清除这两种胺发生障碍，使其进入脑组织，在脑内羧化酶的作用下形成苯乙醇胺，其化学结构与正常神经递质去甲肾上腺素相似，但无神经递质的生理功能，被脑细胞摄取并取代了正常的神经递质，兴奋冲动不能传到大脑皮质，便发生意识障碍与昏迷。此外，肝硬化患者血浆中芳香氨基酸增多而支链氨基酸减少，氨基酸代谢不平衡，以及水、电解质酸碱平衡紊乱与大脑敏感性增加等也为肝性脑病发生的因素。

（二）临床表现

肝性脑病临床表现轻、重、缓、急与原发性肝病的性质、程度有关。急性肝性脑病见于暴发性病毒性肝炎，慢性肝性脑病见于门脉性肝硬化，并常有上化道出血、感染、放腹水、大量排钾利尿等诱因。自发性肝性脑病见于终末期肝硬化患者。

为了观察病情变化，据意识障碍程度、神经系统表现和脑电图变化，临床上将肝性脑病分为四期。

一期（前驱期）：有轻微性格改变和行为失常，表现为欣快、激动淡漠少言，生活散漫放荡，言语缓慢，吐字不清，但应答尚正确。可有扑翼样震颤。脑电图多正常。历时数天至数周进入二期。

二期（昏迷前期）：以意识错乱、睡眠障碍、行为失常为主要表现，如定向力、计算力、理解力减退，对时间、地点及人物识别能力混乱，多有幻觉、恐惧、狂躁，睡眠倒错，常昼睡夜醒。有明显的神经体征，如腱反射亢进、肌张力增高、踝阵挛及出现病理反射，扑翼样震颤进一步加重。脑电图出现异常。

三期（昏睡期）：以昏睡和严重的意识障碍为主，各种神经体征进一步加重，大多数时间处于昏睡状态，但尚能唤醒，常有神志不清与各种幻觉。扑翼样震颤仍可存在，肌张力增加，锥体束征阳性。脑电图异常。

四期（昏迷期）：神志完全丧失，不能唤醒，浅昏迷时对痛觉尚有反应，腱反射和肌张力亢进。扑翼震颤无法引出，深昏迷时各种反射消失，肌张力降低，瞳孔散大，脑电图明显异常。

以上各期有时分界不清，前后两期可以重叠，少数患者可因中枢神经系统损害部位不同而出现智力减退、共济失调、锥体束征阳性或截瘫等。

（三）实验室检查

1. 血氨

慢性肝性脑病多有血氨升高，特别是门 – 体分流严重者，血氨升高显著。急性肝性病时血氨多正常。

2. 脑电图检查

一期脑电图正常，自二期至四期均有脑电图异常，典型改变为节律变慢，二、三期主要出现普遍性每秒 $4 \sim 7$ 次的 θ 波，四期则两侧同时出现对称的高波幅 δ 波。视觉诱发电位较脑电图更精确地反映大脑的活动，可用于检出尚无症状的肝性脑病。

（四）诊断与鉴别诊断

肝性脑病的主要诊断依据有：①原发性肝病表现兼有广泛门 – 体侧支循环。②有精神错乱和程度不等的意识障碍（昏睡、昏迷等）。③常有一定发病诱因。④有扑翼样震颤、病理反射及脑电图特征性改变。

肝昏迷应与其他引起昏迷的疾病鉴别，如糖尿病、尿毒症、脑血管意外及某些中毒等，进一步询问病史，仔细查体及实验室检查等可鉴别。以精神症状为突出表现者易误为精神病，对原因不明的精神症状，应认真排除继发的原因，包括肝性脑病。

（五）治疗

本病尚无特效疗法，多采取综合措施：①去除诱因。②减少肠内毒素的产生与吸收，包括限制蛋白摄入、清除肠内容物及口服抑制肠道细菌生长的药物。③清除代谢毒性物质、纠正氨基酸代谢紊乱、降低血氨。④对症治疗。

三、尿毒症性脑病

因肾衰竭体内代谢产物潴留等引起的一组神经精神综合征，称为尿毒症性脑病，也叫肾性脑病。各种原因所致的肾衰竭如不做透析或肾移植治疗，至终末期均可发生尿毒症性脑病，主要表现为精神症状、意识障碍、抽搐与不自主运动，如不采取积极措施，病死率极高，故应引起重视。

（一）病因与发病机制

各种原因引起的急、慢性肾衰竭为其病因。确切发病机理尚未完全明确，目前倾向于认为与多种因素有关，包括尿毒症"毒素作用"、水电解质紊乱及代谢性酸中毒等。19世纪40年代，Bright推测血液中某些成分的积聚可能是直接原因，Mason等反对单一因素的致病理论，认为出现神经精神症状的原因，是多种因素的综合作用，其中多种代谢障碍可能为主要因素。目前认为，精神神经症状的发生为可透析物质积聚的结果，动物实验与临床经验均显示，中、小分子物质积聚能引起精神神经症状，特别是中分子物质对神经的毒性，已为大家所公认。近年来发现，另一些代谢产物如酚酸、胍丁二酸和甲基胍也影响脑代谢，酚类尚能抑制多种酶活性，动物实验观察到某些酚酸对脑功能有兴奋性效果。甲状旁腺素升高使脑钙含量增加，干扰了神经递质的释放，也是引起大脑功能紊乱的原因之一。此外，高血压、血管痉挛、酸碱平衡紊乱及水电解质失衡等，对神经系统的影响也不容忽视。

病理解剖中中枢神经系统的大体变化较轻。多数患者有脑水肿，脑组织和脑脊液pH正常，脑渗透压升高，脑组织呈弥漫性退行性变化，大脑颗粒细胞可有变性与坏死，脑组织可有点状出血性病变。脑膜轻度增厚，脑表面苍白，软膜有小出血灶，皮质有散在的小瘀斑。

（二）临床表现

肾性脑病与其他代谢性脑病临床表现相似，可出现多种多样的神经精神症状，并无特征性，且与肾衰竭的原发病有关，与肾功能衰竭的程度成正相关。每个患者各有其特有的临床症状，归纳起来有下列几种症状。

1. 精神症状

早期表现为心理活动和认识事物的轻度障碍。对周围环境注意力和感知力下降，易疲劳，注意力不集中，工作能力低下，此时因症状轻微，很难早期发现，肾功能进一步恶化，精神症状逐渐加重，情绪易激动，多数时间淡漠少言，对周围事物无兴趣。困倦，思考缓慢，注意力分散，以至反应迟钝，答不切题，记忆力逐渐减退终至丧失。进一步发展，定向力丧失，出现精神错乱可有妄想，视听幻觉或错觉，妄想内容怪异，无系统性和逻辑性。慢性肾衰竭可有强迫性恐惧感。有时出现人格分离，如身体不属于自己、肢体变大或变小等。精神错乱进一步加重出现嗜睡甚至昏迷。

2. 意识障碍

此时肾功能进一步恶化，表现为昏睡、谵妄、木僵以至昏迷。肌张力增高，呈去皮质状态或去大脑状态，有些患者可出现短暂清醒期，随后又进入谵妄状态，最后进入深度昏迷。

3. 抽搐

抽搐常是肾衰竭终末期的表现，肌阵挛出现较早，全身性强直痉挛发作多出现于晚期，常伴有昏迷。急性无尿患者8～11 d便可发生抽搐，发作前多无先兆，偶有头痛、视力障碍、腱反射亢进等前驱症状。慢性肾功能不全抽搐均发生于晚期。透析治疗的患者，尿素氮急骤下降或其他因素引起癫痫样抽搐，重者发生昏迷死亡，常称之为"透析失衡综合征"。另有部分患者并发严重高血压，导致高血压脑病抽搐，临床也较为常见。

4. 不自主运动

不自主运动有以下多种表现形式：

（1）扑翼样震颤：为代谢性脑病的特征性表现，可视为脑病的可靠体征，上、下肢体均可出现扑翼样震颤表现，用力闭目、示齿、皱眉等动作也可引起面部不自主运动。

（2）震颤：常发生在扑翼样震颤之前，也可与扑翼样震颤交替出现。

（3）肌阵挛：可发生于肌束、肌群或肢体，一侧或双侧，表现为突然、急速、不规则的肌肉粗大颤抖，常见于面肌和肢体近端，多伴意识障碍，为广泛性神经元功能障碍引起。

5. 其他

其他可出现单瘫、偏瘫、截瘫、上升性麻痹、共济失调等。嗅神经损害可出现嗅觉障碍，视神经损害可有视力减退、视野缺损，出现盲点或暗点，重者可发生"尿毒症性黑蒙"。另有 1/4 ~ 1/3 的患者出现脑膜刺激征，部分患者并发颅内高压。

（三）实验室检查

1. 脑脊液

压力轻度升高、蛋白增加，约 10% ~ 15% 的患者脑脊液中淋巴细胞增加。

2. 脑电图

轻度精神障碍脑电图正常或轻度异常，随着氮质血症进一步加重，出现各种类型的异常，如低电压、α 节律失调，重者 S 波增多，并可有癫痫样放电。肾功能改善，脑电图异常也相应好转。

3. 皮质诱发电位

这是早期诊断中枢神经系统受累及的敏感指标，潜伏期延长及波幅降低为主要异常所见。

（四）诊断与鉴别诊断

急性或慢性肾功能不全患者，既往无神经精神症状，肾功能恶化阶段出现脑病症状，结合实验室检查，一般可做出诊断。诊断尿毒症性脑病时应与下列疾病鉴别。

1. 高血压脑病

肾衰竭时多合并高血压，当血压升高甚剧，有头痛、恶心呕吐，视神经盘水肿等颅内压增高症状时，应考虑为高血压脑病。

2. 透析治疗的并发症

这些并发症包括透析失衡综合征、透析性痴呆等。透析失衡综合征多发生于透析过程中或透析后，发生率为 8%，主要表现为突然头痛、头晕、烦躁不安、恶心呕吐、震颤、定向力障碍、癫痫样发作，可有脑水肿征象，脑电图显示弥漫性慢波；透析性脑病见于长期（0.5 ~ 7.5 年）维持透析者，临床表现为痴呆、言语障碍、肌阵挛性抽搐与行为错乱等。透析性痴呆主要以神志恍惚、定向力障碍、记忆力减退等为主要表现。

（五）治疗

一旦发生尿毒症性脑病，一般治疗很难奏效，透析与肾移植可有明显的疗效，常可使脑症状完全消失。治疗的根本措施仍是去除肾衰竭可逆因素，纠正肾功能不全。

四、糖尿病性脑病

糖尿病性脑病是由于酮症酸中毒或血浆高渗透压等因素引起的以中枢神经功能障碍为主要表现的综合病征，可区分为糖尿病酮症酸中毒、非酮性高渗性昏迷、乳酸性酸中毒及低血糖性昏迷，多起病急骤，临床表现类似，处理措施迥然不同，故鉴别诊断十分重要。

（一）糖尿病酮症酸中毒

该病多发生于胰岛素依赖型患者，常有一定诱因，如感染、中断胰岛素治疗、创伤、大手术、妊娠与分娩等。患糖尿病时因糖代谢紊乱，脂肪动员和分解加速，大量脂肪酸在肝脏经 β 氧化产生酮体，血酮升高与尿酮增加而产生酮症，消耗体内碱储，超过了机体代偿能力，血 pH 下降，因此发生酮症酸中毒，加速机体代谢紊乱。大量酮体排出时带走大量水分与高血糖渗透性利尿导致脱水，电解质排出增加和酸中毒，常导致低血钾等电解质紊乱，严重脱水，电解质紊乱可发生周围循环衰竭，肾小球灌注量显著减少时发生急性肾衰竭。

此类昏迷前常有较长的代偿不全期酮症表现，如多尿、口渴、多饮、疲倦等原糖尿病症状加重表现。当酸中毒发展到机体失代偿时，病情迅速恶化，患者恶心、呕吐、食欲缺乏、极度口渴，尿量显著增多，常有头痛、烦躁、呼吸深大，呼气有烂苹果味。后期有严重脱水表现，如皮肤、黏膜干燥，尿量减少，脉细弱，血压下降，肢端温度降低，至晚期各种反射减弱或消失，最后陷入昏迷。确诊有赖于尿化验检查证实尿糖与尿酮体存在，血糖升高，多数为 16.7 ~ 33.3 mmol/L 或以上，血酮体增高，二氧化碳结合力下降。血浆渗透压多轻度上升。血白细胞计数升高，中性粒细胞升高。

对糖尿病酮症酸中毒，一经确诊，即立即采取以下抢救措施。①快速补液：可用等渗氯化钠，2 h 内输入 1 000 ~ 2 000 mL，视脱水纠正情况第 2 ~ 6 h 再输入 1 000 ~ 2 000 mL，第一天输液总量可达 4 000 ~ 5 000 mL，对老年或心功能不全患者应在中心静脉压监护下输液，不宜过多过快。②小剂量胰岛素治疗：是指每小时静脉滴注胰岛素 0.1 U/kg，首次静脉注射量 20 U，小剂量时血浆胰岛素水平即可抑制脂肪动员和分解及酮体生成，可降低血糖，每小时约降低 3.9 ~ 6.1 mmol/L，当血糖降至于 13.9 mmol/L 时，可用 5% 葡萄糖加胰岛素 [按（3 ~ 5）g：1 U] 继续静脉滴注，也可改为皮下注射，每 4 ~ 6 h 一次，据血糖、尿糖结果调整胰岛素用量。③纠正电解质及酸碱平衡紊乱：补充电解质可据血生化结果及尿量调整胰岛素治疗后即能纠正，当 $CO_2 CP$ 4.5 ~ 6.7 mmol/L，或血 pH < 7.0、HCO_3^- < 5 mmol/L，应给予碳酸氢钠 50 mmol/L 稀释成等渗溶液静脉滴注。④治疗并发症：对休克、感染、心衰、肾衰以及脑水肿等，各做相应的治疗。

（二）高渗性非酮症糖尿病昏迷

此病多见于老年患者，多数发病前无糖尿病史，或仅有轻微症状。多有诱因促使糖代谢紊乱加重，血糖迅速升高，常见诱因有感染、急性胃肠炎、脑血管病与使用激素或利尿剂；因肾衰做血液或腹膜透析后易发生此种昏迷；摄入大量糖水、输入过量葡萄糖液也易发生。

血糖升高，随之尿糖也大量增加，发生渗透性利尿致尿量增多，加上发热、呕吐、腹泻等因素，造成重度失水，血容量减少，细胞内脱水，低血容量继发性醛固酮增多使肾排钠减少，渗透性利尿本身失水就大于失钠，放血钠升高，高血糖、高血钠、低血容量以及细胞内脱水，共同导致血浆渗透压升高，脑细胞脱水导致昏迷。

血糖常 > 33.3 mmol/L 以上，血钠达 155 mmol/L，血浆渗透压显著增高可达 330 ~ 460 mmol。高渗性昏迷病死率达 40%。故一旦确诊，即应立即抢救，积极补充血容量为首要措施，若已出现休克宜先静脉滴注生理盐水与胶体溶液以纠正休克，若休克纠正，宜输注低渗溶液，常用 0.45% 的氯化钠，同时可应用小剂量胰岛素缓慢降低血糖，当血浆渗透压降至 330 mmol/L 时，改输等渗液，血糖降至于 16.7 mmol/L 时，可开始输注 5% 葡萄糖，同时补充钾盐，胰岛素改为皮下注射。

（三）低血糖性昏迷

低血糖是葡萄糖浓度于正常时引起的一组临床综合病征。低血糖原因较多，低血糖引起昏迷则多于用胰岛素治疗过量的糖尿病患者，也见于注射胰岛素后未及时进食患者。患者发生昏迷前有乏力、心慌、眩晕、出冷汗、复视、头昏等感觉，偶有注射胰岛素后突然发生昏迷。检查可见患者呼吸平稳、面色苍白、皮肤湿润、血压多正常，尿糖阴性无酮体，血糖常低于 3.2 mmol/L，可有巴宾斯基征阳性。对轻症患者可饮糖水或水果治疗，重者常静脉注射 50% 葡萄糖 50 ~ 100 mL，低血糖即可缓解，严重昏迷常再续 5% ~ 10% 的葡萄糖静脉滴注直至患者能进食。

第二节　代谢性脊髓病

代谢性脊髓病是指脊髓外器官疾病引起的脊髓损害与功能障碍，常与代谢性脑病及周围神经损害并存，临床较为少见，常见的代谢性脊髓病有下列几种。

一、肝性脊髓病

肝性脊髓病是由肝病引起的慢性脊髓后索与侧索联合病变的综合征，见于急慢性肝炎、肝坏死，也为肝硬化神经系统的重要并发症，门腔静脉分流术后肝功能损害也可引起。发病机理未明，可能与蛋白质代谢障碍，血氨升高，营养物质缺乏以及毒性代谢产物潴留等多种因素有关。主要病理变化是脊髓的锥体束有明显的髓鞘脱失，颈髓以上的锥体束较少受侵犯。多发生于重症肝病肝昏迷反复发作的患者，多有门 - 体分流术及部分胃切除史，多数患者与肝昏迷同时存在，其症状易被意识障碍所掩盖而不能得到诊断，无明显脑病症状，单纯表现为脊髓损害，临床少见。发病以青壮年男性为多，缓慢起病，进行性加重，病初表现为双下肢无力、沉重或僵直感，走路费力、肌肉发抖，逐渐发生步态不稳，最后可出现双下肢痉挛性截瘫，检查见肢力低下、肌张力增高、腱反射亢进、踝阵挛阳性。走路呈痉挛步态或剪刀步态。少数患者四肢痉挛性轻瘫，以下肢为重，个别患者可有轻度肌肉萎缩，此类患者脑脊液、血清酮、血清酮蓝蛋白均无异常，常有血氨升高。

本病无特殊疗法，治疗肝性脑病为根本措施，加强主动与被动运动以尽量恢复患肢功能，可采用针灸、按摩治疗，对门 – 体分流患者应积极应用降低血氨的药物，对胃部分切除者肌肉注射维生素 B_{12} 及醋谷胺，也可应用其他 B 族维生素和保肝药物，应用激素治疗仅适于急性中毒性肝炎所致的脊髓炎。

二、糖尿病性脊髓病

糖尿病引起神经系统损害约 4.7% ~ 5%，主要表现为周围神经病变、颅神经损害、自主神经功能失调、脊髓损害等。其原因较为复杂，主要由糖代谢障碍和微血管病变引起。糖尿病神经系统损害可区分在对称性多发性神经病与单发性神经病两类，随着对糖尿病认识的发展，近年来陆续有糖尿病合并中枢神经的直接损害，而且主要是脊髓损害的报道，有些学者直接提出此类疾病为独立疾病单元，称为糖尿病性脊髓病。

糖尿病性脊髓病临床较少见，据统计约占 0.2%。脊髓病变的病理改变以脊髓变性最多见，也有脊髓微栓塞及脱髓鞘改变的报告。据脊髓损害症状分为：①假性脊髓痨型：主要为脊髓后索变性所致，患者表现为步态不稳，有踩棉垫感觉，肌张力及腱反射降低，深感觉障碍突出，常有尿潴留、阳痿等。②肌萎缩型：急性起病合并进行性加重的下肢近端肌萎缩，多见于老年人，不与糖尿病程度成正比，主要表现为肌力减退与肌肉萎缩，多不伴感觉及营养障碍，可有病理反射阳性，脑脊液中蛋白含量可增加，细胞数多正常；③横贯性脊髓病型：病状类似于横贯性脊髓炎。④后、侧束硬化型：与亚急性脊髓联合变性相似。糖尿病性脊髓病并非晚期并发症，但其发生与糖尿病未得到良好的控制有关，控制糖尿病本身可减轻或预防其发生和发展，糖尿病性神经病变及脊髓病大多是可逆的，积极控制血糖，给予大量维生素、对症治疗能防止病变进展。

三、风湿性脊髓病

风湿热是溶血性链球菌感染引起的全身变态反应性疾病，主要侵犯关节和心脏，其次可损害皮肤、浆膜和神经系统。近年来，风湿热引起的神经系统损害渐引起重视，有资料认为，风湿热引起周围神经病变者为 30.9%，因风湿侵及脊髓血管而导致脊髓病变，称为风湿性脊髓病。

风湿热可引起脊髓血栓性脉管炎，因受累血管不同，临床表现不一致，如脊前动脉病变，常损害脊髓前角、锥体束、脊丘束等，临床表现为根性疼痛，不对称性双下肢无力，该动脉闭塞时，可出现弛缓性瘫痪，尿失禁或潴留，有感觉平面而无深感觉障碍，急性期过后可变为痉挛性瘫痪；伴肌萎缩。脊后动脉病时，根性疼痛显著，伴有深感觉障碍、腱反射下降；风湿性变态反应侵犯脊髓本身时，可引起风湿性脊髓炎，表现为一般横贯性脊髓炎症状，如受损平面以下感觉、运动障碍、尿潴留等。此外，也可引起风湿性脊髓蛛网膜炎，因蛛网膜炎性改变，椎管可有部分或完全阻塞，脑脊液蛋白含量增加，椎管碘油造影示椎管狭窄或阻塞。

治疗除抗风湿如用青霉素、水杨酸制剂与激素等外，对血栓性脉管炎，可用低分子右旋糖酐、血管扩张剂、抗凝血治疗。对神经系统症状可给维生素类药物与对症治疗。

其他风湿性疾病常引起脊髓损害的有系统性红斑狼疮与结节性动脉炎，系统性红斑狼疮可因脊髓血管炎，造成脊髓缺血、水肿、软化，常表现为脊髓横贯性损害与一般脊髓炎类似。结节性多动脉炎是一种结缔组织病致中、小动脉炎症性疾患，可引起血管闭塞或血栓形成，造成脊髓缺血性损害，可出现上升性脊髓炎症状，突然发生截瘫，运动与感觉障碍，病变不断向上发展，引起呼吸肌麻痹。若脊前动脉血栓形成，可产生双下肢无力，进行性加重，重者可发生脊髓休克。

第十二章　神经肌肉接头及肌肉疾病

第一节　重症肌无力

重症肌无力（myasthenia gravis，MG）是乙酰胆碱受体抗体（AchR-Ab）介导的、细胞免疫依赖及补体参与的神经－肌肉接头（neuro muscular junction，NMJ）传递障碍的自身免疫性疾病。也就是说重症肌无力是在某些具有遗传素质的个体中，产生抗乙酰胆碱受体抗体为代表的自身循环抗体，以神经肌肉接头处为靶点，在补体参与下破坏突触后膜烟碱型乙酰胆碱受体，造成突触间隙和突触前膜的形态和生理功能异常，神经肌肉接头传递障碍，导致临床上随意肌病态的易疲劳和无力，休息或用抗胆碱酯酶抑制药后可缓解的特征表现。

英国医生 Willis 1672 年描述一例肢体和延髓肌极度无力患者，可能是最早的 MG 记述。约 200 年后，法国医生 Herard 首次描述该病肌无力的典型波动性。Goldflam 1893 年首次对本病提出完整说明，并确定延髓麻痹特点，也称为 Erb-Goldflam 综合征。Jolly 1895 年首次使用重症肌无力概念，还用假性麻痹概念说明尸检缺乏结构性改变；最早证明可通过重复刺激运动神经使"疲劳"肌肉不断应答电流刺激，可复制肌无力，建议用毒扁豆碱治疗本病未被重视，直至 Reman 1932 年及 Walker 1934 年证实此药治疗价值。

Laquer 和 Weigert 1901 年首次注意到 MG 与胸腺瘤的关系，Castleman 及 Norris 1949 年首先对胸腺病变进行了详尽描述。

Buzzard 1905 年发表 MG 临床病理分析，指出胸腺异常和肌肉淋巴细胞浸润（淋巴溢，lymphorrthage），
还指出 MG 与甲亢（Graves 病）及肾上腺机能减退症（Addison 病）有密切关系，现已证明它们存在共同自身免疫基础。

1960 年 Simpson 及 Nastuk 等各自独立地从理论上阐明 MG 的自身免疫机制。1973 年后 MG 自身免疫机制通过 Patrick、Lindstrom、Fambrough、Lennon 及 Engel 等一系列研究者的杰出工作得到确立。

Patrick 和 Lindstrom1973 年用电鳗电器官提取纯化 AchR 作为抗原，与 Freund 完全佐剂免疫家兔成功制成 MG 动物模型实验性自身免疫性重症肌无力（EAMG），为 MG 免疫学说提供有力证据。EAMG 模型 Lewis 大鼠血清可测到 AchR-Ab，并证明该抗体结合部位就在突触后膜 AchR，免疫荧光法检测发现 AchR 数目大量减少。

许贤豪教授总结 MG 的特点有：临床上是活动后加重，休息后减轻，晨轻暮重的选择性骨骼肌无力；电生理上是低频重复电刺激波幅递减，微小终板电位降低；单纤维肌电图上颤抖（jitter）增宽；药理学上是胆碱酯酶抑制剂治疗有效，对箭毒类药物的过度敏感性；免疫学上是血清 AchR-Ab 增高；免疫病理上是神经肌接头（NMJ）处突触后膜的皱褶减少、变平坦和突触后膜上 AchR 减少。

一、流行病学

本病世界各地均有发生。重症肌无力的发病率为（30 ~ 40）/100 000，患病率约 50/100 000，估计我国有 60 万 MG 患者，南方发病率较高。胸腺在其发病中起一定作用。

任何年龄组均可发病，常见于 20 ~ 40 岁，有两个发病高峰，40 岁前女性患病率为男性的 2 ~ 3 倍；60 ~ 70 岁，多为男性合并胸腺瘤，总的男性与女性比为 4 ∶ 6。胸腺瘤多见于 50 ~ 60 岁中老年患者；10 岁以前发病者仅占 10%，家族性病例少见。

二、病因和发病机制

神经肌肉接头由突触前膜、突触间隙和突触后膜组成，在突触后膜存在乙酰胆碱受体（muscle nicotinic acetylcholine receptor，AchR）、胆碱酯酶和骨骼肌特异性的酪氨酸激酶受体（muscle specific receptor tyrosine kinase，MuSk），后者对 AchR 在突触后膜具有聚集的作用，此外突触前膜也存在少量的 AchR。MG 和自身免疫相关，80% 的患者存在乙酰胆碱受体抗体，该抗体和补体结合破坏突触乙酰胆碱受体，造成突触后膜结构破坏，使终板信息传递障碍。最近发现 20% 的 MG 患者出现 AchR 抗体阴性，这些患者出现骨骼肌特异性的 MuSK 抗体阳性，导致 AchR 脱落出现症状，乙酰胆碱受体抗体的产生可能和胸腺的微环境有关，但 MuSK 抗体产生的原因不明确。病毒感染和遗传因素在发病中具一定促发作用。在严重的 MG 以及合并胸腺瘤的患者出现抗肌浆网的雷阿诺碱受体抗体（ryanodine receptor antibodies，RyR-Ab），在胸腺瘤患者常出现抗 titin 抗体（Antititin antibodies）。在少数患者可能存在抗胆碱酯酶抗体和抗突触前膜 AchR 抗体。

虽然其确切发病机制不完全清楚，但肯定的是重症肌无力是一种以神经肌肉接头处为靶点的自身免疫性疾病。证据是：①85% ~ 90% MG 患者血清可检出 AchR-Ab，正常人群及其他肌无力患者（－），具有诊断意义。②MG 患者血清 AchR-Ab 水平与肌无力程度相关，血浆交换后 AchR-Ab 水平降低，病情随之好转，1 周后随 AchR-Ab 水平回升，病情又复恶化。③AchR-Ab 可通过血 - 胎盘屏障由母体传给胎儿，新生儿 MG 出生时血清 AchR-Ab 水平高，病情重，若能存活血清 AchR-Ab 水平逐渐下降，病情渐趋好转。④将 MG 患者血浆、血清、引流液及 IgG 或 AchR-Ab 注入小鼠，可被动转移 MG 使小鼠发病，若把发病小鼠血清被动转移给健康小鼠，同样可引起 EAMG。⑤NMJ 在体标本试验显示，将鼠正常腓深神经 - 伸趾长肌标本放在 MG 患者血清或血清提取物中孵育，用低频重复电刺激神经，肌肉复合动作电位及微小终板电位波幅明显降低，用正常血清清洗后检测，电位波幅完全恢复。⑥AchR-Ab 主要针对 AchR 的 α - 亚单位细胞外区 N 端 61 ~ 76 是主要免疫源区（main immunogenic region，MIR）。自身免疫的启动及胸腺在 MG 中的作用机制目前有 3 个学说。

（1）分子模拟假说：由于先天遗传性因素决定某些个体胸腺易被某些病毒所感染，被感染的胸腺上皮细胞变成上皮样（肌样）细胞，其表面出现新的抗原决定簇。机体对此新抗原决定簇发动免疫攻击，而该抗原决定簇的分子结构与神经肌肉接头处突触后膜 AchR 相似，于是启动对 AchR 自身免疫应答。约 90% MG 患者有胸腺病变，胸腺增生和肿瘤分别占 75% 和 15% ~ 30%。

（2）病毒感染：单纯疱疹病毒糖蛋白 D 与 α - 亚单位 160 ~ 170 氨基酸相同，反转录病毒多聚酶序列和 α - 亚单位 MIR 67 ~ 76 部分序列相似。

（3）胸腺阴性选择过程被破坏和"自身模拟"假说：例如胸腺瘤上存在一种 15.3 万蛋白，它既不与 α-Butx 结合，也不表达主要免疫区（MIR），但与 AchR 有部分交叉反应。这也许是一种自身免疫原。

病理上约 70% 成人型 MG 患者胸腺不退化，重量较正常人重，腺体淋巴细胞增殖；约 15% MG 患者有淋巴上皮细胞型胸腺瘤，淋巴细胞为 T 型淋巴细胞。NMJ 病理改变可见突触后膜皱褶丧失或减少，突触间隙加宽，AchR 密度减少。免疫化学法证实，残余突触皱褶中有抗体和免疫复合物存在。

三、临床表现

（一）一般表现

重症肌无力可发病于任何年龄，多数患者的发病在 15 ~ 35 岁。一般女性多于男性，女和男之比为 3 ∶ 2，男性发病年龄较晚，在 60 ~ 70 岁达到发病高峰。在青春期和 40 岁以后则男女发病率相等。在 40 ~ 49 岁发病的全身型重症肌无力多伴胸腺瘤。

（二）首发症状

起病隐袭，侵犯特定随意肌，如脑干运动神经核支配肌（眼肌、咀嚼肌、面肌、吞咽肌和发音肌），以及肩胛带肌、躯干肌、呼吸肌等，表现波动性肌无力或病态疲劳。50%～65%患者首先眼外肌受累。最早出现症状为眼睑下垂（25%）、复视（25%）。也有以延髓部肌肉无力为首发，表情呆板、面颊无力（3%）；构音困难、进食易呛（1%）。也可以肢体症状首发，下肢无力，包括下肢酸软、上楼费力等（13%）；上肢上举和梳头无力（3%）。

（三）病程

典型病程是起病第1年首先影响眼肌，1年内陆续影响其余部分的肌肉，不同肌群交替出现症状或从一处扩展到另一处。四肢近端肌疲劳重于远端，多数患者双侧同时受累。有20%～25%病程中自发缓解。近年来由于治疗方法和呼吸器械的改进，重症肌无力死亡率约4%。老年患者常表现为眼睑下垂，吞咽、咀嚼和讲话困难，肌无力持续存在，常合并胸腺瘤，预后较差。

（四）体格检查

主要是眼球活动障碍、眼睑下垂和复视，也可有咽肌或全身肌无力。疲劳试验阳性。腱反射一般存在或较活跃，肌肉萎缩仅出现在晚期，无感觉障碍和肌肉压痛，无病理反射。

（五）加重或危象诱发因素

感染、高热、精神创伤、过度疲劳等可为诱因。一些药物使症状突然恶化，这些药物包括：抗生素如四环素、氨基糖苷类抗生素和大剂量青霉素；抗心律失常药物如奎尼丁、普鲁卡因胺、普萘洛尔、苯妥英钠；抗疟疾药如奎宁、风湿和感冒药物；精神药物；抗痉挛药物；激素类如ACTH、皮质激素、催产素、口服避孕药和甲状腺激素；α和1b干扰素、青霉胺；肌松药和麻醉药物。应避免使用。

20%的患者在怀孕期间发病。30%的患者在怀孕期间症状消失，45%的患者症状恶化。分娩后70%症状加重。

（六）重症肌无力危象

这是指重症肌无力患者急骤发生呼吸肌无力、不能维持换气功能，重症肌无力危象是神经科急诊。由于咽喉肌和呼吸肌无力，患者不能吞咽和咯痰，呼吸极为困难，常端坐呼吸，呼吸次数增多，呼吸动度变小，可见三凹征。按危象不同的发生机制可分为3种。

1. 肌无力危象（Myasthenic crisis）

此症发生于没有用过或仅用小剂量抗胆碱酯酶剂的全身型的重症患者，由于病情加重，抗胆碱酯酶药物不足而造成。此症最常见，90%以上危象均为此型。多有诱发因素，常见的诱发因素有全身感染、分娩、药物应用不当（庆大霉素、链霉素等抗生素，安定、吗啡等镇静呼吸抑制剂）等。注射新斯的明或依酚氯铵可缓解症状。

2. 胆碱能危象（Cholinergic crisis）

此型由抗胆碱酯酶药物过量造成，见于长期服用较大剂量的抗胆碱酯酶剂的患者，常有短时间内应用过量的抗胆碱酯酶药物史。有乙酰胆碱能性不良反应的表现，如出汗、肉跳（肌束颤动）、瞳孔缩小、流涎、腹痛或腹泻等。注射新斯的明症状加重，用阿托品后症状可好转。发生率为1.1%～60%。近年临床上十分罕见。

3. 反拗性危象（Brittle crisis）

此症抗胆碱酯酶剂量未变，但突然对抗胆碱酯酶药物失效。原因不明，少数在感染、电解质紊乱、胸腺手术后等发生。无胆碱能不良反应出现。依酚氯铵、新斯的明或阿托品注射后均无变化。

3种危象可用依酚氯铵试验鉴别，用药后肌无力危象可改善，胆碱能危象加重，反拗危象无反应。

（七）重症肌无力伴发疾病

1. 胸腺瘤

80%的患者有胸腺异常，10%～40%的患者有胸腺瘤。胸腺增生多见于青年女性，胸腺髓质区有淋巴结型T细胞浸润和生发中心，有产生AchR抗体的B细胞和AchR特异性T细胞，肌样细胞合并指状树突细胞增多，并指状树突细胞与T细胞密切接触。胸腺增生。

胸腺瘤多见于40～60岁，20岁以下患者伴发少见。一般说伴有胸腺瘤的临床症状严重。胸腺瘤在病理上可分为上皮细胞型、淋巴细胞型和混合型，也可从另一角度分非浸润型（Masaoka分期Ⅰ、Ⅱ期）和浸润型（Masaoka分期Ⅲ、Ⅳ期）两大类，以非浸润型占多数。非浸润型的胸腺瘤本身常无临床症状，大多是在给MG患者做纵隔CT检查时发现。

（1）WHO胸腺瘤分类临床意义：

A型和AB型浸润性较小。

B型浸润性较A型和AB型浸润性强，预后差。

C型浸润性最强，预后更差。

B_2型胸腺瘤最易伴发MG（95.8%），B型胸腺瘤较A型和AB型胸腺瘤更易伴发MG。

（2）WHO胸腺瘤分型与生存分析：5年和10年总生存率分别为75.6%和36.4%。其中5年生存率：A和AB型91.7%，B型胸腺瘤73.1%（B_1型84.6%，B_2型62.5%，B_3型60%），C型胸腺癌33.3%，A和AB型较B型存活期长（$P < 0.05$）。

（3）WHO胸腺瘤分类临床意义：WHO分类方法能反映肿瘤在胸腺内部所在层次，提示肿瘤性质（良性或恶性，越向皮质恶性程度越高），帮助判断预后。

然而，胸腺细胞层次的形成和分布是连续移行的，胸腺肿瘤分类是相对的。有识别困难时，最好观察多个切片，不要简单分类。遇疑难病例应全面观察，WHO分类方法只对胸腺肿瘤分类，应结合临床论证。

2. 心脏损害

约16%患者有心律失常，尸解中发现局限性心肌炎，也有报道左心室功能损害。所以重症肌无力患者的死因除考虑到呼吸道的阻塞和呼吸功能衰竭以外，尚有心脏损害应引起重视。

3. 其他自身免疫病

10%～19%的患者合并甲状腺疾病，可以合并其他结缔组织病。一般认为女性比男性多见。2.2%～16.9%的全身型肌无力和眼肌型患者可伴发由于甲状腺炎造成的甲状腺功能亢进，而在19%的重症肌无力尸解中有甲状腺炎。还可伴风湿性关节炎、系统性红斑狼疮、自身免疫性胃炎和恶性贫血、干燥综合征、溶血性贫血、溃疡性结肠炎、多发性肌炎、硬皮病、天疱疮、肾炎、自身免疫性血小板减少症、有胸腺瘤的单纯红细胞性贫血、原发性卵巢功能减退、胸腺瘤伴白细胞减少等。

（八）临床分型

根据临床症状，重症肌无力可分为不同类型。

1. 儿童肌无力型

（1）新生儿MG：

12% MG母亲的新生儿有吸吮困难、哭声无力，新生儿在出生后48 h内出现症状，持续数日至数周（一过性MG）。

（2）先天性肌无力综合征：以对称、持续存在，不完全眼外肌无力为特点，同胞中可有此病。

（3）家族性婴儿MG：家族中有此病，而母亲无，出生呼吸、喂食困难。

（4）少年型MG：多在10岁以后发病，血nAch-Rab阴性，常见。

（5）成人型：多见，可有AchR-Ab。

2. Osserman分型

1958年Osserman提出MG的临床分类方法，并在1971年修订，此分型有助于临床治疗分期及判定预后。

Ⅰ型：眼肌型（15%～20%）。仅眼肌受累，一侧或双侧眼睑下垂，有时伴眼外肌无力，可有轻度全身症状。儿童多见。

ⅡA型：轻度全身型（30%）。进展缓慢，胆碱酯酶抑制剂敏感，无危象，可伴眼外肌、球部症状和肢体无力，死亡率极低。

ⅡB型：中度全身型（25%）。开始进行性发展，骨骼肌和延髓肌严重受累，明显咀嚼、构音和吞咽障碍等，胆碱酯酶抑制剂的效果不满意，死亡率低，无危象。

Ⅲ型：重症急进型（15%）。症状重，进展快，在几周或几月内急性发病和迅速发展，球部肌、呼吸肌其他肌肉受累及，胆碱酯酶抑制剂效果差，常伴胸腺瘤，出现危象需气管切开或辅助呼吸，死亡率高。

Ⅳ型：迟发重症型（10%）。开始为眼肌型或轻度全身型，2年或更长时间后病情突然恶化，常合并胸腺瘤。胆碱酯酶抑制剂反应不明显，预后不好。

Ⅴ型：肌萎缩型。此型少见，出现在晚期。

3. 其他分型

其他分型如药源性重症肌无力：见于青霉胺治疗后，停药消失。

（九）对病情的动态变化进行描述和评估

1. "临床绝对评分法"（准确客观，总分计60分）

（1）上睑无力计分：患者平视正前方，观察上睑遮挡角膜的水平，以时钟位记录，左、右眼分别计分，共8分。0分：11～1点；1分：10～2点；2分：9～3点：3分：8～4点；4分：7～5点。

（2）上睑疲劳试验：令患者持续睁眼向上方注视，记录诱发出眼睑下垂的时间（s）。眼睑下垂：以上睑遮挡角膜9～3点为标准，左、右眼分别计分，共8分。0分：>60；1分：31～60；2分：16～30；3分：6～15；4分≤5。

（3）眼球水平活动受限计分：患者向左、右侧注视，记录外展、内收露白的毫米数，同侧眼外展露白毫米数与内收露白毫米数相加，左、右眼分别计分，共8分。0分：外展露白＋内收露白≤2 mm，无复视；1分：外展露白＋内收露白≤4 mm，有复视；2分：外展露白＋内收露白>4 mm，≤8 mm；3分：外展露白＋内收露白>8 mm，≤12 mm；4分：外展露白＋内收露白>12 mm。

（4）上肢疲劳试验：两臂侧平举，记录诱发出上肢疲劳的时间（s），左、右侧分别计分，共8分。0分：>120；1分：61～120；2分：31～60；3分：11～30；4分：0～10。

（5）下肢疲劳试验：患者取仰卧位，双下肢同时屈髋、屈膝各90°。记录诱发出下肢疲劳的时间（秒），左、右侧分别计分，共8分。0分：>120；1分：61～120；2分：31～60；3分：11～30；4分：0～10。

（6）面肌无力的计分：0分：正常；1分：闭目力稍差，埋睫征不全；2分：闭目力差，能勉强合上眼睑，埋睫征消失；3分：闭目不能，鼓腮漏气；4分：噘嘴不能，面具样面容。

（7）咀嚼、吞咽功能的计分：0分：能正常进食；2分：进普食后疲劳，进食时间延长，但不影响进食量；4分：进普食后疲劳，进食时间延长，已影响每次进食量；6分：不能进食，只能进半流质；8分：鼻饲管进食。

（8）呼吸肌功能的评分：0分：正常；2分：轻微活动时气短；4分：平地行走时气短；6分：静坐时气短；8分：人工辅助呼吸。

本法简单，每个患者检查及评分时间最多不超过6 min。

2. 相对计分计算法

相对计分＝（治疗前总分－治疗后总分）/治疗前总分。

3. 临床疗效分级

临床相对记分≥95%者定为痊愈，80%～95%为基本痊愈，50%～80%为显效，25%～50%为好转，≤25%为无效。

临床绝对计分的高低反映MG患者受累肌群肌无力和疲劳的严重程度；以临床相对计分来做病情的比较和疗效的判定。相对分数越高，说明病情变化越大，相对分数为正值，表明病情有好转，负值表明病情有恶化。

四、实验室检查及特殊检查

（一）血、尿、脑脊液常规检查

血、尿、脑脊液常规检查常正常。

（二）神经电生理检查

（1）肌电图低频重复电刺激：特征是以 3 ~ 5 Hz 的低频率电流对神经进行重复刺激时，出现肌肉动作电位波幅的递减，递减的幅度至少在 10% 以上，一般对重症肌无力的检查采取 3 Hz 刺激 5 ~ 6 次的方法，常用检查部位为三角肌和斜方肌，眼轮匝肌、口轮匝肌、额肌和大小鱼际肌也可以应用于检查，如果检查的神经超过 3 条，则阳性率可达 90%，活动后、加热和缺血情况下可以增加阳性率。

（2）单纤维肌电图：可以出现歧脱增加，并出现间隙，称阻断（blocking）。单纤维肌电图的阳性率可达 90% ~ 95%，且不受应用胆碱酯酶抑制剂的影响，在高度怀疑重症肌无力而重复电刺激又正常时可以采用。

（3）常规肌电图：一般正常，严重的重症肌无力患者通过给予胆碱酯酶抑制剂也不能改善临床症状，在此情况下肌电图显示肌病改变。应当注意肌电图结果和依酚氯铵试验一样对重症肌无力无特异性。神经传导速度多正常。大部分全身型重症肌无力可以发现脑干诱发电位的异常。

（三）免疫学检查

（1）乙酰胆碱受体抗体和酪氨酸激酶受体（MuSk-Ab）：用人骨骼肌提取的乙酰胆碱受体做抗原，采用放射免疫法或酶联免疫吸附试验，80% ~ 90% 的患者出现阳性，在缓解期仅 24% 的患者阳性，眼肌型约 50% 阳性，轻度全身型阳性率为 80%，中度严重和急性全身型 100% 阳性，慢性严重型 89% 阳性，临床表现与 AchR–Ab 阳性和抗体滴度没有相关性，但如果血清抗体滴度下降 50% 并持续一年以上多数患者的临床症状可以缓解，而且在激素、免疫抑制剂、血清置换和胸腺切除后临床症状的改善和血清抗体滴度的下降相关，胆碱酯酶抑制剂对抗体滴度改变没有影响，临床上必须考虑到，不同的试验方法和抗原的不同其检查结果也不同。10% ~ 20% 患者 AchR–Ab 阴性。

（2）柠檬酸提取物抗体：血清中抗体的出现提示该重症肌无力患者有胸腺瘤。

（3）抗突触前膜抗体：仅部分患者阳性，提示突触前膜受累可能也参与了部分重症肌无力的发病机制。

（4）乙酰胆碱酯酶抗体：见于以眼肌麻痹为主的重症肌无力及肌无力综合征。

（5）其他非 AchR 抗体：这些抗体包括抗骨骼肌抗体、抗甲状腺抗体、titin 抗体、雷阿诺碱受体抗体（ryanodine receptor antibodies，RyR–Ab）等。

（四）X 线或 CT 检查

75% 的重症肌无力患者可发现胸腺增生，约 15% 患者具有胸腺瘤。

（五）肌肉活检

从临床角度看肌肉活检对于重症肌无力的诊断没有意义，多数患者没有必要进行肌肉活检，少部分患者出现淋巴溢现象和个别肌纤维出现变性改变，此外可见肌病改变、神经源性肌萎缩、Ⅱ型肌纤维萎缩和弥漫性肌纤维萎缩，神经末梢出现萎缩和终板加大。电镜检查和神经肌肉接头的形态计量分析显示神经末梢和突触后膜萎缩，突触后膜变短，乙酰胆碱受体抗体脱失，出现免疫复合物沉积，此外肌间神经和毛细血管也出现异常改变。

五、诊断和鉴别诊断

（一）重症肌无力的诊断

（1）起病隐袭，侵犯特定随意肌，如脑干运动神经核支配肌，以及肩胛带肌、躯干肌、呼吸肌等，受累肌肉分布因人因时而异，表现波动性肌无力或病态疲劳。

（2）肌无力呈斑片状分布，持续活动出现，休息减轻，呈晨轻暮重规律性波动，不符合某神经或神经根支配区。

（3）疲劳试验：快速眨眼 50 次，观察睑裂变化；大声朗读 3 min 可诱发构音不清和鼻音；双上肢平举 3 min 诱发上肢无力。

（4）用抗胆碱酯酶药的良好反应（依酚氯铵试验或新斯的明试验阳性）：① Neostigmine 试验：1 ~ 2 mg 肌内注射，为防止腹痛等不良反应，常配以 0.5 mg 的阿托品进行肌肉注射，20 min 后肌力改善为阳性，可持续 2 h。② Tensilon 试验：10 mg 用注射用水稀释至 1 mL，先静脉注射 2 mg，再用 15 s 静脉注射 3 mg，再用 15 s 静脉注射 5 mg。30 s 内观察肌力改善，可持续数分钟。

（5）特异性 EMG 异常：约 80% 的 MG 患者尺神经、腋神经或面神经低频神经重复电刺激（2 ～ 3 Hz 和 5 Hz）出现阳性反应（动作电位波幅递减 10% 以上）。单纤维肌电图显示颤抖增宽或阻滞。

（6）血清中测得高于正常值的乙酰胆碱受体抗体，或其他神经肌肉接头传导相关自身抗体。血清 nAchR-Ab 滴度 > 0.4 mmol/L，放免法阳性率 85%，伴发胸腺瘤阳性率 93%。

（7）肌肉病理检查发现突触后膜皱褶变平，乙酰胆碱受体数目减少。

（二）确定是否合并胸腺病变

（1）70% 胸腺增生，多见于年轻女性；10% ～ 15% 合并胸腺瘤，伴胸腺瘤的 MG 的临床特征为 40 ～ 59 岁为高峰，大多为 MG 全身型，以男性略多。

（2）影像学检查，主要依靠胸部 X 线照片、CT 和 MRI 扫描等影像学检查。X 线照片不能发现 < 2 cm 的胸腺瘤，阳性率低。CT 阳性率约 91%。

（3）胸腺瘤相关抗体（CAEab）的测定，阳性率约 88%。

（三）有无伴发其他自身免疫性疾病

约 10% 伴发其他自身免疫性疾病，女性多见。一般可伴发甲亢、桥本甲状腺炎、类风湿关节炎、系统性红斑狼疮、干燥综合征、溶血性贫血、溃疡性结肠炎、天疱疮、Crohn 病、多发性肌炎。根据相关的病史、症状和体征，结合实验室检查可明确诊断。

（四）鉴别诊断

（1）主要与 Lambert-Eaton 综合征鉴别（表 12-1）。

表 12-1 MG 与 Lambert-Eaton 综合征鉴别要点

疾病	MG	Lambert – Eaton 综合征
发病机制	是与胸腺有关的 AchR-Ab 介导、细胞免疫依赖的自身免疫病，主要损害突触后膜 AchR，导致 NMJ 传递障碍	多数与肿瘤有关，累及胆碱能突触前膜电压依赖性钙通道（VGCC）的自身免疫病
一般情况	女性患者居多，常伴发其他自身免疫病	男性患者居多，常伴小细胞肺癌等癌或其他自身免疫病
无力特点	表现眼外肌、延髓肌受累，全身性骨骼肌波动性肌无力，活动后加重，休息后减轻，晨轻暮重	四肢近端肌无力为主，下肢症状重，脑神经支配肌不受累或轻，活动后可暂时减轻
疲劳试验	阳性	短暂用力后肌力增强，持续收缩后又呈病态疲劳，为特征性表现
Tensilon 试验	阳性	可呈阳性反应，但不明显
电生理	低频、高频重复电刺激波幅均降低，低频更明显	低频使波幅降低，高频可使波幅增高
血清检测	AchR-Ab 为主	VGCC-Ab 为主
治疗	抗胆碱酯酶药对症治疗，皮质类固醇病因治疗，血浆置换、免疫球蛋白静脉注射、胸腺切除等	二氨基吡啶治疗，病因治疗如手术切除肺癌。也可皮质类固醇、血浆置换、免疫球蛋白静脉注射等

（2）肉毒杆菌中毒：肉毒杆菌毒素作用在突触前膜，影响了神经肌肉接头的传递功能，表现为骨骼肌瘫痪。但患者多有肉毒杆菌中毒的流行病学病史，应及时静脉输葡萄糖和生理盐水，同时应用盐酸胍治疗。

六、治疗

一经确诊，进行分型，了解肌无力的程度，以便判断和提高疗效；进一步检查确定有无伴发胸腺瘤和合并其他自身免疫性疾病；注意有无感染和是否使用影响神经肌肉接头处传导的药物，有无结核、糖尿病、溃疡病、高血压、骨质疏松等干扰治疗的疾病。

（一）一般支持治疗

此法主要是消除各种诱发因素和控制并发症。适当休息，保证营养，维持水电解质和酸碱平衡，降温，保持呼吸通畅，吸氧，控制感染，尤其注意不用影响神经肌接头的抗生素、镇静剂和肌肉松弛剂等药物。

（二）胆碱酯酶抑制剂

此抑制剂使用于除胆碱能危象以外的所有患者，通过抑制胆碱酯酶，使乙酰胆碱的降解减少，神经肌肉接头处突触间隙乙酰胆碱的量增加，利于神经冲动的传递，从而使肌力增加，仅起对症治疗的作用，不能从根本上改变自身免疫过程。长期使用疗效渐减，并促进 AchR 破坏。故应配合其他免疫抑制剂治疗，症状缓解后可以减量至停药。

最常用为溴吡斯的明（pyridostigmine bromide），对延髓支配的肌肉无力效果较好，成人起始量 60 mg 口服，每 4 h 1 次；按个体化原则调整剂量，根据患者具体情况用药，如吞咽困难可在饭前 30 min 服药，晨起行走无力可起床前服长效溴吡斯的明 180 mg，可改善眼肌型眼睑下垂，但有些患者复视持续存在起效较慢，不良反应较小，作用时间较长。副作用为毒蕈碱样表现，如腹痛、腹泻、呕吐、流涎、支气管分泌物增多、流泪、瞳孔缩小和出汗等，预先肌内注射阿托品 0.4 mg 可缓解症状。新斯的明常用于肌无力急性加重时。

（三）免疫抑制剂治疗

1. 皮质类固醇

皮质类固醇适应证为所有年龄的中到重度 MG 患者，对 40 岁以上成年人更有效，常同时合用抗胆碱酯酶药。常用于胸腺切除术前处理或术后过渡期。值得注意的是，应用肾上腺皮质激素治疗重症肌无力在治疗开始时，有可能使病情加重，因而最好能在病房中进行，准备好病情加重时的可能抢救措施。

（1）泼尼松大剂量递减隔日疗法：60 ~ 80 mg/d 或隔日开始，1 个月内症状改善，数月疗效达高峰，逐渐减量，直至隔日服 20 ~ 40 mg/d 维持量。较推崇此法。

（2）泼尼松小剂量递增隔日疗法：20 mg/d 开始，每周递增 10 mg，直至隔日服 70 ~ 80 mg/d 至疗效明显时。病情改善慢，约 5 个月疗效达高峰，病情加重的概率少，但日期推迟，风险较大。

（3）大剂量冲击疗法：甲基泼尼松龙（methylprednisolone）1 g/d，连用 3 日；隔 2 周可重复治疗，2 ~ 3 个疗程。

2. 其他治疗（免疫抑制剂激素治疗半年内无改善）

（1）硫唑嘌呤（azathioprine）：成人初始剂量 1 ~ 3 mg/（kg·d），维持量 3 mg/（kg·d）。抑制 T 细胞，IL-2 受体，每日 50 ~ 200 mg，3 个月起效，12 ~ 24 个月高峰。应常检查血常规，发现粒细胞减少，及时换药和对症处理。

（2）环磷酰胺（cyclophosphamide，CTX）：1 000 mg + NS 500 mL，静脉滴注每 5 ~ 7 天 1 次。10 次后改为半月 1 次，再 10 次后改为每月 1 次。大剂量主要抑制体液免疫，小剂量抑制细胞免疫。冲击疗法疗效快，不良反应小。总量 ≥ 30 g。疗程越长效果越佳，疗程达 33 个月可使 100% 的患者达完全缓解而无复发，这说明记忆 T 细胞也受到了抑制。不良反应为骨痛，对症治疗好转后不复发。若 WBC < 4×10^9/L 或 plt < 60×10^9/L 应暂停治疗 1 ~ 2 周，再查血常规，若正常可继用 CTX。

（3）环孢素（cyclosporine）：影响细胞免疫，多用于对其他治疗无效者，每天 3 ~ 6 mg/kg，3 ~ 6 个月为 1 个疗程。常见不良反应为高血压和肾功能损害。

（四）血浆置换

血浆置换是通过清除血浆中 AchR 抗体、细胞因子和免疫复合物起作用。起效迅速，但疗效持续时间短，一般持续 6 ~ 8 周。多用于危象抢救、新生儿肌无力、难治性重症肌无力和胸腺手术前准备。每次平均置换血浆约 2 000 ~ 3 000 mL，连续 5 ~ 6 次为 1 个疗程。其缺点是医疗费用太高。

（五）大剂量丙种球蛋白

该治疗机制尚不完全明了，可能为外源性 IgG 使 AchR 抗体结合紊乱。常用剂量为每天 400 mg/kg，静脉滴注，连续 5 d。多用于胸腺切除术后改善症状、危象抢救和其他治疗无效时。起效迅速，可使大部分患者在注射后症状明显好转，疗效持续数周至数月，不良反应少，但价格昂贵。

（六）胸腺切除

胸腺切除术能切除胸腺内肌样细胞表面上的始动抗原，切除抗体的主要来源（因胸腺是合成抗体的主要部位），胸腺切除后可见血中淋巴细胞迅速减少。其适用于：①伴胸腺瘤的各型重症肌无力（包括眼型患者），应尽可能手术。② 60 岁以下全身型 MG，疗效不佳宜尽早手术，发病 3 ~ 5 年内中年女性手术疗效佳。特别对胸腺肥大和高抗体效价的年轻女性患者效果尤佳。③ 14 岁以下患者目前尚有争议。症状严重患者风险大，不宜施行。

术前用肾上腺皮质激素疗法打好基础，再行胸腺切除术，术后继续用肾上腺皮质激素疗法巩固。本手术疗效的特点：①女性优于男性。②病情越轻、病程越短越好。③胸腺内的发生中心越多，上皮细胞越明显，手术疗效越好。④术前术后并用肾上腺皮质激素和放射治疗效果好。因胸腺切除的疗效常延迟至术后数月或数年后才能产生。

胸腺手术本身死亡率极低，有的学者甚至认为是 0，胸腺手术死亡率不是由于手术本身而系术后可能出现的危象。为取得胸腺手术的疗效，手术前后的处理是十分重要的。一般来讲，希望患者能在肌无力症状较轻的状况下进行手术，以减少术后的危象发作。因而术前应使用适量的抗胆碱酯酶药或激素，把患者病情控制到较理想的程度，必要时可在术前使用血浆置换。

由于胸腺手术后的疗效一般需数月至数年才能有效，因而术后应继续给以内科药物治疗。非胸腺瘤患者，术后 5 年有效率可达 80% ~ 90%，而胸腺瘤患者亦可达 50% 左右。

胸腺瘤与重症肌无力的并存：既不是胸腺瘤引起了 MG，也不是 MG 引起了胸腺瘤，那只是并存关系，是免疫功能紊乱所导致的两个相伴疾病，30% MG 患者有胸腺肿瘤。

对伴胸腺瘤的 MG 患者手术疗法的确切疗效尚未能做出结论，而对 MG 患者的胸腺的手术切除的缺点和危害性却发现了许多。①术后 MG 患者的病情恶化。②术后 MG 患者的抗乙酰胆碱受体抗体效价增高。③术后 MG 患者发生危象的机会增多。④术中死亡时有发生。⑤术后长期疗效并不理想。手术切除胸腺瘤不仅存活率较低，而且存活质量也较差。

伴有胸腺瘤的胸腺确实具有免疫调节作用，而且主要是免疫抑制作用，切除了这种具有免疫抑制作用的胸腺瘤以后使原来的 MG 症状恶化，抗体增高，甚至本来没有 MG 而术后诱发了 MG 等现象就不难理解了。对伴良性胸腺肿瘤的肌无力患者，特别是尚处于 I、II 期的良性胸腺瘤患者则应尽可能久地采用非手术的保守疗法。而对伴有浸润型（III、IV 期）胸腺瘤的 MG 患者应积极采用手术治疗，且尽可能地采用广泛的胸腺瘤和胸腺的全切手术。术前就尽快采用免疫抑制疗法，把 MG 患者的病情调整到最佳状态再进行手术，术后继续给予类固醇疗法、化学疗法和放射疗法等。

另外尚需提出的一个问题是部分原来没有重症肌无力临床症状的胸腺瘤患者，在手术切除胸腺瘤后临床上出现了重症肌无力，部分重症肌无力患者切除胸腺瘤后肌无力症状反而加重。这是一个临床事实，目前对此有多种解释，如认为胸腺瘤细胞可分泌抗肌无力因子，术后使已存在着的轻症重症肌无力（可能被临床漏诊）表现加重而被发现。也有人认为手术是促发产生重症肌无力的一种诱因等。

（七）胸腺放疗

此法可直接抑制胸腺增生及胸腺瘤，MG 药物疗效不明显者，最好于发病 2 ~ 3 年内及早放疗，巨大或多个胸腺，无法手术或术前准备治疗，恶性肿瘤术后追加治疗。^{60}Co 每日 200 ~ 300 cGy，总量 5 000 ~ 6 000 cGy，有效率达 89.4%。大多在放疗后 1 ~ 4 年，完全缓解及显著好转率 66.5%，2 ~ 20 年随访，疗效较巩固。以往文献报告疗效欠佳多与剂量偏小有关。为预防放射性肺炎，对 60 岁左右的患者总量 ≤ 5 200 cGy，在放疗的同时最好不并用化疗。

（八）伴胸腺瘤的 MG 患者的治疗

（1）伴胸腺瘤的 MG 患者的治疗：采用手术、激素、放疗和环磷酰胺化疗综合治疗，提高远期生存率。原则上应针对胸腺肿瘤手术切除治疗，并清扫纵隔周围脂肪组织。即使年老患者也可争取手术或放疗。对拒绝手术或有手术禁忌证患者，采用地塞米松治疗，病情缓解后针对胸腺进一步采用胸腺区放射治疗，经长期随访，疗效稳定。5 年和 10 年生存率分别达到 88.9% 和 57.1%。

Masaoka 分期Ⅲ期和Ⅳ期患者，2 年和 5 年生存率分别达到 81.3% 和 50%，而未放疗患者仅为 25% 和 0。2 例经活检和 3 例复发者放疗后肿瘤明显缩小。

（2）伴恶性胸腺瘤的 MG 患者：对恶性胸腺瘤手术和放疗后，仍反复出现 MG 危象，肿瘤复发转移，按细胞周期采用联合化疗治疗。MG 患者伴恶性胸腺肿瘤，虽手术切除肿瘤、放疗及激素治疗，患者仍易反复出现危象，并且 MG 症状难以控制，针对肿瘤细胞增殖周期，对手术病理证实恶性胸腺瘤，术后反复出现危象的 MG 患者，选用抗肿瘤药物组成联合化疗。

（九）危象的治疗

一旦发生危象，应立即气管切开，并进行辅助呼吸、雾化吸入和吸痰，保持呼吸道通畅，预防及控制感染，直至康复。

（1）调节抗 AchR 剂的剂量和用法：一般装上了人工呼吸器应停用抗胆碱酯酶剂 24 ~ 72 h。可明显减少唾液和气管分泌物，这些分泌物与支气管痉挛和肺阻力增加有关。然后重新开始给予适量的新斯的明肌肉注射或溴吡斯的明鼻饲或口服。应从小剂量开始。

（2）对诱因治疗：积极抗感染、降温、停用能加重 MG 的药物等。链霉素、卡那霉素、新霉素、黏菌素、多黏菌素 A 及 B、巴龙霉素及奎宁、氯仿和吗啡等均有加重神经肌肉接头传递及抑制呼吸肌的作用，应当禁用。地西泮、苯巴比妥等镇静剂对症状较重、呼吸衰竭和缺氧者慎用。

（3）大剂量免疫球蛋白疗法：外源性 IgG 使 AchR 抗体结合紊乱，常用剂量为每天 400 mg/kg，静脉滴注，连续 5 d。

（4）血浆交换疗法：有效率 90% ~ 94%。通常每次交换 2 000 ~ 3 000 mL，隔日 1 次，3 ~ 4 次为 1 个疗程。

（5）大剂量糖皮质激素疗法：一般可用泼尼松每日 60 ~ 80 mg，晨顿服，特大剂量甲基泼尼松龙（每次 2 000 mg，静脉滴注，每隔 5 d 1 次，可用 2 ~ 3 次）停药过早或减量过快均有复发的危险。拔管后继续用激素（下楼法）、化疗、放疗或手术疗法。

（6）环磷酰胺：1 000 mg 静脉滴注每周 1 次（15 mg/kg）以促进 T、B 淋巴细胞的凋亡。不良反应：第二天呕吐。可用甲氧氯普胺 10 ~ 20 mg 肌肉注射，每日 2 次。骨痛可用止痛药。

由于辅助呼吸技术的高度发展，死于呼吸困难的危象已日益减少。从总体上讲，约 10% 的重症肌无力患者可发生危象，大多有促发诱因，胸腺切除术为促发危象之最重要原因，上呼吸道感染亦是一个重要的促发原因。危象的定义是症状的突然恶化并发生呼吸困难，因而危象的最基本治疗是进行辅助呼吸，控制诱因，保持生命体征及控制可能合并的感染。由于临床上实际很难区分肌无力危象及胆碱能危象，因而在危象时，原则上主张暂停用乙酰胆碱酯酶抑制剂，但可继续使用肾上腺皮质激素。只要辅助呼吸进行得顺利，也不一定使用血浆置换或大剂量丙种球蛋白。当然治疗危象是血浆置换的重要适应证之一。危象前如已应用抗胆碱酯酶药物，则危象解除后应重新给以抗胆碱酯酶药物。

（十）选择合理治疗的原则

（1）确诊为重症肌无力后首先要合理安排活动与休息，原则上在不影响患者生活质量的前提下尽量鼓励多活动，以多次小幅度活动为好。

（2）防止各种肌无力危象的诱发因素。

（3）抗胆碱酯酶剂和肾上腺皮质激素两大主要治疗都是"双刃剑"。

抗胆碱酯酶剂具有两重性，治标不治本，治标疗效明显，可暂时缓解症状、改善吞咽和呼吸，勉强维持生命，为进一步进行免疫治疗争取时间，但不能从根本上改变自身免疫过程。长期使用疗效渐减，并可使神经肌接头损害加重，故应配合其他免疫抑制剂治疗。

肾上腺皮质激素治本不治表，见效慢，甚至可使病情一过性加重，免疫抑制剂的长远效果可使病情根本缓解，应是最根本的治疗措施。渐减法出现疗效快，但早期出现一过性加重者较多，适用于Ⅰ型和Ⅱa

型；渐增法出现疗效慢，但一过性加重者较少，适用于Ⅱb、Ⅲ和Ⅳ型患者。一过性加重的出现是由于大剂量激素可抑制 AchR 释放。可用下列措施减轻肌无力加重现象：酌情增加溴吡斯的明的剂量和次数；补充钾剂和钙剂。不良反应：胃出血、股骨头坏死（为缺血性，做"4"字试验可早发现，行手术减压）。

（4）血浆置换和丙种球蛋白疗法疗效确切，但效果为一过性，用于危重情况，以避免气管切开和上呼吸器。

（5）胸腺切除术是治疗 MG 最根本的方法。全部胸腺及周围的淋巴组织彻底清扫干净。手术有效率达 70% ~ 90%。手术前后并用激素疗法，术后 3 年缓解率达 100%，而对伴胸腺瘤的 MG 患者手术疗法的确切疗效尚未能做出结论。

七、预后

除上述力弱的波动性外，原则上讲重症肌无力并不是一个进行性发展的疾病。全身型患者，通常在第一个症状出现后数周至数月症状即会全部表现出来。眼肌型患者，如发病后 2 年仍局限于眼肌，则很少转变为全身型。自发性的缓解亦似乎主要发生在发病后的头 2 年内，因而头 2 年内对症状的观察及治疗是十分重要的。大多数 MG 患者用药物治疗可有效处理，常死于呼吸系统并发症如吸入性肺炎等。

典型病程是起病第 1 年首先影响眼肌，1 年内陆续影响其余部分的肌肉。有 20% ~ 25% 病程中自发缓解。近年来由于治疗方法和呼吸器械的改进，重症肌无力死亡率约 4%。一般说来 40 岁以上的老年患者、起病急而严重的患者、有胸腺瘤者预后较差。

第二节　多发性肌炎

一、概述

炎症性肌病（inflammatory myopathy）是以肌肉纤维、纤维间和肌纤维内炎症细胞浸润为病理特征，表现为肌无力和肌痛的一组疾病，主要包括多发性肌炎、皮肌炎和包涵体肌炎等。人们早已认识到横纹肌和心肌是许多感染性疾病唯一攻击的靶子，但许多肌肉炎症状态无感染病灶存在，提出自身免疫机制，至今尚未完全确定。

特发性多发性肌炎（idiopathic polymyositis，PM）和皮肌炎（dermato myositis，DM）的病变主要累及横纹肌、皮肤和结缔组织。多发性肌炎是以多种病因引起骨骼肌间质性炎性改变和肌纤维变性为特征的综合征，病变局限于肌肉，累及皮肤称皮肌炎，如 PM 和 DM 均与结缔组织有关，则命名为 PM 或 DM 伴风湿性关节炎、风湿热、系统性红斑狼疮、硬皮病，或混合性结缔组织病等。本组疾病早在 19 世纪就已为人们所知，特发性 PM 和 DM 的病因及发病机制尚未明确。目前研究发现，可能的病因包括：

1. 感染

较多的研究显示，感染与 PM/DM 有关。如寄生虫、立克次体感染可造成严重的肌炎症状。目前对病毒的研究较为深入，至今已成功地用小 RNA 病毒，如柯萨其病毒 B_1、流行性腮腺炎（SAIDSD）病毒及 HTLV-1 型（人 T 淋巴瘤病毒 1 型）病毒造成多发性肌炎样动物模型。病毒可能通过分子模拟机制，诱导机体产生抗体，在一些易感人群中导致 PM/DM 的发生。有人曾在电镜下观察到本病肌纤维有病毒样颗粒，但致病作用尚未得到证实，也未发现患者病毒抗体水平持续升高。PM 和 DM 常伴许多较肯定的自身免疫性疾病，如重症肌无力、桥本甲状腺炎等，提出其与自身免疫有关。PM 被认为是细胞免疫失调的自身免疫性疾病，也可能与病毒感染骨骼肌有关。DM 可发现免疫复合物、IgG、IgM、补体等沉积在小静脉和小动脉壁，提示为免疫反应累及肌肉的小血管，典型病理表现为微血管周围 B 细胞为主的炎症浸润，伴有微血管梗死和束周肌萎缩。PM/DM 常与恶性肿瘤的发生有关。国内报道 DM 伴发恶性肿瘤的频率为 8%，国外报道其发生率高达 10% ~ 40%，PM 合并肿瘤的发病率较 DM 低，约为 2.4%。50 岁以上患者多见，肿瘤可在 PM/DM 症状出现之前、同时或其后发生。好发肿瘤类型与正常人群患发肿瘤类型基本相似。

2. 药物

研究发现肌炎的发生可与某些药物有关，如乙醇、含氟的类固醇皮质激素、氯喹及呋喃唑酮等。药物引起的肌炎发病机制尚不清楚，可能是由免疫反应或代谢紊乱造成。药物引起的肌炎在停药后症状可自行缓解或消失。

3. 遗传因素

Behan 等曾报道 PM/DM 有家族史。研究发现，PM/DM 中的 HLA-DR$_3$ 和 HLA-B$_8$ 较正常人增高。PM/DM 的自身抗体产生及临床类型与 HLA 表现型有关。包涵体肌炎 HLA-DRI 的发生率为正常对照组的 3 倍。经动物实验研究发现不同遗传敏感性小鼠患多发性肌炎的易感性明显不同。以上这些研究都说明 PM/DM 的发生有一定遗传倾向。

二、诊断步骤

（一）病史采集要点

1. 起病情况

本病发病率为 $(0.5 \sim 1.0)/100\ 000$，女性多于男性。文献报道 PM 与 DM 的男女比例分别为 1：5 和 1：3.75。本病可发生在任何年龄，呈双峰型，在 5 ~ 14 岁和 45 ~ 60 岁各出现一个高峰。本病在成人发病隐匿，儿童发病较急。急性感染可为其前驱表现或发病病因。本病呈亚急性至慢性进展，多为数周至数月内症状逐渐加重。

2. 主要临床表现

本病主要临床表现包括：近端肌无力和肌萎缩，伴肌痛、触痛。DM 患者还伴有皮疹的出现。

（1）多发性肌炎的首发症状依次为下肢无力（42%）、皮疹（25%）、肌痛或关节痛（15%）和上肢无力（8%）等。可出现骨盆带、肩胛带和四肢近端无力，表现为从坐或蹲位站立、上下楼梯、步行、双臂上举或梳头等困难，颈肌无力表现为抬头困难、头部歪斜。大多数学者认为 PM 合并周围神经损害是 PM 的一个罕见类型。郭玉璞等报道 43 例 PM 的神经或肌肉病理分析，发现有 8 例并发神经损伤（18.60%），提示 PM 合并神经损伤可能是变态反应性神经病对肌肉和神经两系统的损伤。最常见和最重要肌电图表现是运动和/或感觉神经传导速度减慢。有学者认为多发性肌炎是主要累及骨骼肌的疾病，有时除肌病外还伴随周围神经损伤的表现，如感觉损伤和/或肌腱反射消失等，则称为神经肌炎（NM）。至于 PM 合并周围神经损伤是一独立的疾病，还是 PM 病程中神经受损伤的表现之一，目前还没有定论。

（2）皮肌炎：①肌无力表现与 PM 相似，但病变较轻。②典型皮疹包括：向阳性紫红斑：上眼睑暗紫红色皮疹伴水肿，见于 60% ~ 80% DM 患者，是 DM 的特异性体征。Gottron 征：位于关节伸面，肘、掌指、近端指间关节多见，为斑疹或在红斑基础上高于皮面的鳞屑样紫红色丘疹，是 DM 特异性皮疹。暴露部位皮疹：位于颈前、上胸部 "V" 区、颈后背上部、前额、颊部、耳前、上臂伸面和背部等处。技工手：掌面和手指外侧面粗糙、鳞屑样、红斑样裂纹，尤其在抗 Jo-1 抗体阳性 PM/DM 患者中多见。③其他皮肤病变：虽非特有，但亦时而出现，包括指甲两侧呈暗紫色充血皮疹，指端溃疡、坏死、甲缘梗死灶、雷诺现象、网状青斑、多形性红斑等。皮损程度与肌肉病变程度可不平行，少数患者皮疹出现在肌无力之前，约 7% 患儿有典型皮疹，但始终无肌无力、肌病，酶谱正常，称为 "无肌病皮肌炎"。④儿童 DM 皮损多为暂时性，临床要高度重视这种短时即逝的局限性皮肤症状，可为诊断提供重要线索，但常被忽略。⑤ DM 伴发结缔组织病变较 PM 多见。⑥关节炎改变通常先于肌炎，有时同时出现，血清 CK（肌酸激酶）轻度升高。

PM 和 DM 患者常有全身表现，所有系统均受累：①关节：关节痛和关节炎见于约 15% 患者，为非对称性，常波及手指关节，引起手指屈曲畸形，但 X 线无骨关节破坏。②消化道：10% ~ 30% 患儿出现吞咽困难、食物反流，造成胃反流性食管炎。③肺：约 30% 患儿有肺间质改变，急性间质性肺炎、急性肺间质纤维化临床表现，部分患者为慢性过程，临床表现隐匿。肺纤维化发展迅速是本病死亡重要原因之一。④心脏：仅 1/3 患者病程中有心肌受累，出现心律失常、心室肥厚、充血性心力衰竭，亦可出现心包炎。心电图和超声心动图检测约 30% 出现异常，其中以 ST 段和 T 波异常最常见。⑤肾脏：约 20% 患者肾脏受累。⑥钙质沉着：多见于慢性 DM 患者，尤其是儿童。钙质在软组织内沉积，若沉积在皮下，溃烂后可有石灰样物流出，并可继发感染。⑦恶性肿瘤：约 1/4 患儿，特别是 50 岁以上患者，可发生恶性肿瘤，多为实体瘤，男性多见。DM 发生肿瘤多于 PM，肌炎可先于恶性肿瘤 2 年左右，或同时或晚于肿瘤出现。⑧其他结缔组织病：约 20% 患儿可伴其他结缔组织病，如 SLE（系统性红斑狼疮）、系统性硬化、干燥综合征、结节性多动脉炎等，PM 和 DM 与其他结缔组织病并存，符合各自的诊断标准，称为重叠综合征。

3. 既往史

患者既往病史对诊断有一定意义，特别要询问有否肿瘤和其他结缔组织病史。

（二）体格检查要点

1. 一般情况

有些患者精神萎靡，乏力。有肌肉和关节疼痛患者会出现痛苦面容，可伴低热。有些晚期患者可出现呼吸功能障碍，患者气促、大汗淋漓等。

2. 淋巴结

合并有肿瘤的患者，淋巴结可肿大。

3. 皮肤黏膜

这是体格检查的重点所在。可出现不同程度的皮疹，早期为紫红色充血性皮疹，逐渐转为棕褐色，晚期可出现脱屑、色素沉着和硬结。眶周、口角、颧部、颈部、前胸、肢体外侧、指节伸侧和指甲周围可见红色皮疹和水肿，皮肤损害常累及关节（如肘、指及膝）伸侧皮肤，表现为局限性或弥漫性红斑、斑丘疹、脱屑性湿疹及剥脱性皮炎。某些病例表现为一处或多处局限性皮炎，恢复期皮肤可遗留暗红萎缩性色素沉着和扁平的带鳞屑基底，晚期皮肤可出现硬皮病样改变，称硬皮病性皮肌炎。

4. 心脏

可出现室性房性期前收缩等心律失常，心音减弱等改变。

5. 肺部

严重病例可出现双肺呼吸音减弱，如果并发吸入性肺炎，双肺可布满干湿啰音。

6. 关节

并发关节炎的患者，可发现关节肿胀，甚至畸形、肌肉挛缩等改变。

7. 神经系统体格检查

主要阳性体征集中在运动系统的检查中。一般面部的肌肉不受损，可见上肢近端、下肢近端和颈屈肌无力，以及吞咽困难、肌痛或触痛（一般以腓肠肌明显）、肢体远端无力和肌萎缩。腱反射通常不减低，无感觉障碍。

（三）门诊资料分析

1. 血清肌酶

肌肉中含有多种酶，当肌肉受损时这些酶释放入血液中，因此对肌酶的检测，不仅有助于 PM/DM 的诊断，而且定期复查是了解病情演变的良好指标，肌酸激酶（CK）是肌炎中相对特异性的酶，有一部分肌酶在疾病初期即可升高，在疾病稳定、临床症状尚未好转时降低，因此对诊断、指导治疗和估计预后具有重要意义。

其中以 CK 对 PM 的诊断及其活动性判断最敏感且特异。血清肌酶的增高常与肌肉病变的消长平行，可作为诊断、病程疗效监测及预后的评价指标。肌酶升高常早于临床表现数周，晚期患者由于肌肉萎缩肌酶不再释放。故慢性 PM 和广泛肌肉萎缩的患者，即使处于活动期，肌酶水平也可正常。

（1）CK：95% 的 PM 在其病程中出现 CK 增高，可达正常值的数十倍。CK 有 3 种同工酶，即 MM、MB、BB。CK-MM 大部分来源于横纹肌，小部分来自心肌；CK-MB 主要来源于心肌，极少来源于横纹肌；CK-BB 主要来源于脑和平滑肌。其中 CK-MM 活性占 CK 总活性的 95% ~ 98%。PM 主要是 CK-MM 升高，CK-MB 也可稍增高，多由慢性或再生的肌纤维所释放引起。晚期肌萎缩患者 CK 可以不升高。血清 CK 受下列因素的影响：长期剧烈运动、肌肉外伤或手术、肌电图操作、针刺、心肌梗死、肝炎、脑病及药物影响（吗啡、地西泮、巴比妥可以使 CK 的排出降低），因此 CK 的特异性也有一定的限度。

（2）ALD：小部分 CK 不升高的 PM 其血清 ALD 升高，但其特异性及与疾病活动性的平行性不如 CK。

（3）CA Ⅲ：为唯一存在于横纹肌的氧化酶，横纹肌病变时升高。对 PM 特异性较好，但临床应用较少。

（4）其他：AST、LDH 因在多种组织中存在，特异性较差，仅作为 PM 诊断的参考。

2. 其他常规检查

血常规通常无显著变化，可有轻度贫血和白细胞增多，约 1/3 病例有嗜酸性粒细胞增高，血沉 ESR 中度升高，血清蛋白量不变或减低，血球蛋白比值下降，白蛋白减少，α_2 和 γ 球蛋白增加。约 1/3 患者 C_4 轻度至中度降低。C_3 偶可减少。部分病例循环免疫复合物增高。多数 PM 患者的血清中肌红蛋白水平增高，且与病程呈平行关系，有时先于肌酸肌酶（CK）升高，也可出现肌红蛋白尿。

（四）进一步检查项目

1. 免疫指标

由于本病是自身免疫性疾病，故在血清中存在多种抗体，可作为诊断及病情观察的指标。

（1）抗核抗体（ANA）：PM 患者 ANA 的阳性率为 38.5%，DM 为 50%。

（2）抗合成酶抗体，其中抗 Jo-1 抗体（胞质 tRNA 合成酶抗体）阳性率最高，临床应用最多。抗 Jo-1 抗体在 PM 的阳性率为 25%，主要见于 DM，阳性率为 8% ~ 20%。儿童型 DM 及伴恶性肿瘤的 DM 偶见抗 Jo-1 抗体阳性。

（3）抗 SRP 抗体：仅见于不到 5% 的 PM，其阳性者多起病急、病情重，伴有心悸，男性多见，对治疗反应差。

（4）抗 Mi-2 抗体为 PM 的特异性抗体。

（5）其他抗核抗体：多出现在与其他结缔组织病重叠的患者。抗 Ku、抗 PM-Scl 抗体见于与系统性硬化重叠患者。抗 RNP 抗体为混合性结缔组织病中常见抗体，抗 SSA、抗 SSB 抗体多见于与干燥综合征重叠的患者。抗 PM-1/PM-Sul 抗体：抗原为核仁蛋白，阳性率为 8% ~ 12%，可见于与硬皮病重叠的病例。抗 PL-7 抗体：即抗苏酰 tRNA 合成酶抗体，PM 患者中阳性率为 3% ~ 4%。抗 PL-12 抗体：即抗丙氨酰 tRNA 合成酶抗体，阳性率为 3%。

2. 肌电图（EMG）

肌电图检查是一种常用的肌肉病变检查方法，它通过对骨骼肌活动时的电生理变化分析，从而断定肌肉运动障碍的原因、性质及程度，以协助诊断、判定预后。对早期表现为肌无力，而无明显肌萎缩者，肌电图检查可以做到早期发现。PM 和 DM 的异常 EMG 表现为出现纤颤电位、正锐波，运动单位时限缩短、波幅减小，短棘多相波增加，重收缩波型异常和峰值降低，但以自发电位和运动单位电位时限缩短为最重要。自发性电活动出现，提示膜的应激性增加，神经接头的变性或不稳定，或是由于肌肉节段性坏死分离终板和肌肉导致继发性失神经电位，也可能是肌纤维的变性和间质炎症所造成的电解质浓度改变，使肌纤维的兴奋性升高的结果。肌电图自发电位的出现与 PM 和 DM 患者疾病时期有关。自发电位出现量多表示病变处于活动期，自发电位出现量少则表示病变处于恢复过程或在缓慢进展中或肌肉显著纤维化等。活动期与稳定期比较，运动单位时限缩短、波幅降低和病理干扰相的出现率没有明显差异，说明运动单位时限缩短、波幅降低和病理干扰相与 PM 和 DM 疾病分期没有直接关系。在多发性肌炎的发展过程中除了由于肌肉坏死变性而使一个运动单位异步化所形成的多相波外，还有肌肉的坏变引起的肌纤维失神经的影响，在修复过程中又有芽生所造成的时限长的多相波。这些现象会在疾病的不同时期存在，它反映了疾病的不同时期神经、肌肉所处的功能状态。部分患者出现神经元损害的表现，并不代表有原发性神经源性病变，可能肌膜易激惹性增高所致，也可能是由于肌肉内神经小分支的受累或者肌纤维节段性坏死而导致部分正常的运动终板隔离而出现失神经性的改变。肌电图检查是诊断 PM/DM 的重要手段，选择合适的肌肉进行检查以获得较高的 EMG 阳性率。

3. 病理检查

皮肤和肌肉活检是诊断此病的关键，光镜下可见 PM 的病理表现为：肌纤维膜有炎细胞浸润，且有特异性的退行性表现；DM 特征性的病理表现为：肌束周围萎缩和微小血管改变。有人认为，肌束周围萎缩是诊断 DM 的主要表现。肌束周围萎缩即肌束周边区肌纤维处于同一程度的萎缩，束周萎缩区包括变性坏死纤维、再生纤维和萎缩纤维。可能是由于一些损伤因素的持续存在造成了束周区肌纤维的反复坏死和不完全再生所致。电镜下的超微结构主要表现为：激活的淋巴细胞浸润，肌丝坏死溶解，吞噬现象，肌纤维内线粒体、糖原颗粒、脂滴明显增多。PM 的毛细血管改变轻微，而 DM 毛细血管改变较明显，主要有微血管网状结构病变、内皮细胞浆膜消失、胞质内异常细胞器等。

4. 影像学检查——核磁共振（MRI）

作为一种非创伤性技术，MRI 已用于许多神经肌肉疾病的诊断，国内研究 PM/DM 的 MRI 的表现为在常规自旋回波序列上，受累肌肉在 T_2WI 上呈片状或斑片状高信号，T_1WI 上呈等信号，提示肌肉的炎性水肿样改变。同时还发现 DM 的异常多发生在股四头肌，肌肉的 MRI 表现与肌肉的力弱、肌酶的升高、EMG 的表现，病理表现无必然相关性。

5. ^{31}P 磁共振波谱分析

（$^{31}PMPS$）技术是唯一可测定人体化学物质无机磷（Pi）、三磷酸腺苷（ATP）、磷酸肌酸（Pcr）的非创伤性技术。Pi 和 Pcr 的比值是检测肌肉生化状态和能量储备的有效指标。Pi 和 Pcr 的升高常提示肌组织产生和利用高能磷酸化合物障碍。Park 等用该技术测得肌肉感染的患者发现，休息状态下 AIP、Pi、Pcr 均低于正常人，运动时更低，而 ADP 增高。说明其与肌肉力弱程度和疲劳程度相关，本技术对肌肉力弱，而对肌酶正常的患者有重要意义。肌肉的 MRI 和 $^{31}PMRS$ 技术应用于临床诊断，对确定活检部位、观察病情演变及指导临床用药有重要意义。

三、诊断对策

（一）诊断要点

Bohan 和 Peter 提出的诊断标准：①对称的四肢近端肌无力，面肌和颈肌均可累及。②血清肌酶升高。③肌电图提示为肌源性损害。④肌活检提示肌纤维变性、坏死和再生，间质内炎性细胞浸润。⑤典型的皮疹。具备上述 1～4 项者可确诊 PM；具备上述 1～4 项中的 3 项可能为 PM；只具备 2 项为疑诊 PM。具备第 5 条，再加上 3 项或 4 项可确诊为 DM；第 5 条加上 2 项可能为 DM；第 5 条加上 1 条，为可疑 DM。应注意有否合并其他结缔组织病的可能。对 40 岁以上的男性患者，需除外恶性肿瘤的可能。

血清酶是一种较客观、敏感的指标，它能较准确地反映出肌肉病变的程度，是诊断 PM 和 DM 较重要的化验指标。大多数活动期 PM 和 DM 患者 CK 明显增高，治疗后在疾病开始稳定、临床症状尚未好转时，稳定期 PM 和 DM 患者 CK 明显降低，CK-MB、AST、LDH、HBDH 均与 CK 有一致性，但升高幅度和动态变化均不及 CK 明显，说明 CK 的升高是 PM/DM 中最常见且是所有血清酶中最敏感的指标，可以作为监测疾病活动性的一个指标，CK 的检测对诊断、指导治疗和估计预后具有重要意义。

（二）鉴别诊断要点

1. 进行性肌营养不良症

此病患者学龄前起病，表现为近端肌无力，病程较缓，有家族史，既往无结缔组织病史，血清 CK 增高明显，肌电图提示肌源性受损，肌活检发现抗肌萎缩蛋白缺如，皮质类固醇治疗后可使患者的血清肌酶下降，但病情改善不明显。

2. 慢性吉兰－巴雷综合征

患者表现为四肢乏力，以远端为主，可伴有末梢型浅感觉障碍，肌电图提示周围神经受损，脑脊液提示蛋白细胞分离现象，患者无肌肉酸痛，血清肌酶不高等可与多发性肌炎鉴别。

3. 重症肌无力

患者表现为四肢无力，眼肌麻痹很常见，受累肌肉呈无力或病态疲劳，症状常局限于某组肌肉，肌群重复或持续运动后肌力减弱，呈晨轻暮重规律性波动，活动后症状加重，休息后不同程度缓解。肌疲劳试验（Joily 试验），新斯的明和依酚氯铵试验阳性，血清 AchR-Ab 测定，肌电图等可确诊。

4. 线粒体肌病

本病属于遗传性疾病，患者以轻度活动后的肌肉病态疲劳为主要临床表现，休息可缓解。血清肌酶可增高，血乳酸和丙酮酸值增高。鉴别有困难者可分析运动前后乳酸与丙酮酸的浓度，运动前乳酸、丙酮酸浓度高于正常值，或运动后 5 min 以上不能恢复正常水平为异常。肌肉活检可见破碎红纤维为其特征性改变，运用分子生物学方法检测线粒体 DNA 是确诊本病的金标准。

5. 脂质沉积性肌病

本病为常染色体隐性遗传，有家族史，是由于遗传因素致卡尼汀或肉毒碱棕榈转移酶缺乏引起肌纤维内脂肪代谢障碍，致使肌细胞内脂肪堆积而引起的肌病。临床表现与多发性肌炎相似，确诊主要根据肌肉病理和生化测定。肌肉活检的重要依据就是脂肪染色阳性，脂滴聚集以 I 型纤维为重，但需要鉴别线粒体肌病和炎性肌病中肌纤维增多的问题。

6. 肌糖原累积病

本病是一种遗传性疾病，由于糖酵解的关键酶突变引起糖原的合成与分解障碍，大量异常或正常的糖原累积在肝脏、心脏与肌肉而引起多种临床表现。临床主要表现为肌无力运动后肌肉酸痛和痉挛，又是伴有腓肠肌肥大，易误诊为多发性肌炎。确诊主要依靠糖原代谢酶的生化检查和肌肉活检。活检提示主要以空泡纤维为主，PAS 染色阳性，多累及 I 型纤维，纤维坏死再生及淋巴细胞浸润少见，电镜下可见大量糖原沉积。与多发性肌炎的肌纤维坏死和炎症细胞浸润不同。

7. 甲状腺功能低下性肌病

最早的甲低性肌肉病是在 1880 年报道的，之后陆续有相关报道。该病主要表现为不同程度的近端肌无力、肌痉挛、肌痛、肌肥大、反射延迟等。同时可以有甲状腺功能低下的表现，如黏液水肿、怕冷、行动迟缓，反应迟钝、心率减慢、腹胀厌食、大便秘结。但是甲状腺功能低下所致的全身性症状不能作为甲低性肌肉病的主要诊断依据，因为有的甲低患者并无明显的系统性症状，而以肌肉的症状为主。肌肉活检可见肌纤维形态和大小的改变，以及肌细胞坏死，中心核沉积，炎细胞浸润，核心样结构，I 型、II 型肌纤维的萎缩或肥大等。这些改变与多发性肌炎有很多相似之处，甲状腺功能的实验室检查及甲状腺素替代治疗有效（骨骼肌症状缓解，血清学指标恢复正常或趋于正常等）可予以鉴别。

（三）临床类型

（1）Walton 和 Adams 最早指出，多发性肌炎和皮肌炎可表现为多种形式，根据患者的病因范围、年龄分布及伴发的疾病，可分为 5 型。

I 型：单纯多性肌炎，炎症病变局限于横纹肌。

II 型：单纯皮肌炎，单纯多发性肌炎合并皮肤受累。

III 型：儿童多发性肌炎或皮肌炎。

儿童型 DM 和儿童型 PM：儿童型临床特征与成人 DM/PM 类似，均可表现对称性近端肌无力、肌痛，血清肌酶增高，肌电图呈肌源性损害，但儿童型也有其自身的特点，如肌萎缩、胃肠道受累、钙质沉着等较常见，而并发恶性肿瘤者少见，另外大部分患儿有发热，对称性大、小关节炎，腓肠肌疼痛，除皮疹与成人型相同外，还可有单纯性眼睑红斑；30% ~ 70% 患者出肌肉钙化，多见于肘、臀部的浅筋膜内；可伴有关节挛缩。儿童型的肌组织与成人基本相同，但最典型的改变是在病程的早期出现微血管病变或血管炎症，且其后可发展成为钙化灶。儿童型 PM 也具有自身的特征和转归：学龄儿童发病，呼吸道感染后出现肌肉症状，腓肠肌疼痛，步态异常，后逐渐波及大腿，伴肌肉肿胀。CK 升高，对激素反应较好，预后比成人好，大部分患者在 1 ~ 5 d，少数在 4 ~ 7 周内完全恢复，本型因其症状轻易被忽视。

IV 型：多发性肌炎（或皮肌炎）重叠综合征，约 1/3 的 PM 或 DM 合并 SLE、RA、风湿热、硬皮病、Sjogren 综合征或几种病变构成的混合性结缔组织病等。重叠综合征的发病率不清，据报道仅 8% 的 SLE 病例伴真正的坏死性炎症性肌病、硬皮病、风湿性关节炎等，接受 D- 青霉胺治疗的风湿性关节炎患者 PM 和 DM 的发病率增加。重叠综合征肌无力和肌萎缩不能单用肌肉病变解释，因关节炎引起疼痛可限制肢体活动，导致失用性肌萎缩。有些结缔组织病可伴发肌炎或多年后出现肌炎，疾病早期仅有肌肉不适、酸痛及疼痛，诊断有时依靠血清肌酶、EMG 及肌肉活检。PM 或 DM 可与风湿性关节炎、风湿热、系统性红斑狼疮、硬皮病及其他混合性结缔组织病并存。

Ⅴ型：伴发恶性肿瘤的多发性肌炎或皮肌炎。1916 年 Stertz 首次报道了 PM/DM 与恶性肿瘤的相关性，并存率为 5% ~ 25%，大部分出现在 DM，小部分在 PM，其后不断有相关文献报道，但各报道之间恶性肿瘤的发生率（13% ~ 42.8%）以及肿瘤分型差别较大。目前认为男性患者肿瘤综合征与肺癌和结肠癌、前列腺癌的关系最密切，女性患者与乳腺癌和卵巢癌关系密切。肿瘤可发生在所有的器官，但此型患者肌肉和皮肤均未见肿瘤细胞。约半数患者 PM 或 DM 症状先于恶性病变有时早 1 ~ 2 年或更多年。40 岁以上发生者尤其要高度警惕潜在的恶性肿瘤可能，应积极寻找病灶，定期随访，有时需数月至数年才能发现病灶。PM 或 DM 伴发症的发生率和病死率通常取决于潜在恶性肿瘤的性质及对治疗的反应，有时肿瘤切除可避免发生肌炎。PM/DM 易合并恶性肿瘤，且恶性肿瘤的发生可出现在 PM/DM 的任何时期。因此对于年龄较大（40 岁以上）的 PM/DM 患者应提高警惕，尤其是对于男性、合并系统损害、肿瘤血清学检测阳性的患者，应积极寻找肿瘤的证据，以避免延误病情。

（2）以上分类标准对本病的诊断、治疗和预后有一定的指导作用，但由于患者起病方式、临床表现、实验室检查等方面变化很大，这些方法区分的各类型肌炎患者在临床、实验室、遗传学方面的差别不显著。而肌炎特异性抗体（MSAs）与某些临床表现密切相关，有更好的分类作用。以 MSAs 来区分 PM/DM，按阳性率高低主要分为三大类：抗合成酶抗体，以抗 Jo-1 抗体为主，临床表现为抗合成酶综合征，预后中等。抗 SRP 抗体易发生心肌受累，对免疫抑制剂反应差，有很高的病死率，预后差。抗 Mi-2 抗体主要见于 DM 对免疫抑制剂有很好的反应，一般预后良好。不同的 MSAs 分别与各自的临床类型相联系，对预后有判断价值。

其中抗 Jo-1 抗体阳性者常有特征性临床表现：间质性肺病、关节炎、雷诺现象、技工手等，合称为抗 Jo-1 抗体综合征。由于其临床表现多样化，容易延误诊治。其中以间质性肺炎为首发症状者最多见。由于在整个病程中以间质性肺炎为主要表现，且可出现在肌炎之前，临床甚至无肌炎表现，常被诊为"特发性肺间质病变""肺感染""类风湿性关节炎"，因此联合检测抗 Jo-1 抗体、肌酶及免疫学指标有利于诊断。患者在间质性肺炎的基础上，加之呼吸肌无力易致分泌物潴留和肺换气不足，吞咽困难增加了吸入性肺炎机会，激素、免疫抑制剂的应用也增加感染的机会，故抗 Jo-1 抗体阳性的 PM/DM 患者易发生肺部感染，也是主要的死亡原因之一。

四、治疗对策

（一）治疗原则
抑制免疫反应，改善临床症状，治疗原发病。

（二）治疗计划

1. 一般治疗

急性期卧床休息，病情活动期可适当进行肢体被动运动和体疗，有助于预防肢体挛缩，每天 2 次，症状控制后的恢复期可酌情进行主动运动，还可采用按摩、推拿、水疗和透热疗法等。予高热量、高蛋白饮食，避免感染。

2. 皮质类固醇

皮质类固醇是 PM 和 DM 的一线治疗药物，泼尼松成人 0.5 ~ 1.0 mg/（kg·d），儿童剂量为 1 ~ 2 mg/（kg·d），多数患者于治疗 6 ~ 12 周肌酶下降，接近正常，待肌力明显恢复、肌酶趋于正常 4 ~ 8 周开始缓慢减量（一般 1 年左右），减量至维持量 5 ~ 10 mg/d 后继续用药 2 年以上；对病情发展迅速或有呼吸肌无力、呼吸困难、吞咽困难者，可选用甲泼尼龙成人 0.5 ~ 1.0 g/d，儿童 30 mg/（kg·d），静脉冲击治疗，连用 3 d，之后改为 60 mg/d 口服，根据症状及肌酶水平逐渐减量。在服用激素过程中应密切观察感染情况，必要时加用抗感染药物。激素使用疗程要足，减量要慢，可根据肌力情况和 CK 的变化来调整剂量，治疗有效者 CK 先降低，然后肌力改善，无效者 CK 继续升高。

应注意长期应用皮质类固醇减量停药后的不良反应和防治：①反跳现象：皮质类固醇减量乃至停药

过程中出现原有疾病加重。防止或减轻"反跳现象"的方法："下台阶"阶梯减量的方法逐渐撤减皮质类固醇。②虚弱征群：长期、连续服用皮质类固醇而停用后会出现乏力、纳差、情绪消沉，甚至发热、呕吐、关节肌肉酸痛等。患者对皮质类固醇产生依赖性，对停用有恐惧感，主观感觉周身不适和疾病复发。此时须鉴别确实是"疾病复发"还是"虚弱征群"。防治方法：在疾病处于稳定期后或在停用前隔日服用皮质类固醇，以减少对垂体的抑制。③应激危象：长期用皮质类固醇后 HPA 轴功能被抑制，停用后该轴功能需要 9 ~ 12 个月或更长时间恢复。因此，各种应激状态时均应加大皮质类固醇用量，已停用者可再次应用。

3. 硫唑嘌呤（AZA）

除激素外，硫唑嘌呤是临床上使用最悠久的治疗自身免疫性疾病的药物。AZA 的活性产物 ^{62}MP 能抑制嘌呤生物合成而抑制 DNA、RNA 及蛋白合成。其对细胞和体液免疫均有明显的抑制作用，但并不干扰细胞吞噬和干扰素的产生，为一种非特异性的细胞毒药物。对激素治疗无效或不能耐受的患者，可予口服硫唑嘌呤 2 ~ 3 mg/（kg·d），初始剂量 25 ~ 50 mg/d，渐增加至 150 mg/d，待病情控制后逐渐减量，维持量为 25 ~ 50 mg/d。无类固醇激素不良反应，适于需长期应用免疫抑制剂的患者。

在人类 AZA 不良反应发生率为 15%。主要不良反应为骨髓抑制，增加感染机会，肝脏毒性，脱发，胃肠道毒性，胰腺炎以及具有诱发肿瘤危险。①骨髓抑制：最常见为剂量依赖性，常发生在治疗后的 7 ~ 14 d，表现为白细胞减少、血小板减少导致凝血时间延长而引起出血和巨幼红细胞性贫血。AZA 所致造血系统损害是可逆性的，及时减量或停用，大部分患者造血功能可恢复正常。②肝脏毒性：主要表现为黄疸。实验室检查异常：血清碱性磷酸酶，胆红素增高，和/或血清转氨酶升高。罕见的但严重危及生命的肝毒性为静脉闭塞性病。③胃肠道毒性：主要发生在接受大剂量 AZA 患者，表现为恶心呕吐、食欲减退和腹泻。分次服用和/或餐后服药可减轻胃肠道不良反应。呕吐伴腹痛也可发生在少见的过敏性胰腺炎。其他包括口腔、食管黏膜溃疡以及脂肪泻。④致癌性和致畸性：对人类具有致癌性已经被公认。AZA 能致膀胱肿瘤和白血病。关于对人类的致畸性尚未见报道，但对动物（大鼠、小鼠、兔子、仓鼠）的致畸性已经得到证实（四肢、眼、手指、骨骼、中枢神经系统）。⑤过敏：不可预知，罕见并具有潜在致命危险的不良反应是超敏反应，AZA 药物过敏反应表现多样，可从单一的皮疹到过敏性休克（如发热、低血压和少尿）。胃肠道过敏反应的特点为严重恶心呕吐。这一反应也可以同时伴发腹泻、皮疹、发热、不适、肌痛、肝酶增高，以及偶尔发生低血压。⑥增加感染机会。

AZA 为一种毒性药物，应该在严密监护下合理使用。AZA 与其他免疫抑制药物合用将明显增加其毒性作用，应注意监测外周血细胞计数和肝脏功能。

4. 甲氨蝶呤（MTX）

MTX 剂量由 5 mg 开始，每周增加 5 ~ 25 mg，每周 1 次静脉注射，口服时由 5 ~ 7.5 mg 起始，每周增加 2.5 ~ 25 mg，至每周总量 20 ~ 30 mg 为止，待病情稳定后渐减量，维持治疗数月或数年。儿童剂量为 1 mg/kg。甲氨蝶呤可与小剂量泼尼松（15~20 mg/d）合用，一般主张开始从小剂量泼尼松治疗时就与一种免疫抑制剂合用，DM 并发全身性血管炎或间质性肺炎时须采用此方案。

5. 环磷酰胺（CTX）

对 MTX 不能耐受或不满意者可选用 CTX，50 ~ 100 mg/d 口服，静脉注射重症者可 0.8 ~ 1.0 g 静脉冲击治疗。用药期间应注意白细胞减少、肝肾功能及胃肠道反应。

6. 环孢素 A（CsA）

环孢素 2.5 ~ 5.0 mg/（kg·d），使血液浓度维持在 200 ~ 300 ng/mL，可能对 DM 患者更有益。主要不良反应为肾功能异常、震颤、多毛症、高血压、高脂血症、牙龈增生。尽管其肾脏毒性是有限的，但为必须调整或停药的指征。①牙龈增生：常见的不良反应，常发生在使用后的第 1 个月，服用 CsA 后 3 个月内就会出现明显牙龈增生。15 岁以下儿童更常见。钙离子通道阻滞剂硝苯地平能够加剧 CsA 所致的牙龈增生。②肾脏毒性：CsA 所致肾毒性为最常见但同时也是最严重的不良反应，表现为 BUN 和 Scr 升高。临床上也可表现为水潴留、水肿，但常常不易被察觉。其肾毒性与药物剂量相关且停药或减量后可恢复正常。血浆浓度 > 250ng/mL 肾毒性明显增加。CsA 的肾毒性分急性和慢性肾性两种。急性肾脏毒性发生在用药的开始 7d 内；亚急性毒性 7 ~ 60 d，CsA 的慢性毒性出现在 30 d 以后，表现为不可逆肾脏功能异常。其临床特征为进行性的肾功能减退，影响患者的长期存活。一旦发生无有效的治疗方法。③肝脏毒性：发生在用药的第 1 个月并与药物剂量呈正相关，表现为肝功能异常（GOT，GPT，γ2GT 增高）以及血胆红素增高。肝脏毒性可在 CsA 减量或停药后逆转。④对水电解质的影响：高钾血症（常伴高氯性代谢性酸中毒）、低镁血症以及碳酸氢盐浓度下降。高尿血症也较常见，尤其是同时给予利尿剂治疗时更易发生而可能导致痛风。⑤神经系统不良反应：震颤，手掌烧灼感，跖肌感觉异常，头痛，感觉异常，抑郁和嗜睡，视觉障碍（包括视神经盘水肿、幻视）等。偶尔发生抽搐或癫痫等副作用。有报道，与大剂量甲基泼尼松龙同时使用，可发生抽搐或癫痫。中毒剂量表现醉酒感、手足感觉过敏和头痛等。⑥胃肠道不良反应：腹泻，恶心呕吐，食欲减退和腹部不适等常见。其次可发生胃炎、打嗝和消化性溃疡。也有报道可出现便秘、吞咽困难和上消化道出血。⑦皮肤：多毛症（分布于脸、上肢和背部）。⑧内分泌不良反应：高血糖、催乳素增高、睾酮下降，以及男子女性化乳房、糖尿病等。CsA 能增加早产发生率，能通过胎盘并可分泌入乳汁。至今尚未见有关正在哺乳的妇女使用该药的报道。⑨其他：例如肌病，可逆性肌损害伴肌电图异常。

CsA 肾毒性的防治：①严格注意用药适应证和禁忌证，肝肾功能异常或肾组织病理检查有明显小管间质病变者慎用或禁用。②选择合适剂量，疗程并监测血药浓度调整用量。剂量一般每日 4 ~ 6 mg/kg，分 12 h 口服给药，3 d 后以血药浓度调整 CsA 剂量，总疗程一般不超过 2 年（足量 6 ~ 9 个月后开始减量）。③严密监测临床不良反应，血压，肝肾功能，如 BUN，Scr，血清胆红素，电解质（尤其是钾和镁）。监测尿酶、微量蛋白等。④中药：冬虫夏草、丹参、人参总皂苷和粉防己碱对 CsA 引起的急性肾毒性有保护作用。

7. 免疫球蛋白

免疫球蛋白对 PM 的治疗有益，0.4 g/（kg·d），静脉滴注，连用 5 d，每月 1 次，根据病情可适用数月。可减少免疫抑制剂的用量，但缺乏临床对照试验证实。血浆置换疗法可在免疫抑制剂无效时采用，去除血液中细胞因子和循环抗体，改善症状。

8. 全身放疗或淋巴结照射

抑制 T 细胞免疫活性，对药物治疗无效的难治性 PM 病例可能有效，不良反应较大。

9. 支持疗法和对症治疗

注意休息、高蛋白及高纤维素饮食，适当体育锻炼和理疗等。重症卧床患者肢体可被动活动，以防关节挛缩及失用性肌萎缩，恢复期患者应加强康复治疗。

10. 中西医结合治疗

雷公藤兼有免疫抑制及糖皮质激素二者的作用特点，故可应用。某些中药替代激素治疗或联合使用时，可减少激素用量，从而降低其副作用。雷公藤为卫茅科雷公藤属长年生藤本植物，具有清热解毒、消肿、消积、杀虫、止血等功效，是迄今为止免疫抑制作用最可靠的中药之一。因其毒副作用较大，又有断肠草之称。目前临床上雷公藤有多种剂型，如汤剂、糖浆剂、颗粒剂、片剂、流浸膏剂、酊剂、擦剂、软膏剂等。

雷公藤多甙片为临床最常用的剂型，对免疫系统呈双向调节作用。在体外低浓度时促进 T、B 细胞增殖，高浓度时则呈抑制作用；在体内，低浓度时促进 B 细胞功能，但对 T 细胞功能无明显影响；高浓度则对 T、B 细胞功能均有抑制作用。对 NK 细胞的作用也是如此。

其毒副作用包括生殖系统毒性、肝脏损害、粒细胞减少和肾脏损害等，长期应用可导致肾间质纤维化，其中较为突出的是对生殖系统的影响。①生殖系统：对生殖系统有明显影响，不仅影响女性卵巢功能，也影响男性睾丸精子发育。因此，此药疗程不宜过长，一般用药疗程小于 6 个月，长期使用也可能引起生殖器官的难逆性损害。一般停药后，生殖系统功能有望恢复。②血液系统和骨髓抑制作用：白细胞及血小板减少，严重者可发生粒细胞缺乏、贫血和再生障碍性贫血。多在用药后 1 周出现，常同时伴有腹泻，停用本品后常于 1 周后可逐渐恢复正常。③肝肾功能的不良反应：本品可出现肝脏酶谱升高和肾肌酐清除率下降，这种作用一般是可逆的，但也有严重者发生急性肾功能衰竭而导致死亡。④皮肤黏膜改变：可达 40%，表现皮肤色素沉着、皮疹、口腔溃疡、痤疮、指甲变软、皮肤瘙痒等。⑤其他不良反应：可致胃肠道反应、纵隔淋巴瘤、不宁腿综合征、听力减退、复视等。

为了减少雷公藤多甙的毒副作用，在临床用药过程中要严格掌握适应证和禁忌证，防止滥用本品，尤其青春期儿童慎用。肝、肾功能异常及造血功能低下者慎用；掌握好用药剂量和疗程：不超过每日 1 mg/kg，最大不超过 30 mg/d，疗程一般不超过 6 个月。对生殖系统不良反应的防治：青春发育期慎用。对哺乳期妇女，雷公藤能通过乳汁影响婴儿，此阶段应禁止使用。控制用药剂量，适量联合用药，可提高疗效，减少不良反应。可与 CsA 等药物联用，增加药物疗效，降低用药剂量，减轻单独用药的不良反应。在疾病的活动期，不宜单独使用雷公藤制剂。用药期间严密监测血常规、肝肾功能等。出现不良反应立即停药，并积极对症处理，以达到安全、有效、合理的应用。

（三）治疗方案的选择

（1）本病的治疗通常联合应用免疫抑制剂和细胞毒性药物：一般说来，对激素反应好的 PM、DM，应选择激素 + 细胞毒性药物治疗；对激素抵抗的 PM、DM，应选择细胞毒性药物 IVIG 治疗；对激素依赖的 PM、DM，应选择细胞毒性药物；对激素、细胞毒性药物均抵抗的 DM、PM，应选用甲基泼尼松龙 + 细胞毒性药物，如 MTX+CSA、IVIG 治疗。

难治性 PM、DM 可首选 IVIG、激素 +CSA、CSA+IVIG，儿童型 DM 选用甲基泼尼松龙，合并有肺间质病变时选用环磷酰胺，皮炎治疗选用羟基氯喹、MTX、IVIG，钙盐沉着时加用阿仑磷酸钠、丙磺舒。激素、细胞毒性药物及丙种球蛋白推荐逐级、逐步经验治疗，前二者可一开始即联合应用。

（2）部分难治性 PM/DM 的治疗：现有许多研究者采用静脉注入大量人体免疫球蛋白（IVIG）进行治疗，其机制是抑制 B 细胞产生有交叉反应基因型的自身抗体，抑制 T 细胞介导的细胞毒作用，对有血管病变的 DM 患者可改善血管壁病变。静脉注射 IVIG 的剂量为 0.4 g/kg，连用 5 d 后，可每月应用 1 次，Dalakas 等研究认为，应用大剂量的 IVIG 1 g/kg，连续 2 d，每月 1 次，使用 4 ~ 6 个月，可使难治性 PM/DM 获得明显的疗效。免疫抑制剂无效时，也有学者提出使用血浆交换及白细胞去除方法，去除血液中的细胞因子和循环抗体，是治疗难治性 PM/DM 的有效方法。对于难治性或危及生命的 PM/DM 患者，有学者提出使用全身放疗（TBI）。其作用机制是通过抑制周围淋巴细胞数量，从而影响其功能，Hengstman 等应用抗肿瘤坏死因子 α 的单克隆抗体治疗 PM/DM 患者，取得了较好的疗效，认为是一种安全起效快的治疗方法。但这一方面只处于初步研究阶段，尚缺大样本的病例研究。

五、病程观察及处理

（一）病情观察要点

（1）注意生命体征，特别是呼吸功能，必要时予呼吸机辅助呼吸。

（2）四肢的肌力和肌张力情况，注意腱反射等的改变。

（3）心脏的功能，有否颈静脉怒张、下肢水肿等情况。

（4）监测药物的不良反应，类固醇皮质激素引起的高血压、血糖增高等，细胞毒性药物引起的骨髓抑制等。

（5）定期复查血常规、肝肾功能等。

（6）对于进行血浆置换的患者，需观察其血压、神志等情况，注意低钾、低钙、过敏等并发症。

（二）疗效判断与处理

治疗的理想标准应该是主要临床症状肌肉力弱及皮疹消失，CK 水平恢复正常，激素完全撤除。但不是每个患者都能达到这一标准，因此需要一个现实的实际标准，即临床症状明显减轻，使用最小的激素维持量，CK 正常或下降，皮疹减轻。但有时临床症状减轻与 CK 下降不平行，或力弱有恢复而皮疹不减轻，因此如何确定治疗标准以评定疗效和正确选择治疗还需要进一步研究，是否不以临床改善作为主要判断，是否监测 CK 变化而不以 CK 正常作为治疗标准，是否不以皮疹消失作为用药标准。

六、预后评估

PM 和 DM 一般预后尚好，伴恶性肿瘤例外。成人及儿童的病程明显不同，大多数病例经皮质类固醇治疗后症状改善，也有许多患者遗留不同程度的肩部、臀部肌无力。20% 的患者完全恢复，20% 长期不复发。急性或亚急性 PM 起病即开始治疗预后最好，并发恶性肿瘤者用皮质类固醇治疗可减轻肌无力和降低血清酶水平，但数月后可复发，继续用药无效，如成功切除肿瘤可不再复发。发病数年后病死率约 15%，儿童型 DM、PM 合并结缔组织病及恶性肿瘤病死率高。由于本病合并恶性肿瘤概率为 9% ~ 52%，对于中、老年患者，应每 3 ~ 6 个月随访 1 次，详细地检查有无肿瘤伴发。

七、出院随诊

患者出院后每 2 周复诊 1 次，出院以带口服药为主，注意肝肾功能、血常规等。出院后要注意休息，避免劳累，预防感冒，避免参加剧烈体育活动。

第三节 周期性瘫痪

一、概述

周期性瘫痪（periodic paralysis）是以反复发作的突发的骨骼肌弛缓性瘫痪为特征的一组疾病，发病时大多伴有血清钾含量的改变，由 Cavare（1863 年）首先描述。临床上主要有三种类型：低钾型、高钾型和正常血钾型。以低钾型最多见，其中有部分病例合并甲状腺功能亢进，称为甲亢性周期性瘫痪。本节主要描述低钾型。

二、病因及发病机制

低钾型周期性瘫痪（hypokalemic periodic paralysis，HoPP）是常染色体显性遗传性钙通道病，而我国以散发者多见。离子通道病（ion channel disease）是因离子通道功能异常而引起的一组疾病，主要侵及神经和肌肉系统，心脏和肾脏等器官也可受累。

离子通道是贯穿于质膜或细胞器膜的大分子蛋白质，其中央形成能通过离子的亲水性孔道，离子通道是信号传导的基本元件，在信号沿神经传导到肌肉收缩装置的过程中起重要作用。离子通道因其通过离子的不同而分为钠通道、钾通道、钙通道和氯通道等，目前已经克隆出离子通道达百余种。通道又可分为非门控性和门控性通道两种，后者又分为电压门控和配体门控通道。

离子通道病包括中枢神经系统通道病和骨骼肌钙通道病，HoPP 属于后者。HoPP 至少有 3 种不同核苷酸替换，引起 $CACNL_1A_3$ 基因上推测为电压敏感性片段发生错义突变，此基因编码骨骼肌二氢吡啶受体上 α_1 亚单位，二氢吡啶受体是电压感受器和 L 型钙通道；该突变可通过干扰去极化信号传递给肌浆网中 RYR 而损伤兴奋 - 收缩耦联，但该病的发作性和低钾现象却无法解释。但某些病例并不与 CACNLIA3 位点连锁，显示 HoPP 遗传的异质性。

家族性 HoPP 是人类周期性瘫痪的最常见类型，家系研究证实与染色体 1q31-32 连锁，此区域编码 DNPR 的 1 s 亚单位。目前已经发现了 3 个突变，其中 2 个为精氨酸替换为组氨酸（Arg-528-His，Arg-1239-His），位于 II、IV 功能区的 S_4 片段；第 3 个是 IVS_4 区域内的精氨酸替换为甘氨酸（Arg-1649-Gly）。

高钾型和正常血钾型周期性瘫痪属于骨骼肌钠通道病，这些疾病的致病基因均位于 17q23.1-25.3 的 SCN4A（编码骨骼肌钠通道的亚单位），在此基因已发现与上述疾病有关的 21 个错义突变。

病理主要变化为肌浆网的空泡化。肌原纤维被圆形或卵圆形空泡分隔，空泡内含透明的液体及少数糖原颗粒。在病变晚期可能有肌纤维变性，可能与发病期间持续肌无力有关。

三、临床表现

发病一般多发生在夜晚或晨醒时，表现为四肢软瘫，程度可轻可重，肌无力常由双下肢开始，后延及双上肢，两侧对称，以近端较重；肌张力减低，腱反射减弱或消失；即使是严重病例，口咽部和呼吸肌也罕见累及。患者神志清楚，构音正常，头面部肌肉很少受累，眼球运动也不受影响。发作期间部分病例可有心率缓慢、室性早搏和血压增高等。发作一般持续 6 ~ 24 h，或 1 ~ 2 d，个别病例可长达 1 周。最早瘫痪的肌肉往往先恢复。部分患者肌力恢复时可伴有多尿、大汗及麻痹肌肉酸痛及僵硬。

诱因包括饱餐（尤其是过量进食碳水化合物）、酗酒、过劳、剧烈运动、寒冷、感染、创伤、情绪激动、焦虑和月经，以及注射胰岛素、肾上腺素、皮质类固醇或大量输入葡萄糖等。发病前驱症状可有肢体酸胀、疼痛或麻木感，以及烦渴、多汗、少尿、面色潮红、嗜睡、恶心和恐惧等，有人提出此时如稍加活动有可能抑制发作。

四、辅助检查

散发性病例发作期血清钾一般降到 3.5 mmol/L 以下，最低可达 1 mmol/L，尿钾也减少，血钠可升高。心电图可呈典型低钾性改变，如出现 U 波、P-R 间期、Q-T 间期延长、S-T 段下降等。肌电图显示电位幅度降低或消失，严重者电刺激无反应。

五、诊断及鉴别诊断

根据临床发作过程及表现、实验室检查，发作时常伴血清钾降低，补钾和乙酰唑胺治疗有效等可确立诊断；有家族史者诊断更易。需与以下疾病进行鉴别：

（1）散发病例需与甲亢性周期性瘫痪鉴别，可检查甲状腺功能；还可用肾上腺素试验，将肾上腺素 10 mg 在 5 min 内注入肱动脉，同时以表皮电极记录同侧手部小肌肉由电刺激尺神经所诱发的动作电位，注射后 10 min 内电位下降 30% 以上者为阳性，证实为原发低钾型；甲亢性偶可阳性，但仅出现在瘫痪发作时。尚需排除其他疾病可能出现的反复血钾降低，如原发性醛固酮增多症、肾小管酸中毒、应用噻嗪类利尿剂、皮质类固醇等，还要与胃肠道疾病引起钾离子大量丧失、吉兰 - 巴雷综合征、癔症性瘫痪鉴别。

（2）高血钾型周期性瘫痪（hyperkalemic periodic paralysis，HyPP）罕见，其临床表现为：发病年龄早（10 岁之前），男女比例相等。诱因为饥饿、寒冷、激烈运动和摄入钾，发作时钾离子逸出肌纤维而产生内膜去极化，并出现血钾和尿钾偏高。对可疑病例可令其服钾盐使血清钾达 7 mmol/L 时，本病患者必然诱发瘫痪，而对正常人无影响。发作时血钙水平降低，尿钾偏高；心电图可呈高钾性改变。应与醛固酮缺乏症、肾功能不全、肾上腺皮质功能低下和服用氨苯蝶啶、安体舒通过量引起高钾型瘫痪相鉴别。

（3）伴心律失常型周期性瘫痪：又称为 Andersen 综合征，发病时可为高血钾、低血钾或正常血钾；患者对应用钾盐敏感，儿童发病因有心律失常需安置起搏器。患者表现周期性瘫痪、肌强直（较缓和）和发育畸形；心律失常发作前心电图可有 Q-T 间期延长。治疗除控制心律失常外，发作时大量生理盐水静脉滴注可使瘫痪恢复。

六、治疗

1. 低血钾型周期性瘫痪治疗

（1）急性发作时可顿服 10% 氯化钾或 10% 枸橼酸钾 20 ~ 50 mL，24 h 内再分次口服，总量为 10 g；如无效可继续服用 10% 氯化钾或 10% 枸橼酸钾 30 ~ 60 mL/d，直至好转；病情好转后逐渐减量，一般不用静脉给药，以免发生高血钾而造成危险；重症病例可用氯化钾静脉滴注（500 mL 输液中可加 10% 氯化钾 10 ~ 15 mL）与氯化钾口服合用。

（2）甲亢性周期性瘫痪应积极治疗甲亢，可预防发作。

2. 高血钾型周期性瘫痪治疗

（1）发作轻者通常无须治疗，较严重者可用 10% 葡萄糖酸或氯化钙 10 ～ 20 mL，静脉注射，或 10% 葡萄糖 500 mL 加胰岛素 10 ～ 20 U 静脉滴注以降低血钾，也可用呋塞米排钾。

（2）有人提出用沙丁胺醇喷雾吸入，此药有利于钾在细胞内的积聚。

3. 正常血钾型周期性瘫痪治疗

治疗与高血钾型相同，可用 10% 葡萄糖酸钙或氯化钙 10 ～ 20 mL，静脉注射，每日 1 ～ 2 次；或用钙片，每天 0.6 ～ 1.2 g，分 1 ～ 2 次口服。

第四节　进行性肌营养不良

一、概述

进行性肌营养不良是一组缓慢进行性加重的以对称性肌无力和肌萎缩为特点的遗传性肌肉疾病。临床上病变主要累及四肢肌、躯干肌和头面肌，少数累及心肌。大部分患者有明确的家族史，约 1/3 的患者为散发病例。根据遗传方式、发病年龄、受累肌肉分布、有无肌肉假肥大、病程及预后等分为不同的临床类型，包括假肥大型肌营养不良、面肩肱型肌营养不良、肢带型肌营养不良、眼咽型肌营养不良、远端型肌营养不良、眼肌型肌营养不良、埃 - 德型肌营养不良、脊旁肌营养不良等。以假肥大型肌营养不良最为常见，其又分为 Duchenne 型和 Becker 型肌营养不良。Duchenne 型肌营养不良（DMD），发病率为 1/3 500 男婴，无明显地理和种族差异。

二、诊断步骤

（一）病史采集要点

1. 起病情况

慢性起病，缓慢进行性加重。耐心询问病史，尽量掌握比较确切的起病时间，了解病程和疾病进展情况，对于疾病分型有一定帮助。DMD 起病年龄为 3 ～ 5 岁，12 岁不能走路，25 岁死亡。BMD 平均发病年龄为 11 岁，病程可达 25 年以上，40 岁后仍可行走，死亡年龄较晚。面肩肱型肌营养不良自儿童至中年发病，多在青春期发病。肢带型肌营养不良在儿童晚期、青少年或成人早期发病。眼咽型肌营养不良常见于 30 ～ 50 岁患者。远端型肌营养不良多在 40 岁以后起病。眼肌型肌营养不良通常在 30 岁以前发病。埃 - 德型肌营养不良在儿童期发病。脊旁肌营养不良 40 岁以后发病。

2. 主要临床表现

DMD 主要表现为四肢近端和躯干肌无力和萎缩。下肢重于上肢，上楼及坐位站起困难，抬臂困难。1/3 患儿有精神发育迟缓和心脏受累。BMD 临床表现与 DMD 相似，只是症状较轻，通常不伴有心肌受累和认知功能缺损。面肩肱型肌营养不良肌无力典型的局限于面、肩和臂肌，翼状肩胛常见，心肌不受累，临床严重程度差异很大。肢带型肌营养不良与 DMD 相比，肩带肌与骨盆带肌几乎同时受累。眼咽型肌营养不良表现为上睑下垂、眼球活动障碍和吞咽困难。远端型肌营养不良主要表现为四肢远端肌肉萎缩和无力。眼肌型肌营养不良表现为眼睑下垂和眼外肌瘫痪。埃 - 德型肌营养不良主要表现为肌萎缩、无力和挛缩。脊旁肌营养不良表现为脊旁肌无力、背部疼痛和脊柱后凸。

3. 家族史

DMD 和 BMD 均是 X 连锁隐性遗传，只有男性患者，女性为基因携带者，有些携带者可有肢体无力、腓肠肌假肥大和血清肌酶升高。面肩肱型肌营养不良为常染色体显性遗传，但是临床严重程度差别大，有的患者家属需要医师检查、判断才发现自己有问题。肢带型肌营养不良为常染色体显性或隐性遗传，也有散发病例。眼咽型肌营养不良为常染色体显性遗传，也有散发病例。远端型肌营养不良有常染色体显性变异型和隐性遗传或散发病例。眼肌型肌营养不良为常染色体显性遗传，也有散发病例。埃 - 德型肌营养不良多为 X 连锁隐性遗传。脊旁肌营养不良可有家族史。

（二）体格检查要点

1. 一般情况

约 1/3 DMD 患者有智能障碍，大多数患者有心肌损害和胃肠平滑肌有功能异常，表现急性胃扩张和假性肠梗阻。BMD 患者通常不伴有心肌受累和认知功能障碍。埃－德型肌营养不良可出现心脏传导异常和心肌病。其余类型一般心脏不受累。

2. 神经系统检查

DMD 和 BMD 可见鸭步（骨盆带肌无力则走路左右摇摆）、Gower 征（腹肌和髂腰肌无力使患者从仰卧位站起时必须先转为俯卧位，再用双手臂攀附身体方能直立）、腰椎前凸和腓肠肌假肥大（脂肪浸润，体积增大，但无力。有时臂肌、三角肌和冈下肌也可见肥大）。面肩肱型肌营养不良查体可见面部表情肌无力（眼睑闭合不全，鼓腮和吹哨困难），斧头脸（面肌萎缩引起），翼状肩胛（肩胛带肌受累），口唇变厚而微噘（口轮匝肌假肥大）。肢带型肌营养不良见鸭步、Gower 征、腰椎前凸和翼状肩胛，但无腓肠肌假肥大。眼咽型肌营养不良可发现眼睑下垂和眼球活动障碍（瞳孔对光反射正常），咀嚼无力和吞咽困难。远端型肌营养不良可见手足小肌肉、腕伸肌、足背屈肌等萎缩和肌力减退。眼肌型肌营养不良可发现眼睑下垂和眼球活动障碍（瞳孔对光反射正常）。埃－德型肌营养不良常见于肱三头肌、肱二头肌、腓骨肌、胫前肌和肢带肌萎缩和挛缩。脊旁肌营养不良可触及背部疼痛，脊柱后凸。

（三）门诊资料分析

1. 心酶检查

DMD 患者血清肌酸肌酶（CK）、乳酸脱氢酶、谷草转氨酶和谷丙转氨酶均增高，尤其 CK 水平异常增高，可达正常 50 倍以上。BMD 血清肌酸肌酶水平也增高，但不如 DMD 明显。面肩肱型肌营养不良，血清肌酸肌酶正常或轻度增高。肢带型肌营养不良、眼咽型肌营养不良、远端型肌营养不良、眼肌型肌营养不良、埃－德型肌营养不良、脊旁肌营养不良，血清肌酸肌酶正常或轻度增高。

2. 肌电图

各类型均为典型的肌源性损害，受累肌肉主动收缩时，动作电位的幅度减低，间歇期缩短，单个运动单位的范围和纤维密度减少，多相电位中度增加。

3. 从病史和体格检查

可见患者一般以四肢近端无力和萎缩，不伴感觉障碍，符合肌源性损害，心酶和肌电图帮助确诊。根据临床特点、起病年龄和检查结果，可以初步判断各个类型肌营养不良。

（四）进一步检查项目

1. 心脏检查

心脏检查包括 X 线、心电图、超声心电图等。DMD 和埃－德型肌营养不良患者可发现心肌损害和心功能不全。

2. 视网膜电图

DMD 患者存在视网膜电图异常。

3. 肌肉 MRI

可见变性肌肉不同程度的蚕食现象，探查变性肌肉的程度和范围，为肌肉活检提供优选部位。

4. 肌肉活检

基本病理改变为肌纤维坏死和再生，肌膜核内移，细胞间质可见大量脂肪和结缔组织增生。DMD 组化检查可见 Dys 缺失和异常。

5. 基因检测。

三、诊断对策

（一）诊断要点

本病根据临床表现和遗传方式，特别是基因检测，配合心酶、肌电图以及肌肉活检，一般均能确诊。

（二）鉴别诊断要点

1. 少年近端型脊髓性肌萎缩

本病为常染色体显性和隐性遗传，青少年起病，主要表现四肢近端对称性肌萎缩，有肌束震颤，肌电图可见巨大电位，为神经源性损害，肌肉病理符合神经性肌萎缩。基因检测显示染色体 Sq11-13 的 SMN 基因缺失或突变等。

2. 良性先天性肌张力不全症

本病应与婴儿期肌营养不良鉴别，特点为没有明显肌萎缩，CK 含量正常，肌电图和肌肉活检无特殊发现，预后良好。

3. 慢性多发性肌炎

病情进展较急性多发性肌炎缓慢，无遗传史，血清 CK 水平正常或轻度升高，肌肉病理符合肌炎改变，激素治疗有效。

（三）临床类型

根据遗传方式、发病年龄、受累肌肉分布、有无肌肉假肥大、病程及预后等分为不同的临床类型，包括假肥大型肌营养不良、面肩肱型肌营养不良、肢带型肌营养不良、眼咽型肌营养不良、远端型肌营养不良、眼肌型肌营养不良、埃-德型肌营养不良、脊旁肌营养不良等。以假肥大型肌营养不良最为常见，其又分为 Duchenne 型和 Becker 型肌营养不良。

四、治疗对策

（一）治疗原则

（1）对症支持治疗。

（2）康复锻炼。

（3）无特异性治疗。

（二）治疗计划

1. 基础治疗

（1）日常生活注意事项：鼓励患者尽可能从事社会活动，避免长期卧床，防止病情加重或残疾；尽可能提供辅助步行的设备，防止脊柱侧弯和呼吸衰竭。增加营养，避免过劳和防止感染。

（2）康复锻炼：物理治疗可预防或改善畸形和痉挛，对维持活动功能非常重要。严重者，可行矫形治疗。

2. 特异性治疗

（1）泼尼松：可以改善患者的肌力和功能，但是长期使用会出现激素不良反应，包括体重增加、类 Cushing 综合征表现和多毛等。而且其对本病的远期效果尚不明确。

（2）别嘌呤醇：治疗 DMD 可不同程度地改善临床症状，CK 值也有下降。其机制是防止一种供肌肉收缩和生长的高能化合物"腺苷三磷"的分解，从而缓解其病情的进展。效果以年龄小者为好，治疗过程应定期检查血白细胞，如低于 $3\,000 \times 10^6/L$ 则停用。

（3）肌酸：可能有效。

（4）神经肌肉营养药物：ATP、B 族维生素、E 族维生素、肌生注射液、肌苷、核苷酸、甘氨酸、苯丙酸诺龙以及中药等。

（5）成肌细胞移植治疗有局限性，效果短暂。基因取代治疗正在研究当中，尚无明确结论。

五、病程观察及处理

根据疾病严重程度和研究的需要，Swinyard 等将肌营养不良症的运动障碍分为 10 级：1 级为正常；2 级为平地行走正常，扶住栏杆上楼；3 级为平地行走正常，扶住栏杆上楼 8 级需 25s 以上；4 级为平地能行走，但不能上楼梯；5 级为能独立平地行走，但不能上楼，坐椅子上不能起立；6 级为搀扶才能在平地行走；7 级为坐轮椅活动，能坐直并自己转动轮子，能在床上翻身；8 级为坐轮椅活动，能坐直，但不能自己滚动轮子前进；9 级为坐轮椅上不能坐直，生活基本不能自理；10 级为生活完全依赖别人。

六、DMD 预防措施

预防措施主要包括携带者的检出和产前诊断。

1. 携带者检出

（1）家系分析：DMD 患者的女性亲属可能为携带者，可分为：①肯定携带者，有一名或一名以上男患者的母亲，同时患者的姨表兄弟或舅父也患同样病者。②很可能携带者，有两名以上患者的母亲，母系亲属中无先证者。③可能携带者，指散发病例的母亲或患者的同胞姐妹。

（2）血清酶学检测：部分携带者血清酶学水平升高，但由于血清酶学在正常女性和女性携带者之间有一定的重叠，易造成误诊，故目前血清酶学水平的检测多作为携带者诊断的参考指标。

（3）肌肉活检：携带者的肌肉活检结果与患者相类同，只是程度较轻。肌活检进行抗肌萎缩蛋白的免疫荧光检测、红细胞膜的磷酸化、肌肉核糖体蛋白合成、淋巴细胞帽形凝集现象等均对女性携带者的检测有一定的帮助。

（4）分子生物学方法：可以采用不同的方法进行携带者的检测。

2. 产前诊断

对已经怀孕的携带者进行产前诊断。首先区别胎儿的性别，若是男胎，只有一半是正常，必须采用分子生物学方法进行检测，避免产出患儿。可在妊娠早期或中期取绒毛或羊水来检查，发现胎儿为患者，应行人工流产处理。

七、预后评估

DMD 患者一般在青春期出现严重残疾，长期用脚尖走路使跟腱挛缩，通常到 9 ~ 12 岁时患儿不能行走。功能废用可使肘、膝关节挛缩，多数患儿心肌受累，少数患儿严重受损发生充血性心力衰竭；约 20 岁时出现呼吸困难，晚期需要辅助呼吸。患者多在 30 岁前死于呼吸道感染、心力衰竭或消耗性疾病。BMD 预后较好，病程可达 25 年以上，40 岁以后仍可行走。面肩肱型肌营养不良病情进展缓慢，病后约 20 年失去行动能力。

八、出院随访

（1）出院时带药。
（2）定期复诊和门诊取药。
（3）出院时应注意问题。
（4）继续康复训练。

第五节　肌强直性肌病

肌强直（myotonia）是一种肌肉松弛障碍的病态现象，表现骨骼肌在随意收缩或物理刺激引起收缩后不能立即松弛。其原因可能是多方面的，主要由于肌膜对某些离子的通透性异常而引起，如在强直性肌营养不良症，其肌膜对钠离子通透性增加，而先天性肌强直则对氯离子通透性减退。

一、强直性肌营养不良症

强直性肌营养不良症（myotonic dystrophy，DM）由 Delege（1890 年）首先描述，肌强直表现为骨骼肌收缩后不能立即松弛，肌强直时肌电图出现连续高频后放电现象。

（一）病因和发病机制

DM 是一种多系统受累的常染色体显性遗传疾病，致病基因位于染色体 19q13.2，该病是终生疾病，基因外显率为 100%。全球患病率为（3 ~ 5）/100 000，无地理或种族的明显差异，发病率约为 1/8 000

活婴，是成年人最常见的肌营养不良症。其发病机制不清，近年来认为本病系因包括骨骼肌膜、红细胞膜、晶状体膜和血管膜等广泛的膜异常所致。除表现多组肌群萎缩和肌强直外，还有如晶状体、皮肤、心脏、内分泌和生殖系统等多系统损害。

（二）病理

典型的肌肉病理改变为细胞核内移，呈链状排列；肌细胞大小不一，呈镶嵌分布；肌原纤维往往向一侧退缩而形成肌浆块。肌细胞坏死和再生并不显著。

（三）临床表现

（1）本病发病年龄差异较大，但多见于青春期或 30 岁以后；男性多于女性，且症状较严重，进展缓慢。

（2）主要症状是肌无力、肌萎缩和肌强直，前两种症状更为突出。肌无力出现于全身骨骼肌，前臂肌和手肌无力可伴有肌萎缩和肌强直，有足下垂及跨阈步态，行走困难而易跌跤；部分患者可有构音和吞咽困难；肌萎缩常累及面肌、咬肌、颞肌和胸锁乳突肌，故患者面容瘦长，颧骨隆起，呈斧状脸，颈部瘦长而稍前屈；肌强直往往在肌萎缩之前数年或同时发生，分布不如先天性肌强直那样广泛，多仅限于上肢肌、面肌和舌肌，如用力握拳后不能立即将手松开，需重复数次后才能放松；用力闭眼后不能立即睁眼；欲咀嚼时不能张口等。用叩诊锤叩击四肢和躯干肌肉可见局部肌球形成，尤多见于前臂和手部伸肌，持续数秒后才能恢复原状，此体征对诊断本病有重要价值。

（3）约 90% 以上患者伴有白内障、视网膜变性、眼球内陷、眼睑下垂等，许多患者可有多汗、消瘦、心脏传导阻滞、心律失常、颅骨内板增生、脑室扩大、肺活量减少、基础代谢率下降等，约半数伴有智能低下。内分泌症状多见于男性，常见前额秃发和睾丸萎缩，但生育力很少下降，因此该病能在家族中传播；女性患者月经不规则和卵巢功能不全并不常见，也很少影响生育力。玻璃体红晕为早期特征性表现。本病进展缓慢，部分患者因肌萎缩及心、肺等并发症而在 40 岁左右丧失工作能力，常因继发感染和心力衰竭而死亡；轻症者病情可长期稳定。

（四）辅助检查

（1）肌强直时肌电图出现连续的高频强直波并逐渐衰减，为典型肌强直放电；67% 患者的运动单位时限缩短，48% 有多相波；心电图常可发现传导阻滞及心律失常。

（2）头颅 CT 检查可见蝶鞍变小及脑室扩大。

（3）肌活检表现轻度非特异性肌原性损害。

（4）CPK 和 LDH 血清肌酶滴度正常或轻度增高。

（5）基因检测有特异性，患者染色体 19q13.2 位点萎缩性肌强直蛋白激酶基因（DMPK）内 CTG 三核苷酸序列异常重复扩增超过 100（正常人为 5 ~ 40），且重复数目与症状的严重性相关。

（五）诊断和鉴别诊断

根据头面部肌肉、胸锁乳突肌和四肢远端肌萎缩、肌无力表现，体检时出现肌强直，叩击出现肌球，肌电图的典型肌强直放电，以及 DAN 分析出现异常的 CTG 重复，诊断应无问题。

临床需要与其他类型肌强直鉴别。有些患者首发症状为足下垂，并有跨阈步态，是下肢远端无力所致，易与 Charcot-Merie-Tooth 病混淆，也需注意鉴别。

（六）治疗

目前尚无有效的治疗方法，仅能对症治疗。

（1）膜系统稳定药：如苯妥英钠 0.1 g，每日 3 次；普鲁卡因胺 1 g，每日 4 次；或奎宁 0.3 g，每日 3 次。这类药物能促进钠泵活动，降低膜内钠离子浓度以提高静息电位，改善肌强直状态；但有心脏传导阻滞者忌用普鲁卡因胺和奎宁。

（2）试用钙离子通道阻滞剂或其他解痉药也有效，或可试用肾上腺皮质类固醇和 ACTH。

（3）治疗肌萎缩可试用苯丙酸诺龙以加强蛋白的合成代谢，近年来用灵芝制剂有一定的疗效。

（4）缺乏有效方法改善肌无力，康复治疗对保持肌肉功能有益；合并其他系统症状者应予对症治疗，成年患者应定时检查心电图和眼疾。

二、先天性肌强直

先天性肌强直（congenital myotonia）因 Thomsen（1876 年）详细地描述了他本人及其家族的 4 代患者，而被称为 Thomsen 病。男女均可受累，为常染色体显性遗传，外显率高，但少数患者可为常染色体隐性遗传。

（一）临床表现

（1）症状自婴儿期或儿童期开始出现，呈进行性加重，至成年期趋于稳定。但我国患者的发病年龄一般较国外报告的要迟。

（2）该病没有肌萎缩和肌无力症状，肌强直表现与强直性肌营养不良相似，如用力握拳后需要一段时间才能将手松开，常有咀嚼第一口后张口不能，久坐后不能立即收起，静立后不能起步，握手后不能松手，发笑后表情肌不能立即收住，打喷嚏后眼睛不能睁开而引起他人的惊异等，严重者跌倒时不能以手去支撑，状如门板样倾倒。但全身肌肉肥大，貌似运动员。患者动作笨拙，静止不动、寒冷和受惊均可使症状加重，温暖可使肌强直减轻。可表现起动困难，反复运动可使症状减轻。用叩诊锤叩击肌肉时出现局部凹陷或呈肌球状，称为叩击性肌强直。如呼吸肌和尿道括约肌受累时可出现呼吸及排尿困难。有时可表现精神症状，如易激动、情绪低落、孤僻、抑郁及强迫观念等。

（3）重复肌肉运动后肌强直症状不见减轻反而加重者，称为反常性肌强直；肌强直发作时伴有肌肉疼痛者称为 II 型肌强直。肌电图呈典型肌强直电位。

（二）鉴别诊断

（1）与萎缩性肌强直鉴别是其无肌萎缩、肌无力，但肌强直程度更严重而致功能障碍，肌强直是无痛性的，范围较广泛，表现握拳松开困难、用力闭眼后睁眼困难、走路或跑步的始动困难、吞咽困难，但呼吸肌很少涉及。

（2）与强直性肌营养不良症鉴别，本病不伴有肌萎缩、肌无力、白内障、脱发和内分泌功能障碍。

（3）与先天性副肌强直症鉴别，没有寒冷刺激也可出现肌强直症状。

（三）治疗

治疗同强直性肌营养不良症。

参考文献

[1] 陈灏珠，林果为，王吉耀. 实用内科学［M］. 北京：人民卫生出版社，2014.

[2] 李小龙，张旭. 神经系统疾病的检验诊断［M］. 北京：人民卫生出版社，2016.

[3] 吉训明. 脑血管病急诊介入治疗学［M］. 北京：人民卫生出版社，2013.

[4] 杨华. 神经系统血管内介入诊疗学［M］. 北京：科学出版社，2013.

[5] 田新英. 脑血管疾病［M］. 北京：军事医学科学出版社，2015.

[6] 黎杏群. 脑出血中西医现代研究与临床［M］. 北京：人民军医出版社，2012.

[7] 何俐，游潮，周东，等. 神经系统疾病［M］. 北京：人民卫生出版社，2011.

[8] 顾文卿，张微微，范东升. 神经系统疾病诊断实践［M］. 北京：科学出版社，2013.

[9] 王翀. 神经系统疾病诊疗手册［M］. 上海：第二军医大学出版社，2013.

[10] 黄如训. 神经系统疾病临床诊断基础［M］. 北京：人民卫生出版社，2015.

[11] 王明礼. 临床头面痛学（第2版）［M］. 上海：上海医科大学出版社，2016.

[12] 许贤豪. 神经免疫学［M］. 北京：北京医科大学、中国协和医科大学联合出版社，2003.

[13] 史玉泉. 实用神经病学（第2版）［M］. 上海：上海科学技术出版社，2015.

[14] 鲁岩，郭春莉. 周绍华神经系统疾病临证心得［M］. 北京：北京科学技术出版社，2016.

[15] 韩峰，刘淑萍，汪雷. 神经系统疾病用药策略［M］. 北京：人民军医出版社，2014.

[16] 韩恩吉. 实用痴呆学［M］. 济南：山东科学技术出版社，2011.

[17] 韩杰，李明. 当代神经系统疾病概论［M］. 沈阳：辽宁科学技术出版社，2014.

[18] 闫剑群. 中枢神经系统与感觉器官［M］. 北京：人民卫生出版社，2015.

[19] 董为伟. 神经系统与全身性疾病［M］. 北京：科学出版社，2015.

[20] 崔丽英. 神经内科诊疗常规［M］. 北京：中国医药科技出版社，2013.

[21] 黄如训. 神经系统疾病临床诊断基础［M］. 北京：人民卫生出版社，2015.

[22] 郎志谨. MRI新技术及在中枢神经系统肿瘤的应用［M］. 上海：上海科学技术出版社，2015.

[23] 张茁. 缺血性卒中二级预防循证医学证据［M］. 北京：人民卫生出版社，2012.

[24] 张秀华. 睡眠障碍诊疗手册各科睡眠问题及对策［M］. 北京：人民卫生出版社，2012.

[25] 张广智，邹玉安. 神经系统少见疑难误诊病例分析［M］. 北京：化学工业出版社，2015.